介護福祉・医療版

経営人事マネジメント策定
実践テキスト

ミッションマネジメント・システムの構築と
人事制度の仕組みづくり

㈱エフケイズコンサルツ 代表取締役／国際医療福祉大学大学院 講師　**福田 啓造** 著

はじめに

　医療・福祉は極めて公共性の高い「ソーシャルビジネス」（社会事業）といえます。従って医療・福祉に携わる事業経営者、管理者、そしてそこで働く職員たちは、地域社会に開かれた施設として積極的に地域とかかわり、関連諸機関や住民との信頼関係を構築していくことが求められるとともに、それこそが事業を維持・継続していくための基本ともなるのです。しかし多くの法人は、いまだに閉鎖的な視点で事業サービスをとらえ、利用者・患者が来てくれるのをただ待っているだけです。地域社会との健全な対話ができない「ソーシャルビジネス」は成立し得ないといえるでしょう。

　また同時に、医療・福祉施設は地域における貴重で限られた社会資源でもあります。従って、ニーズを持っている人が平等にその恩恵を受けるためには、長期間にわたる施設入所利用者や入院患者など、一部の人に医療・福祉サービスが偏らないように、在宅サービスなどを上手に活用した上で戦略的にサービス展開をしていくという視点も必要です。

　このように医療・福祉に携わる関係者は、常に地域社会における「ソーシャルビジネス」のネットワーカー、担い手としての意識を強く持って仕事・使命を果たすことが求められているのです。

　本書で述べようとする医療・福祉における経営マネジメントシステム（ミッションマネジメント・システム）は、こうした地域社会が求める重要な役割や機能を、法人が自らの使命の1つとしてとらえた上で、より効果的、効率的にサービス提供していくために必要な経営インフラ（基盤）づくりの手法や考え方、事例などを体系的にまとめあげたものです。

　世界に例を見ないスピードで、超高齢化を迎えている日本の医療・福祉において、その担い手となるサービス提供主体のマネジメントモデルの必要性を強く感じた筆者は、「インフラビルダー」であることを自らの使命として、このシステムをご提案しようというものです。

2011年1月

福田　悠逸

CONTENTS

はじめに……………………………………………………………………………………… 1
CONTENTS …………………………………………………………………………………… 2
ミッションマネジメント・システム人事制度の構築の手順・ポイント…………………… 6

第1部　実践基本編　経営人事マネジメントの策定

1 人と組織の経営基盤の現状 ……………………………………………………………10
(1) 職員の育成定着が難しい組織実態……………………………………………………10
(2) ある社会福祉法人の定着対策…………………………………………………………11
(3) 計画的な人材の確保、育成のための仕組みが必要…………………………………12
(4) 採用と育成・定着は一本の流れでつなげる…………………………………………13
(5) 将来像を描けない経営トップの実力…………………………………………………13

2 人と組織の問題を分析する「組織診断」の基本的考え方とその概要 ……………17
(1) 「人的経営基盤診断」(ヒューマンマネジメントサーベイ)のねらいと診断構造……17
(2) 「人的経営基盤診断」(ヒューマンマネジメントサーベイ)の実際…………………20
(3) 診断結果の見方、まとめ方……………………………………………………………24

3 ミッションマネジメント・システム …………………………………………………30
(1) 目標喪失の時代の中で…………………………………………………………………31
(2) 法人経営はトップの明確な想い・ミッション確立から始める……………………31
(3) これからの経営人事マネジメントの方向性…………………………………………32
(4) 「ミッションマネジメント・システム(MMS)」とは～「年齢軸」から「仕事軸」の人事管理へ ……33
(5) 組織とは何か……………………………………………………………………………34
(6) 組織の支柱となるべき、理念とは何か………………………………………………37
(7) 経営理念とは経営トップの想いの表明………………………………………………38

4 これからの時代に求められる福祉・医療法人組織経営とは ………………………40
(1) ミッションマネジメント・システムの構築…………………………………………40
(2) 人間観の変遷と、それに呼応する人事管理政策……………………………………42

5 ミッションマネジメント・システム構築のステップ ………………………………45
(1) ミッションマネジメント・システムのねらいと構築までの工程…………………45
(2) 経営コアミッション(経営の中核的目標)の構築……………………………………45
(3) 経営コアミッションの1つ、事業目標策定の視点…………………………………47
(4) 事業目標構築のための現状認識………………………………………………………48

6 経営コアミッションを部門、個人のコアミッションにどのように落とし込むか(1)…50
(1) 部門(部署、課)の本来持つべき機能を明らかにする………………………………51
　　～業務分掌規定の構築・整備の必要性

7 経営コアミッションを部門、個人のコアミッションにどのように落とし込むか(2)……55
- (1) 「業務分掌規定」の構築例……56
- (2) 部署、課の業務の目標構築……57

8 経営コアミッションを部門、個人のコアミッションにどのように落とし込むか(3)……59
- (1) 組織階層ごとのマネジメントの不在……59
- (2) 管理職によるマネジメントとはどういうものがあるか……60
- (3) 社会福祉法人における複線型階層組織の構築……60

9 個人別コアミッション（人事考課目標）の設計・構築……63
- (1) 個人コアミッションと人事考課目標との連動……63
- (2) 人事考課表（仕事等級考課表）作成事例とその考え方……65
- (3) 人事考課（仕事等級考課）の運営方法とその課題……68
- (4) 人事考課制度運用の課題……69
- (5) 人事考課者訓練の実際……70
- (6) 法人の将来を担う人材（管理職）の育成が急務……71

10 ミッションマネジメント・システムにおける人事考課制度の特徴とねらいと総括……72
- (1) 人事考課制度の設計・導入・運用に際しての主な留意点……73
- (2) そもそも人事制度とは何か……73
- (3) 人事管理の一環としての人事制度……75
- (4) 人事制度設計に当たって留意するポイント……75

11 「個人としてのミッション」を明確にすることが重要……77
- (1) どのようにして心の復活を遂げるのか～職員の自己改革の必要性……80
- (2) まず自身の想いやキャリアを棚卸してみる～外的キャリアと内的キャリアとのバランス診断をする……81
- (3) まとめ……83

第2部 制度構築編 人が育つ人事制度の仕組みをどのように設計するか

1 人事制度の変遷……86
- 日本における人事制度の変遷とその特徴……86
- 日本における人事制度の変遷～今日的課題……90
- 人事管理のこれからの方向性……91
- 「年齢軸」から「仕事軸」の人事管理へ　年功積み上げ型人事制度の抱える構造的課題……93
- 成果主義人事の台頭……97

2 人事制度の設計……98
- 人が育つ人事制度の仕組みをどのように設計するか　その1……98
　　～ミッションマネジメント・システム（MMS）における人事制度～

CONTENTS

人が育つ人事制度の仕組みをどのように設計するか　その2 ················· 99
　〜ミッションマネジメント・システム（MMS）導入の環境整備〜
ミッションマネジメント・システムにおける賃金制度改定について 成果対応型賃金要素（仕事給）の導入と設計 ········ 102
ミッションマネジメント・システムにおける昇進昇降格制度の構築 ············· 104
　〜組織階層（ヒエラルキー）の整備の必要性〜
ミッションマネジメント・システムにおける人事考課制度の構築 ··············· 107
　⑴　ねらいと仕事等級基準書 ··· 107
　⑵　人事考課表（仕事等級考課表）の作成 ································· 107
　⑶　人事考課制度の運用〜人事考課者訓練と考課規定、マニュアル作成 ······· 112
ミッションマネジメント・システムにおける人事制度改定・導入に当たって留意するポイント ······· 114
人事制度導入のまとめ ·· 116

第3部　参考事例編　ミッションマネジメント・システムの構築事例

1．組織診断事例 ·· 120
　事例1　組織診断サーベイ例 ··· 120
　事例2　組織診断報告書（病院） ··· 129
2−1．事業計画策定事例 ·· 143
　事例3　経営計画 ··· 143
2−2．事業計画策定事例 ·· 149
　事例4　○○年度事業計画書 ··· 149
2−3．事業計画策定事例 ·· 173
　事例5　在宅事業計画 ··· 173
2−4．事業計画策定事例 ·· 177
　事例6　経営計画策定資料 ··· 177
3−1．賃金制度改定事例 ·· 180
　事例7　仕事給テーブル試算表例、賃金改定シミュレート例 ················· 181
3−2．賃金制度改定事例 ·· 184
　事例8　新人事制度の手引き例 ··· 184
3−3．賃金制度改定事例 ·· 190
　事例9　病院昇格・賃金体系モデル例・職種別モデル昇格体系 ··············· 191
4−1．人事考課制度改定事例 ·· 192
　事例10　高齢者福祉管理職評価表 ·· 192
4−2．人事考課制度改定事例 ·· 194
　事例11　人事考課表 ··· 195
4−3．人事考課制度改定事例 ·· 202
　事例12　介護職員としてのマナー考課 ····································· 202
4−4．人事考課制度改定事例 ·· 207
　事例13　高齢者社会福祉法人○○年度下半期昇給考課表例 ················· 207
4−5．人事考課制度改定事例 ·· 212
　事例14　人事考課マニュアル標準例 ······································· 212
5．教育制度改定事例 ·· 216
　事例15　人材育成制度 ··· 216

介護福祉・医療版　経営人事マネジメント策定実践テキスト

第4部　参考資料編　ミッションマネジメント・システムの構築資料

1　組織管理規定例 ································· 225
- 資料1　組織管理規定　社会福祉法人○○会 ································ 226
- 資料2　業務分掌規定・決裁権限規定　社会福祉法人○○会 ·············· 232

2　組織図作成例 ································· 241
- 資料3　医療法人○○会　組織図（ピラミッド型カンパニー制） ·············· 242
- 資料4　社会福祉法人○○　老人福祉部門　職員配置図 ··················· 244

3　人事諸規定例 ································· 246
- 資料5　社会福祉法人○○○　給与規定 ······································ 247
- 資料6　社会福祉法人○○会　人事考課規定 ································ 255
- 資料7　社会福祉法人○○会　昇進・昇降格規定 ··························· 259
- 資料8　社会福祉法人○○会　研修規定 ····································· 264

4　仕事等級基準書・仕事等級別考課表例 ································· 268
- 資料9-1　知的障害者施設音楽療法士　仕事等級別考課表　音楽療法職 ······ 269
- 資料9-2　知的障害者施設音楽療法士　仕事等級別考課表　音楽療法職 ······ 270
- 資料9-3　知的障害者施設音楽療法士　仕事等級別考課表　音楽療法職 ······ 271
- 資料10-1　知的障害者施設音楽指導員　仕事等級別考課表　音楽療法職 ····· 272
- 資料10-2　知的障害者施設音楽指導員　仕事等級別考課表　音楽療法職 ····· 273
- 資料10-3　知的障害者施設音楽指導員　仕事等級別考課表　音楽療法職 ····· 274
- 資料11-1　知的障害者施設生活支援員　仕事等級別考課表　生活支援員 ····· 275
- 資料11-2　知的障害者施設生活支援員　仕事等級別考課表　生活支援員 ····· 276
- 資料11-3　知的障害者施設生活支援員　仕事等級別考課表　生活支援員 ····· 277
- 資料12　知的障害者施設　仕事等級基準書　生活支援者 ·················· 278
- 資料13　知的障害者施設　仕事等級基準書　音楽療法職 ·················· 280
- 資料14　知的障害者施設　仕事等級基準書　生活指導部 ·················· 282
- 資料15　特養ホーム　仕事等級基準書　リハビリ職 ·························· 284
- 資料16　特養ホーム　仕事等級基準書　看護職 ······························ 286
- 資料17　特養ホーム　仕事等級基準書　ケアマネジャー職 ··················· 288
- 資料18　デイサービス　仕事等級基準書　介護職 ···························· 290
- 資料19　特養ホーム　仕事等級基準書　相談員 ······························ 292

5　適性検査例 ································· 295
- 資料20　福祉系職員採用時適性検査例 ······································ 296
- 資料21　福祉職員用適性検査例 ··· 298

6　介護手順チェックシート表例 ································· 301
- 資料22　介護手順チェックシート表 ·· 302

7　組織管理ルール例 ································· 312
- 資料23　社会福祉法人ビジネス・マナールール ······························· 313

ミッションマネジメント・システム

〈最短1年モデルスケジュール〉

日　程	検 討 課 題 と 実 務 内 容
X年 4月 改定スタート	■　人事制度改定のための基礎調査、組織診断の実施 ＊　第1回打ち合わせ：現行の人事制度、組織、業務内容、諸規定の内容再確認 ＊　人事・経営上、業務遂行上の諸課題ヒアリング（職種別、役職別、階層別グループヒアリング）実施、経営幹部に対する経営理念、計画の確認 ＊　ヒアリング結果および、アンケート調査の分析とまとめ ＊　賃金プロット図の作成を中心とした人事データ作成 ＊　人事・経営改革諸課題の抽出、まとめ 　　　　■　改革の必要性に関し、経営幹部および職員に説明 　　　　　　職員に対し意識改革・啓蒙を実施 ■　法人の経営理念、ビジョンの明確化並びに、中長期および単年度経営計画、目標、戦略の確定・策定（将来展望を見据えた戦略） ＊　人事組織改革委員会（プロジェクト）メンバーの人選（各部門代表選抜）、およびその立ち上げ ＊　創業時の想い、理念の確認、職員意識や風土、共有価値の確認 ＊　経営計画プロセスの共通理解、経営課題の視点確認 ＊　中長期的経営課題の抽出（法人全体） ＊　組織、業務分掌を軸とした部門としての中長期経営課題抽出（部門） 　　（必要に応じ組織の再整備、組織管理規定、業務分掌規定の整備） 　　　　　　　　　　　　　　　　　　（必要に応じ別途構築）
6月	■　人事制度（仕事等級制度）改定および導入に向けての各種整備 ○　人事考課制度の構築 ＊　職種別、仕事等級基準（評価基準）作成のためのプロジェクト立ち上げ（部門代表の人選） ＊　職種別（部門別）昇格体系の確定（ライン＆スタッフ）そのための現状分析と部門ヒアリングの実施 ■　中長期課題達成を見据えた会社、部門としての経営計画目標の設定（中長期経営計画および単年度経営計画の策定） ■　経営計画達成に向けた、役職権限規定や決裁規定など責任権限規定類の整備

人事制度の構築の手順・ポイント

	* 経営計画と連動した施設として期待する職種別コアミッションの抽出 * 現状の各役職、等級ランクごとの業務実態と問題点の抽出 〈仕事等級基準表（評価基準）および人事考課表のたたき台作成〉 〈部門に持ち帰り部内ディスカッションと必要な修正〉 * 各部門ごとの評価基準の難易度、等級別レベルの調整 * 〈各部門に持ち帰り最終的な内容確認、修正〉
10月	○ 新賃金制度の改定　　　　　　　　　　■ 新たな評価基準に基づき、管理 * 賃金制度改定プロジェクト立ち上げ　　　職対象の評価トライアル研修の 　（事務部門軸に人選）　　　　　　　　　実施 * 現行賃金制度から新制度への具体的　■ 人事考課規定、昇進昇降格規定 　（職種別）移行イメージづくり～移行　　の作成および新人事制度に関す 　概念図の作成　　　　　　　　　　　　る啓蒙、教育の準備 * 新制度移行内容の概略確定と細部調整 * 第1回、新賃金テーブル案（本給、仕事給）作成 * 全職員賃金明細のデータベース化と賃金シミュレーション表の作成 * 全職員の新たな昇格体系に基づく仮格付けと賃金移行シミュレーション実施 * 現行賃金と新賃金との賃金格差分析、個別問題の調整 * 必要に応じ賃金テーブルの見直し、仮格付けの見直し * 調整給支給対象者への対応策検討 * 次年度昇給額の確定と新賃金テーブル見直し、確定 * 新賃金規定の作成
X+1年 3月	* 幹部職員、一般職員への新人事制度（人事考課、賃金、昇進昇降格制度の説明と啓蒙）
4月	**新人事制度スタート** 〈賃金明細票の変更と新賃金の支給〉

第1部

実践基本編

経営人事マネジメントの策定

1. 人と組織の経営基盤の現状

〈利用者満足度と職員満足度と経営健全化の調和を目指して〉

　これから紹介するミッションマネジメント・システムは、福祉・医療業界において、人と組織が双方のミッションを軸として、調和した経営協働体を構築していくことをねらいとしたものです。従って、そこで働く職員スタッフがどのような想いと気持ちを抱いて、福祉・医療分野において仕事を通して使命を発揮しているかが、最も大事な視点です。

　なぜならば、仕事は人を通してその成果を発揮するものだからです。職員がストレスといら立ちを抱えてする仕事は本来の仕事にはなりません。心が病んだまま行う仕事は仕事ではなく、「作業」となってしまい、相手が満足し、納得していただけるサービスは行えません。すなわち、行政がよく言う「利用者満足度」とか「患者満足度」を上げるためには、まずそこで働く職員スタッフの満足度を上げることが重要です。

(1) 職員の育成定着が難しい組織実態

　社会福祉法人のみならず、医療法人や一般民間企業にとっても、人の確保（採用）と定着・育成は永続的な課題といえます。経営の3大要素として「ヒト」、「モノ・サービス」、「カネ」が挙げられ、特に「ヒト」を「人財」と呼び、その大切さがうたわれて久しいのですが、一方で、「ヒト」に関する取り組みの現状は、「カネ」や「モノ」ほどに中長期的ビジョンを持って計画的、戦略的に組織的対応がされずに、場当たり的な対応、対策に終始してきた感があります。特に社会福祉法人や医療法人ではこうしたことが顕著です。

　ではなぜ、「ヒト」という要素に関しては「カネ」や「モノ」ほどに計画的、戦略的な対応がなされてこなかったのでしょうか。考えられることは、「ヒトはどこにでもいる。辞めたらまた採ればよい」といった、いわゆる「使い捨て」的感覚で「ヒト」を見ている経営者、あるいは採用担当者がいるということです。それに「ヒト」を採用するための責任部署が明確でなく、経営者に言われて仕方なく、取りあえず継続性もノウハウもないままに採用活動をするといった場当たり的対応を繰り返していることなどが原因といえるでしょう。

　実はこうした対応の仕方のいずれもが、経営者にとって「ヒト」に関する明確な「人間観」を持てていない証といえるのです。

　では「人間観」とは何をいうのでしょうか。「人間観」とは「ヒト（職員）を単に利用者サービスを行うための機械とか物とかではなく、一人ひとり個別の感情や想いを持った人格として見ること」です。そして、「ヒトとは仕事を通して自己成長を遂げようとする主体的意欲を持っているもので、法人は責任を持ってその手助けをする義務があることを認識すること」といえます。

図表1　新人職員定着率の実態

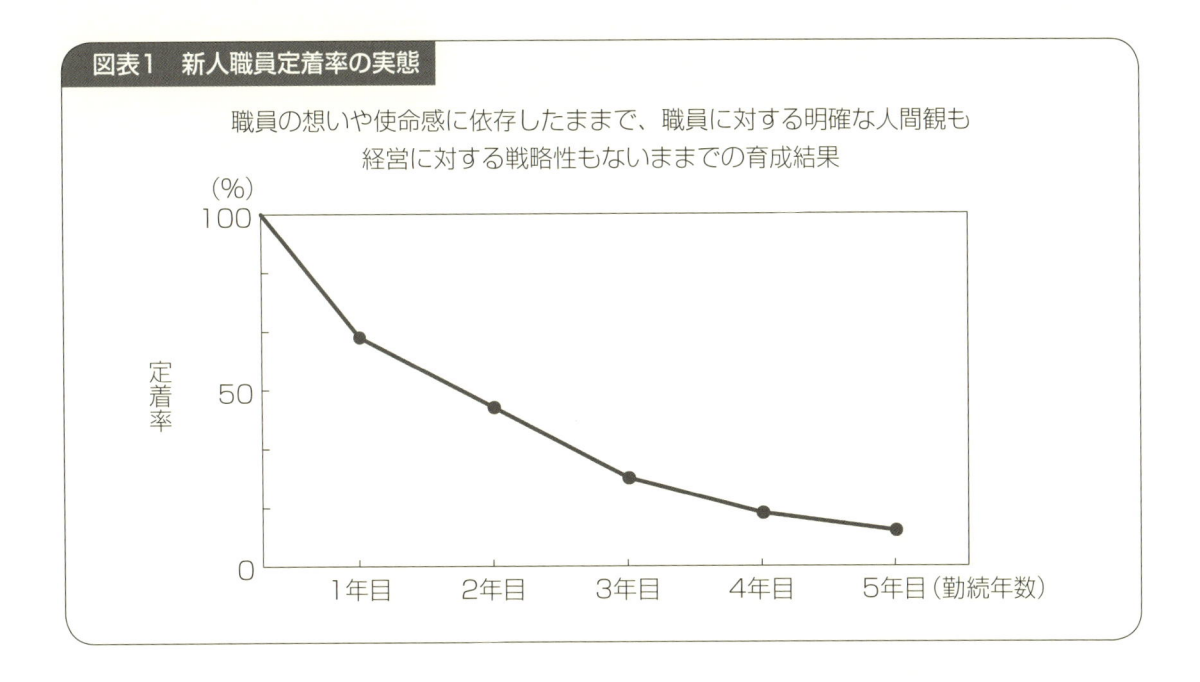

職員の想いや使命感に依存したままで、職員に対する明確な人間観も経営に対する戦略性もないままでの育成結果

（グラフ：縦軸 定着率(%)、横軸 勤続年数。1年目 約65%、2年目 約45%、3年目 約25%、4年目 約18%、5年目 約12%）

(2) ある社会福祉法人の定着対策

　ある社会福祉法人において、あまりに新人職員の定着率が悪く、何が職員の定着を阻害しているのかを調べたことがありました（図表1）。今までこの法人は「ヒト」に関する採用や教育などの対策はほとんど現場任せにしており、「辞めたらまた採ればよい」といった意識で経営していました。しかし、「また採れる」ような状況ではなくなった結果、人員配置基準さえ守れないような状況になって、始めて事の重大さに経営者が気付いたのです。

　今まで、介護サービスは介護現場で働いている介護職員全体が機械的流れ作業の中でサービスを行っているので、職員一人ひとりの名前や顔もわざわざ覚えることはない、と経営者は思っていました。つまり職員に対する「人間観」を持つことなく施設経営をしてきたのです。

　しかし、定着率の悪化と採用難に遭遇して、初めて一人ひとりを大切にするということの重要性、そのためには職員一人ひとりの想いに寄り添うことが大事であることを知ったのです。

　この経営者が早速したことは、「職員全員と面接する」ことでした。そして、職員一人ひとりの性格や適性を把握するとともに、仕事の悩みや法人への要望を聞いたのです。そして、これに併せて、この法人を将来どのような法人にしていくのかという将来ビジョンを自分なりに整理し、語り始めました。これから説明する定着率実態調査は、こうした経営者の意識の変化とともにスタートしたのです。

　この調査方法は、いわゆる「モラールサーベイ」という手法（アンケート＋グループインタビューによる調査）で、在籍職員と退職した職員に、なぜ法人を退職しようと思っているのか、あるいはなぜ退職したのかを聞き、それをもとに就業意識を把握・分析したのです。その結果、定着を阻害しているさまざまな原因が判明しました。

　代表的なものを例に挙げると(1) 給与が低い、(2) 休日が少ない、(3) 仕事に魅力がない、(4) 法人の将来が見えない、といったものでした。そして特に(3)、(4)に関しては法人で優秀とされる職員が辞める、あるいは辞めようとする理由として最も多くあげられたのです。

皆さんの法人ではどのような状況になっているのでしょうか。定着率の悪い法人は多かれ少なかれ上記の(1)〜(4)が職員の定着を阻害している場合が多いように思います。憶測で定着の悪さや退職者の多さを論じることなく、きちんとした調査を行うことが肝要です。

　さて、この調査結果を受けた法人は早速、対応策をとることになったのですが(1)や(2)は福祉業界全体として抱えている課題であり、単に一法人で解決できるようなものではないともいえます。しかし、若年層の給与配分比率が低い、現状の「年功積み上げ的な賃金構造（職能資格制度）」を抜本的に見直し、制度改定することがどうしても必要と判断し、人件費総額を変えることなく、給与是正をすることに成功しました（いわゆる若年層是正を実施）。

　また、(2)については配置定員や人件費などとの見合いもあり簡単には解決できませんが、取りあえず職員がどうしても休みたい日をいくつかあげてもらい、その日を休日にするような、「個人カレンダー制」を導入することで一時対応することになりました。

　(3)については、今までは、いったん職場に配属されると何年間も同一職場に配属されたままになっていたため、仕事に対するマンネリ感が出てきたり、緊張感がなくなっていたりしていました。そのため、取りあえず10年以上同一職場に配属されている職員を対象に、仕事の悩みや要望を聞きながら、併せて本人の適性も考え職場異動をしました。当初は利用者サービスに支障が出るとか、慣れない仕事で不安だとか、意見がありましたが、初めから極端な配置換えは行わず、フロア間異動（一般棟から認知棟への異動など）といった緩やかな異動を手始めに、その後、本人の適性や職場の要請をもとに施設介護からデイサービスへの介護要員として異動を行っています。当初はやはり若干の戸惑いがあったようですが、法人としてのバックアップもあり、今では皆、生き生きと仕事をしています。

　(4)については先に述べたように、施設長が日ごろから想い描いている将来の法人像を明確にした上で、職員一人ひとりと面談する中で、施設長の想いを率直に述べていくことで職員とのコミュニケーションと共有化が図られていったと思われます。

　以上のとおり、ある法人の例をもとに定着促進の方策について述べましたが、こうした方策や行動を行う際のエンジンとなるものは、経営者の職員一人ひとりに対する明確な「人間観」であり、また、そうあってこそ始めて実効ある方策になるということです。

　職員の育成に対する必要性や責任感、あるいは職員に自己成長を遂げさせようという強い想いがあってこそ、体系的、継続的なさまざまな考えや計画・方策がなされるのであって、そうした想いもなく、ただ対策を部下に指示しているようでは、場当たり的対応と言わざるを得ず、対策効果も期待できないでしょう。

(3) 計画的な人材の確保、育成のための仕組みが必要

　職員に対して明確な「人間観」を持つことが重要であるということに加え、人材の確保や育成は、法人の事業計画、戦略の一環として組み入れることが必要です。「どのような人材がどの部署で何人必要なのか、それは退職者が出たためなのか、あるいは仕事が忙しいためなのか。また、法人として新規に事業を立ち上げるためにどのような資格者が何人必要なのか」、そのためには、「内部からの異動で対応できるのか、あるいは外部から人を採用しなくてはならないのか」、そのときは、「新卒者が必要なのか、中途入社者でよいのか、年齢はどのくらいなのか、あるいはアルバイトや嘱託社員、派遣社員で対応可能なのか」など、あらゆることを検討

し、精査していくことが必要です。これを要員ニーズ調査と呼びます。

　こうした要員ニーズ調査を経て、採用計画や異動計画が立案されていきます。そして、外部から人を確保しなくてはならなくなって初めて、採用活動を計画し実行していくことになるのです。

　介護職場から「人が不足している」といった一言で、職場調査もせず、ただハローワークに求人を出して待っている、そして、運良く求職者が現れたので中途採用をし、そのまま現場に配属して、簡単なオリエンテーションを行い、その後は職場に任せきりにする、といった方法では、とても採用活動、育成活動をしているとはいえませんし、良質な人材が確保できるはずもないのです。万一優秀な職員を確保できても、すぐに辞めてしまうでしょう。

　例えば、定期的に良質な人材を確保するためには、毎年の学校訪問は欠かせません。専門学校などの就職担当者と常日ごろから良好な信頼関係をつくっておかなくては、学校は優秀で良質な人材を送り込んでくれません。さらに、学校や学生は法人がどのような人材像を持って人を育成しようとしているのか、といったことに敏感です。将来どのように学生を育ててくれるのだろうかと関心を持っているからです。体系的な教育制度もなく、型どおりの新人教育をそこそこに行い、すぐさま現場に放り込んで後は現場に任せるというのでは、良い学生は入ってきませんし、定着率も悪くなるのは当然といえるでしょう。

(4) 採用と育成・定着は一本の流れでつなげる

　人員配置基準が決まっている上、介護報酬も厳しく、また、規制が多くて簡単に規模拡大もできない社会福祉法人には、定期的採用と育成といった概念や手法は不向きと思われるかもしれません。しかし、年間1人であろうと2人であろうと、法人の将来を担ってもらえるような優秀な人材を確保し育成していかなくては、法人の将来がないと考えるべきでしょう。採用と育成を一本につなげて考えることは重要な視点です。ここにきて、ひところのバブル崩壊時に比べて、募集してもなかなか人が来ないと嘆いている法人は少なくありません。しかし、そもそも人というものは募集をかけ、しかもお金もそれほどかけられない中で集まるというようなものではないと知るべきでしょう。そして、優秀な人材が来てくれる確率は万に1つといえるでしょう。

　このような中で、「こうすれば人が採れる」的なノウハウ本が出回っていますが、それとても長い目で見ればいっときの気休め程度なのかもしれません。やはりするべきことをきちんと行う。そのためにしっかりとした人間観、育成観を持ち、場当たり的でなく、法人の事業計画の一環として明確に位置付け、担当部署、責任者を明確に決めて、計画的に「ヒト」の採用・育成に当たっていくことが長いようでいて、実は確実な近道です。

(5) 将来像を描けない経営トップの実力

　「国や自治体がいずれどうにかしてくれるに違いない」、「自分の施設は絶対につぶれることはない」、「職員にはいつも事あるごとに口すっぱく言っているから、いずれ何かやってくれるに違いない」などと、経営の成り行きを他人任せにして、自分から進んで指導力を発揮しようとしていない福祉・医療法人のトップはいないでしょうか。今まで措置制度の中で、「補助予算」

を余すことなく運用することが主な経営の目的となっていました。その中で、行政の動向や政治の成り行きを見て、その流れにうまく乗っていくことが大事とされた経営は、結果的に傍観者的立場に立って経営を見ていたように思われます。

　各地で開催される研修会に出掛け、そこで仕入れた情報や知識をそのまま職員スタッフに対して、「これからはこうなるから今のうちに何とかしなさい」と言い、そう言われた職員スタッフは、おろおろするばかりで、施設長の「説教」が終わるまで黙って頭を下げて聞いているだけです。そして、いっときはどうしようか考えた職員も、日々の仕事に追われる中で何も着手できずに、施設長に言われたことは次第に忘れていきます。すると施設長は、「うちのスタッフは言われたこともできないのか」、「こんなに言っているのになぜできないのか」と怒り出すやら、諦めるやらといった状況になります。

　びっくりすることですが、こうしたことを繰り返していることが「経営活動」であり「マネジメント」であると思っている施設長が多いと聞きます。

　言うまでもなく、そうした施設長がトップとして経営している法人の将来は「危うい」といえるのではないでしょうか。

　では、本来のマネジメントとはどうすることなのでしょうか。

　図表2は、米国の経営学者であるPFドラッカーが、その著述『新しい現実』で述べたものを抜粋してまとめたものです。この本は1989年に日本で出版されたもので、これから起こるであろう世界経済の構造変化への方向性を示したものとして大きなブームになりました。

　ドラッカーは、マネジメントとは「人にかかわること」であって「人々の強みを発揮させること」と言っています。それゆえに「組織」にとっては「致命的に重要なこと」だと言っています。それ以外にも「組織は職員に対して共通の価値観を持つことを求める」など、まさしく現在の経営活動に不可欠な要素や概念を端的にまとめたものだといえるでしょう。

　それでは、ドラッカーが言うようなマネジメントを構築していくために、福祉・医療法人はどのようなことをしていかなくてはいけないのでしょうか。

　まず1つは、「自分の法人・施設の経営実態を客観的に率直に見つめ、問題点を分析すること」から始める必要があります。それができたら、3～5年後の自分の法人・施設をどのような姿に持っていきたいのか」（図表3）といったビジョンを明確にすることが必要になります。そして、その際に最も重要となるのが法人経営者・創業者としての経営理念であり、「使命」です。特に最近になって健全経営を維持拡大していくためには、経営組織学的な見地から「理念・使命」が重要であるといった見解が多く出されています。

　なお、理念というものは何も難しいものではなく、自らが起こし、経営している施設や法人に対する当初の「強い想い」を、誰のものでもなく経営者本人の想いで明確にすることにすぎないのです。

　さて、このような現状認識と分析を進めていく中で、「法人・施設の現状と課題」、そして、「将来のあるべき姿」との乖離がはっきりしてくるのですが、問題はどのようにして「将来のあるべき姿」に今の法人・施設を持っていくのかということになります。

　実はその乖離を埋めていくプロセスが「経営計画・活動」となるのです（図表4）。そして、その歩みがどの程度進んでいるのかを進捗管理するために「経営目標」、「事業目標」を設定することになります。

図表2　管理監督者の役割（マネジメントとは何か）

1. マネジメントとは、人間にかかわることである。その機能は人々が共同して成果を挙げることを可能とし、人々の強みを発揮させることである。従ってマネジメントは組織にとって極めて重要な要素である。
2. あらゆる組織体は自らの社員に対し、仕事に関する共通の価値観と目標を持つことを要求する。これなくしては組織体は成立し得ない。群集がいるだけである。マネジメントの役割はこれらの目標、価値観について検討し、決定し社員に明示することである
3. 組織はすべて学習と教育のための機関でもある。あらゆる層において、訓練と自己啓発のメカニズムが組み込まれていなくてはならない。マネジメントは組織とその構成員である社員が必要と機会に応じて成長し適応していくことができるようにしなくてはならない。
4. 組織は異なる仕事をこなす技能や知識を持つ人たちからなる。従って組織の構成員すべてが自らの目標について考え、それらを知らせなくてはならない。
5. 組織にとって、成果の評価基準は「売上高」、「生産高」や「利益」だけではなく、市場（地域）における「地位」、「革新性」、「サービス品質」、「人材育成」、「財務状況」など、すべてが組織の成果として、また組織の生存にかかわる問題として重要である。そうした成果がマネジメントの中に組み込まれていることが必要である。また成果は常に評価されるようにしておかなくてはならない。

＊＊＊マネジメントとは以上のように人間の価値観や成長、発展、さらにはリーダーシップに深くかかわるものである。従ってマネジメントを行うためには、心理学や哲学、経済学さらには倫理学といった一般教養を身に付けていかなくてはならない＊＊＊

P・Fドラッカー『新しい現実』より抜粋

図表3　経営計画策定の視点1

法人経営を取り巻く環境変化
〈行政の動向〉
〈家族、地域の意向〉
〈内部の経営課題〉
〈その他〉

↓

取り組むべき改善諸課題（全体＋各職種、部門ごと）
（人の面：量、質）
（サービス、施設設備の面：満足度向上、老朽化対策）
（収益の面：無駄の排除、経費管理──）
（その他：ＯＡ化、地域・家族対応──）

→ **向こう3年後に目指す姿**
人の面
サービス、施設設備の面
収益の面
その他

↑

目指すべき経営理念と現状との乖離

図表4　理念浸透とその使命（ミッション）

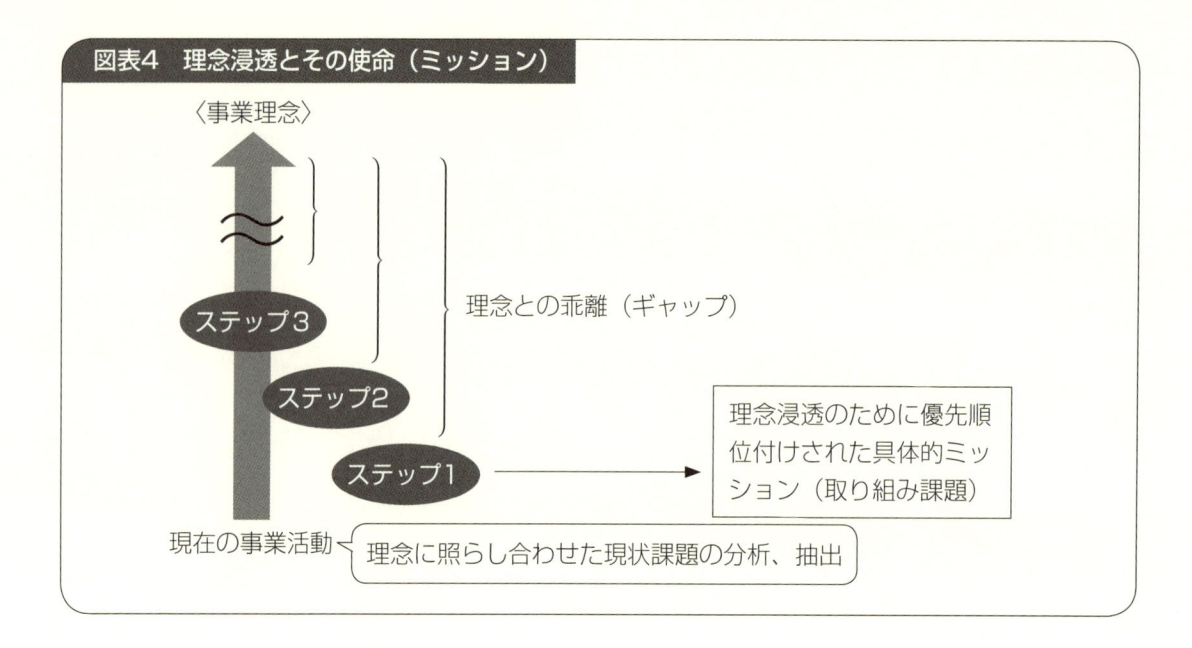

〈事業理念〉

ステップ3
ステップ2
ステップ1 → 理念浸透のために優先順位付けされた具体的ミッション（取り組み課題）

理念との乖離（ギャップ）

現在の事業活動　理念に照らし合わせた現状課題の分析、抽出

2. 人と組織の問題を分析する「組織診断」の基本的考え方とその概要

　前項において、現在の福祉・医療業界における人的・組織的なマネジメント上の課題を概観しました。そこでも述べたように、マネジメント上の課題を正確に把握することは意外に難しく、一般的には職員の噂話や経営者が日常感じている感覚の中からつかみ取ることぐらいしかできません。従って何がどのように問題なのか、どのようにすればそうした課題を解決できるのか、といったことに気を使いながらも、日々悶々としている経営者、管理者が多いと思います。

　また、経営診断や組織診断があるということを知っていても、実際診断するとなると、自分が今まで先頭に立って行ってきた経営活動に対し、通知表を突き付けられるような感じがして、なかなかそこまで踏み込めないのが実際のようです。

　本項では、筆者が今まで会社における人事実務や組織管理、コンサルティングなど長い間の経験を経て確立し、理論化した「人的経営基盤診断」（ヒューマンマネジメントサーベイ：HMS）について、その基本的な考え方や診断構造などを述べます。これをもとに皆さんが実際に施設などで取り組む際の参考としていただければと考えています。

(1)「人的経営基盤診断」（ヒューマンマネジメントサーベイ）のねらいと診断構造

　まず図表5を見てください。これは職員モラール（士気、やる気）を中心に置き、その回りを経営理念や経営計画、要員管理、業務組織、管理職マネジメントや賃金・評価といった人事制度などのいわば経営管理要素が取り囲むように配置されています。

　これは職員モラールが、そうしたさまざまな経営管理要素によって強く影響を受け続けていることを示した、いわば職員モラールと経営管理要素との相関関係を構造的に模式化したものです。

　経営活動の最終的成果は、経営目標や使命（経営のミッション）の達成にあります。その中には売り上げを拡大することや、利用者満足度を上げること、生産性を向上させることなど、いろいろあると思いますが、いずれにせよ経営目標・使命を達成させることです。そのためには職員が生き生きと活力を持って、モラールを高くして働いてくれることが前提です。従って、職員モラールを組織的な仕組みの中でどのように高めていけばよいのかということは、言うまでもなく経営戦略的課題であるといえるでしょう。

　ところが実際の現場で行われていることは、「頑張れ頑張れ」と一方的に叱咤激励して、職員の使命感や、やる気にただ依存しているだけといった例を多く散見します。そのような現場マネジメントの中では、いずれ職員は疲弊し、疲れきって職場を離脱していくことでしょう。こうしたことは特に、福祉・医療の業界において陥りがちな傾向といえます。こうした中で、

図表5　経営管理システムと職員モラールとの相関図

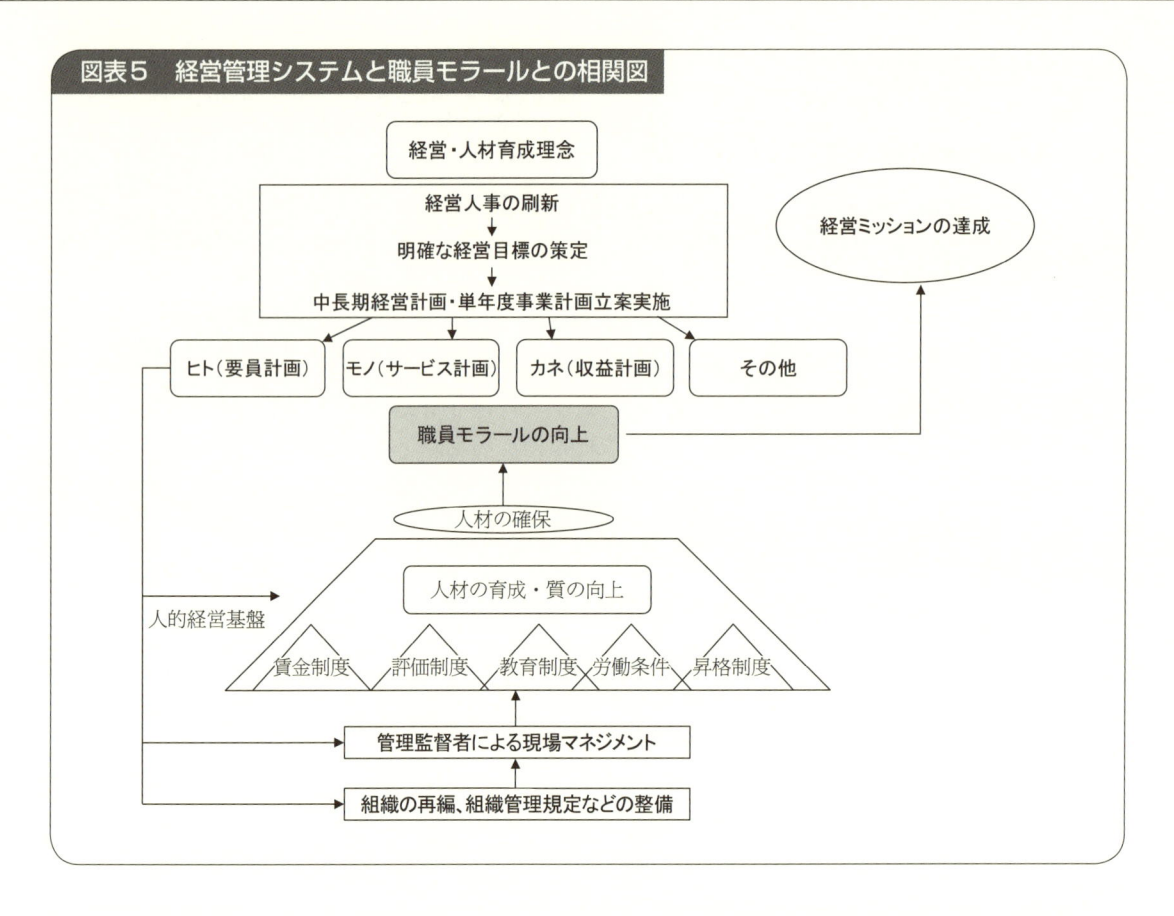

職員が疲弊し疲れきっていても仕事を継続できるのは、職員の利用者、患者に対する想いや使命感で持っているからであって、一歩間違えると職員は糸の切れた凧のようにどこかに飛んでいってしまうという危険性をはらんでいるのです。

では、職員のモラールはどういうところから影響を受け、モラールの維持ができるのでしょうか。この問題は恐らく永遠の課題であり、経営や組織管理学、行動心理学、宗教学といった専門家が日々取り組み、研究している領域になってくると思いますが、いずれにせよ言えることは、時代背景や国家によっても異なっているということです。さらには個人個人の就業価値観によっても異なってきます。

モラールのあり方について述べてきましたが、本書においては、筆者の経験の中から紡ぎ出した考え方をベースに、職場で働く職員のモラールは4つの経営的機能から強く影響を受けるということが分かり、職員モラールと経営機能との相関を構造化してみました。図表6がその関係性を示したものです。

これを見て分かるように、職員モラールが4つの経営機能によって強く影響を受けるということを示しています。つまり第1に、トップマネジメント機能によって、第2に、業務サービス・組織機能によって、そして第3に、ミドルマネジメント（中間管理職）機能、そして最後に、人事諸制度機能によって強く影響を受けているということを示しています。

それぞれの機能の意味するところは後述しますが、この考え方をもとに筆者は数十年にわたり組織診断を続けてきた中で、ほとんどの業種業界に適応できることを知りました。

また、本来はこの4つの機能すべてが職員モラールに良い影響を与えていることが理想なの

図表6　職員モラールに強い影響を与える4大経営機能とその相関図

```
            1. トップマネジメント機能
                    ↓
                職員モラール
                 活性度
                ↑       ↑
    4. 人事諸制度機能    3. ミドルマネジメント機能
                ↑
            2. 業務サービス・組織機能
```

経営管理システムを4大機能に分化、中でもトップマネジメント機能はすべての機能のベースとなり、職員モラールに直接的影響を与えるコア機能である。

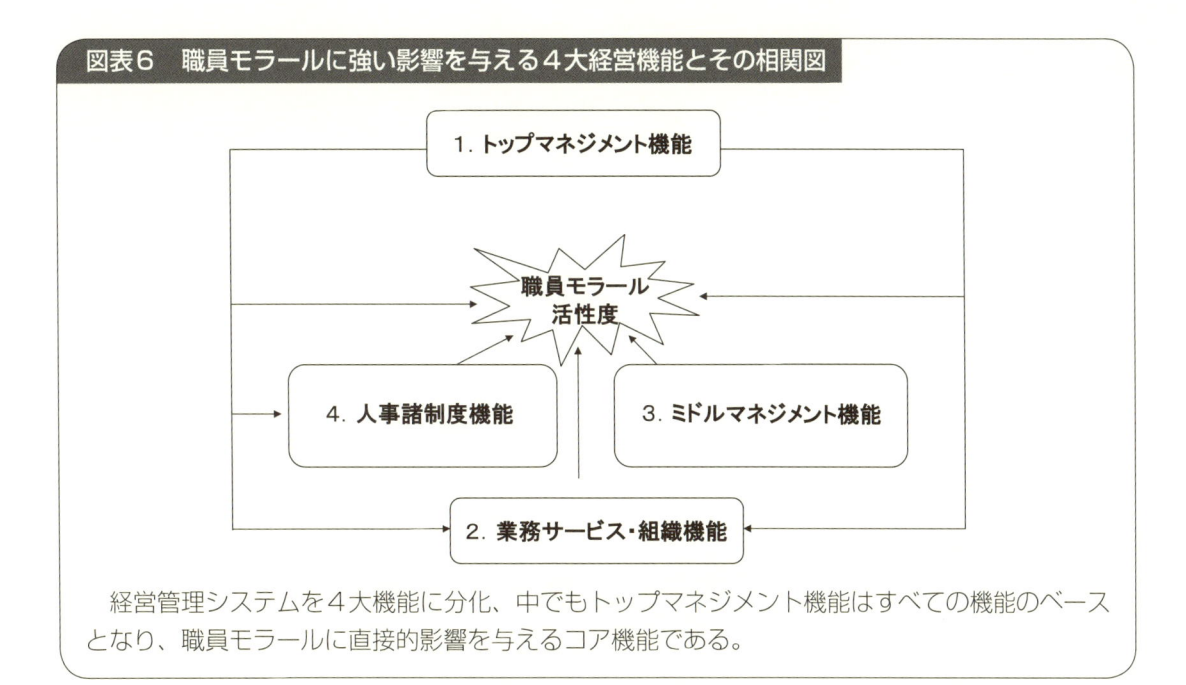

ですが、職員が属している組織の未熟さや熟練度、さらには時代的背景によって、職員モラールに与える影響力がかなり異なっていることを実感しています。

例えば、創業間もない新進気鋭の業界ベンチャーにおいて職員モラールに強く影響を与えるのは、「トップマネジメント機能」といえます。創業間もない企業の将来は、ひとえに創業者トップの肩にかかっているのです。トップの方針があちこち揺れたり、将来どこに向かうのかを明確に語れなかったりすると、とたんに職員のモラールはうせます。

職員にとっては賃金とか組織体制や業務標準よりも経営者の想いに賭けたのですから、現場が少々きつくても労働条件が悪くても気にはしません。従って、当面こうしたベンチャーが気にしなくてはならないのは、「トップマネジメント」が職員に良い影響を与え、機能しているのかを見ることが大切といえます。しかし、だからといって何年も労働条件が劣悪なままに放っておいたのではいずれ職員は疲弊し、職場を去っていくでしょう。

一方で、歴史を持った組織に入職した職員が求めるものは、自分の適正な評価であり、将来の自分自身のキャリア方向といえます。つまり、4番目の人事諸制度機能が整備されていることが職員モラールを維持するために必要なことといえるのです。しかし、こうした伝統のある企業は「組織」が硬直化していたり、「トップマネジメント」が明確になっていなかったりと、職員のモラールに悪い影響を与え続けていくものなのです。

このように職員モラールを調査診断するためには所属する組織の歴史や背景をきちんと事前に把握しておくことが重要となります。

図表7はこの診断構造をもとに実際に組織診断（モラールサーベイ）を行う際の診断フレームです。

実際にこうした組織診断を行った法人は多くありますが、後述する第3部　ミッションマネジメント・システムの構築事例「1．組織診断事例」の中にその実例を盛り込みました。診断を必要と考えられる各法人の一助となればと思っています。

第1部　経営人事マネジメントの策定

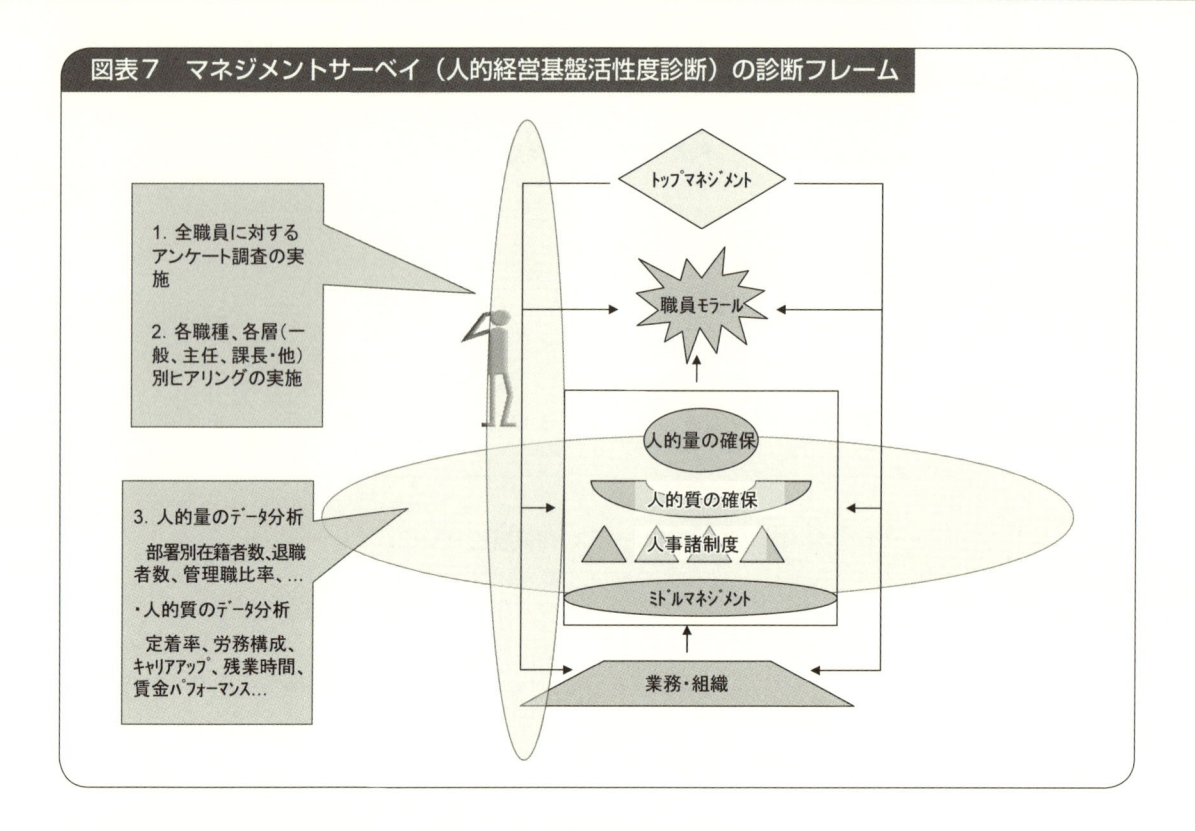

図表7　マネジメントサーベイ（人的経営基盤活性度診断）の診断フレーム

1. 全職員に対するアンケート調査の実施

2. 各職種、各層（一般、主任、課長・他）別ヒアリングの実施

3. 人的量のデータ分析
　部署別在籍者数、退職者数、管理職比率、…
・人的質のデータ分析
　定着率、労務構成、キャリアアップ、残業時間、賃金パフォーマンス…

トップマネジメント
職員モラール
人的量の確保
人的質の確保
人事諸制度
ミドルマネジメント
業務・組織

(2)「人的経営基盤診断」（ヒューマンマネジメントサーベイ）の実際

　それでは、実際にどのように組織診断していけばよいのでしょうか。以下、筆者が行っている「人的経営基盤診断」（ヒューマンマネジメントサーベイ）の手順や手法などについて述べていくことにします。

　図表7を再び見てください。これはある病院（地方にある一般、療養型ベッド120床プラス介護老人保健施設を有している病院）において、職員が4つの経営機能（トップマネジメント機能、業務サービス・組織機能、ミドルマネジメント機能、人事諸制度機能）に対してどのように認識しているのか、そして職場や仕事に対する職員モラールがどのようになっているのかを診断した際のフレーム構造を示したものです。

　見て分かるように実際の診断は、1．職員アンケートの実施、2．職員ヒアリングの実施、3．人事組織関連の諸データの分析といった3つの診断手法を持って職員モラールとの相関を診断しようとしたものです。

　それぞれの診断手法について簡単に説明しますと、

1. 職員アンケートについては図表8と、後ほど紹介する4つの経営機能（図表9-1～9-4）に関する質問項目に対して職員がチェックし、答えるという方式を取りました。
　　一般的にアンケートの際の質問項目は、回答者の心理的エラーを排除する目的で肯定的質問や否定的質問などの類似質問をとりまぜて数百項目に及ぶものもありますが、ここでは職員認識度を単純に測定するということで数十項目に抑えています。

2. 職員アンケートは職場の風土や特性が現れやすく、「特に問題ない」と答える、事なかれ

2．人と組織の問題を分析する「組織診断」の基本的考え方とその概要

図表8　職員アンケート例

〈質問項目〉	大変よい	よい	ふつう	悪い	大変悪い
1 あなたの職場では、遅刻や早退など職場の規律や規則はきちんと守られ、管理されていますか？	5	4	3	2	1
2 措置制度から介護保険制度（支援費制度）への移行に伴い、新たに経営計画や戦略が示されましたか？	5	4	3	2	1
3 あなたの職場の目標は、はっきりしていますか？	5	4	3	2	1

的で中間的傾向を持ち、これを補完する目的で職員に対して直接インタビューをすることが大切です。インタビューはいわゆる「グルイン」という手法で、5〜8人ほどのグループ単位で1時間ほどかけてインタビューする方式です。選挙や商品の書状調査でよく用いられる手法です。ポイントはあらかじめ質問する内容を準備し、手際よく参加者に質問することが必要で、カウンセラーの腕によるところが大きいといえます。

3．1や2によって得られた職場モラールの実態が、実際どのように組織実態として反映しているのかを、人事データをもとに検証します。職員モラールの悪化はさまざまな場面で変化を示します。例えば、定着率や退職率が悪化してきたり、生産性が落ち込んだり、ヒヤリハットや事故が増えてきたりと、具体的に数値化されることが多く、客観的な数値として経営改善の際には極めて有効な資料となります。

4大経営機能のねらいと、見るべき診断ポイントについては図表9-1〜9-4のとおりとなります。あくまでも1つの例ですので、法人にとって必要と思われる項目に修正して活用してください。

1．『トップマネジメント機能』の診断ポイントとねらい

図表9-1

●トップマネジメント機能の診断ポイント
① 創業時の理念や、人材育成理念を明示すること
② 理念達成と経営の持続可能性を図るため明確な経営方針、目標を作成すること
③ 経営目標を組織として遂行するべく、業務分掌規定などに則り、業務権限を適切に各部門に委譲すること（必要に応じ組織を再編すること）
④ 必要に応じ経営人事の刷新が自ら行えること
⑤ 経営者は想いや理念を言葉で言うだけではなく、自ら率先垂範すること
⑥ 経営者の想いや理念、目標が職員に受け入れられるように価値共有の工夫や努力を怠らないこと

〈ねらい〉

　「トップマネジメント機能」とは、企業や法人、公益団体といった組織が、その長である経営者の想いや理念に基づいて、求める方向に向かって持続可能性を図りながら進んでいけるようにする機能です。現在のように福祉を取り巻く環境が激変している中では、この機能は極めて重要性を増しています。しかし、多くの団体は、経営理念はあっても、抽象的でお飾り的なものであったり、日常の経営活動に落とし込むに至ってなかったりする場合が散見されます。言うまでもなく、そのほかの諸機能はこのトップマネジメント機能のいかんによって大きく左右されるほど、この機能は必要不可欠なものです。本来の組織目標を達成するべく持続可能な経営運営をしていくためにも、飾り物ではない本物のトップマネジメント機能がぜひとも必要です。

2.『業務サービス・組織機能』についての診断ポイントとねらい

図表9-2

●業務サービス・組織機能の診断ポイント

① 法人の通常業務を、漏れなく合理的、効率的に推進するための組織づくりがなされていること。そのために必要な組織管理規定を作成し、そのとおり遂行すること。
② 経営方針・目標を達成するために、その都度柔軟に適切な組織編成がなされること。
③ 上記によって各部門、部署の果たすべき役割や職務内容が明確になっていること。
④ 利用者に対するケアサービスなど各部門の重要なコア業務が個々人の恣意的な手法によることなく、組織として共通した業務サービスとなっていること。
　そのために必要な業務標準化のマニュアル類が整備され周知徹底されていること。

〈ねらい〉

　ここでいう「業務サービス・組織機能」とは、法人組織や各部門が本来果たすべき役割や機能（利用者サービスなど）を「業務分掌規定」などで定めた上で、職員一人ひとりが自分の仕事として認識し、無駄や漏れがなく充実した仕事、サービスがなされるようにする機能です。
　利用者に満足してもらえる質の高いサービス業務を提供したり、持続可能な経営を実現していくためにも重要な機能ですが、いまだに組織的に未熟な法人が多く課題は大きいといえます。

3.『ミドルマネジメント機能』についての診断ポイントとねらい

図表9-3

> ●ミドルマネジメント機能の診断ポイント
> ① 職場の出退勤等の就業ルールを管理し、職場規律を図ろうとする労務管理的役割機能。
> ② 法人や部門の経営目標を職場目標として、部下に明示徹底できる経営補佐的役割機能。
> ③ 部下の仕事振りや業績を的確に把握し、評価、フィードバックすることで人材育成を図ろうという人事管理的役割機能。
> ④ 業務上の無理や無駄を排除することで仕事の生産性を上げようとする部門運営者としての経営補佐的役割機能。
> ⑤ 部下から信頼される良き上司として、公私にわたる相談相手となって職員の心のカウンセリング（メンタルヘルス）が果たせる労務管理的役割機能。

〈ねらい〉

　ここでいう「ミドルマネジメント機能」とは、各部門、部署において職場上位者(管理監督者)が部下に対して適切なマネジメント（経営管理や労務管理）を行っているかどうかを見ようというものです。この機能は職員の「やる気」、「モラール」に直接的な影響を与えるものであり、こうした労務管理的な役割は、現在さらに変化してきて、職場メンタルヘルスといった職員の心のサポート的役割を求められるようになってきています。また、このような機能に加え、今では経営目標を達成していくために、職場における目標管理、業務改善を軸とした経営補佐的役割を強く求められるようになってきているなど、大きな質の転換が求められています。

4.『人事諸制度機能』についての診断ポイントとねらい

図表9-4

> ●人事諸製度機能の診断ポイント
> ① 職員の直接的処遇につながる、人事制度の３大骨子である「賃金」、「評価」、「昇進昇格」といった諸制度が適切にその機能を果たしていること。
> ② 人材の育成・定着、さらには将来の幹部候補生の育成を目的とした教育システム（部門別・層別教育体系）が適切に構築され運営されていること。
> ③ 職員が一定の規律、モラルを持って働くようにする基本機能として、就業上の規則（服装、身だしなみ、通勤方法、賞罰……）などの就業ルールが整備され管理運営されていること。
> ④ 労働条件（休日、労働時間……）や職場環境など働くものが安心し、納得して勤務にまい進できるように配慮された労働環境づくりが整備・管理されていること。

〈ねらい〉

　ここでいう「人事諸制度機能」とは、そこで働く職員がその持てる能力を最大限発揮できるような環境を整備するとともに、職員がその能力発揮を通して法人に貢献した仕事・業務が適切に評価され、適正に処遇（賃金・昇格等）されるようにする機能です。この機能は多くの福祉・医療法人においては、一般企業に比べていまだに未成熟で遅れており課題が山積しています。

以上、職員モラールが影響を受けると思われる4つの経営機能について、それぞれの機能の中のどういった点が職員モラールに対して影響を与えるかを見ました。

それでは職員モラールをどのような視点でとらえるかについて述べてみましょう。実は職員モラールは次のような視点で考えます。

① この法人のためなら頑張っていこうという気持ち、いわば愛社精神
② お互いに切磋琢磨して仕事を進めていこうという気持ち
③ 相互に連携して仕事を進めていこうという協調の気持ち
④ 新しい試みを積極的に取り入れようとする進取の気持ち
⑤ 相互に何でも自由に言い合えるような自由闊達(かったつ)な風土
⑥ やればやっただけ、やらなければやらないなりの評価をするという信賞必罰の風土
⑦ この仕事は自分を表現するのにふさわしいとする仕事に対する使命感

の7つの視点でモラールを把握しようと考えています。これ以外にも職員モラールの把握の仕方はあると思いますが、福祉・医療法人に勤める職員にとって必要と思われるモラール項目をあげてみました。

ここで再度、職員モラールと4つの経営機能がどのように関連しているのかをまとめてみます。

「職員モラール」は、「トップマネジメント機能」から「業務サービス・組織機能」、「ミドルマネジメント機能」、「人事諸制度機能」に至る各種経営機能が、その法人で働いている組織の構成員（職員スタッフ）にさまざまな影響を与えてきた結果、仕事の遂行に関してどのような職員意識やスタイルが醸成され、結果的に職員のモラールにどのような影響を及ぼしてきたかを相関的に見ていきます。

こうした職員モラールを維持していくための要素や視点は、働く人の就業価値観によっても異なりますから、どのような要素が最もモラールに影響を及ぼすかは、一律には論じられません。ただ、今まで多数実施してきたモラールサーベイの結果から判断すると、福祉・医療業界で働く職員のモラールを強く支えているのは「仕事に対する使命感」といえます。しかし、残念ながら今の法人経営はこうした職員の使命感に依存した上で、ある意味怠慢な経営運営をしている姿が見えるといっても過言ではありません。その結果が定着率の悪さに反映されているといってもよいでしょう。職員は心身ともに疲弊し、モラールが低下した中で、日々仕事と戦っているともいえます。職員の使命感に依存しすぎずに職場環境を整備したり、明確な理念や将来像を打ち出したり、利用者サービスが統一して行えるような業務の標準化をしたりといった配慮や整備を行うことで、職員満足度を向上させ、ひいては利用者満足度のさらなる向上と経営の健全化を推進していってほしいと考えます。

(3) 診断結果の見方、まとめ方

以上のような考え方と手法を持って行った組織診断（「人的経営基盤診断」）の結果を簡単に説明しましょう。図表10に職員モラールと4つの経営機能との関係を模式化しました。

2．人と組織の問題を分析する「組織診断」の基本的考え方とその概要

　ここでは介護職のモラールは崩壊寸前です。特にトップマネジメントに対する認識度が極めて低く、人事諸制度機能や業務サービス・組織機能も問題があります。このままでは介護職員は、職場を去っていくのは時間の問題でしょう。

　一方、事務職はそれほどモラール状態が深刻ではありませんし、それぞれの4つの機能に対しても、それほど否定的ではありません。

　さらにこのアンケート結果に加え、インタビューも平行実施したことで職員モラールを維持し、向上させていくための課題や具体的な対応策が明確になってきましたので、以下その内容をイラストで模式化しましたので参照ください（図表11、12、13、14）。

　以上、人と組織の経営基盤の現状を組織診断という手法を用いて概観してきました。このままでは利用者はおろか、職員さえも支えきれない法人が多数出てくる恐れさえあると感じています。

　平成22年で介護保険制度が導入されて10年目を迎えました。しかし、この10年でどれだけの法人が自立化、健全経営化できたのでしょうか。課題を山積させながらも、これからさらに新たな介護保険制度改革の年を迎えなくてはなりません。一層の経営基盤の充実が求められているのです。

　次項ではこうした課題に対して、どのようなマネジメントシステムを構築し、職員モラールはもとより利用者サービスの充実や経営の健全化のための具体的な考え方や理論、方策について、「ミッションマネジメント・システム」という考え方を軸に述べていきます。

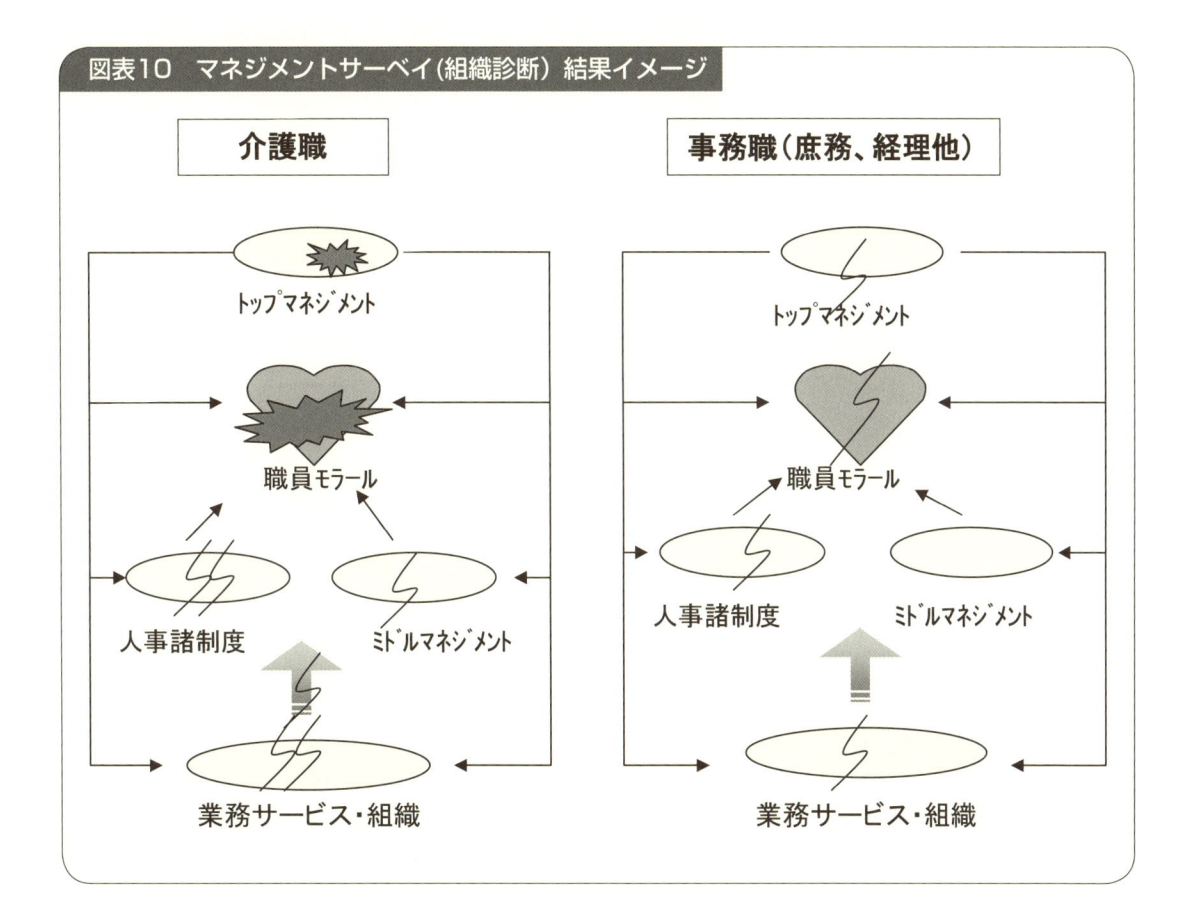

図表10　マネジメントサーベイ（組織診断）結果イメージ

図表11　組織体制見直しに向けた具体的改革例1

トップマネジメント機能構築

- □ 創業理念、想いの再構築
- □ 経営方針・目標の確立
- □ 明確な経営計画策定
- □ リーダーシップの発揮

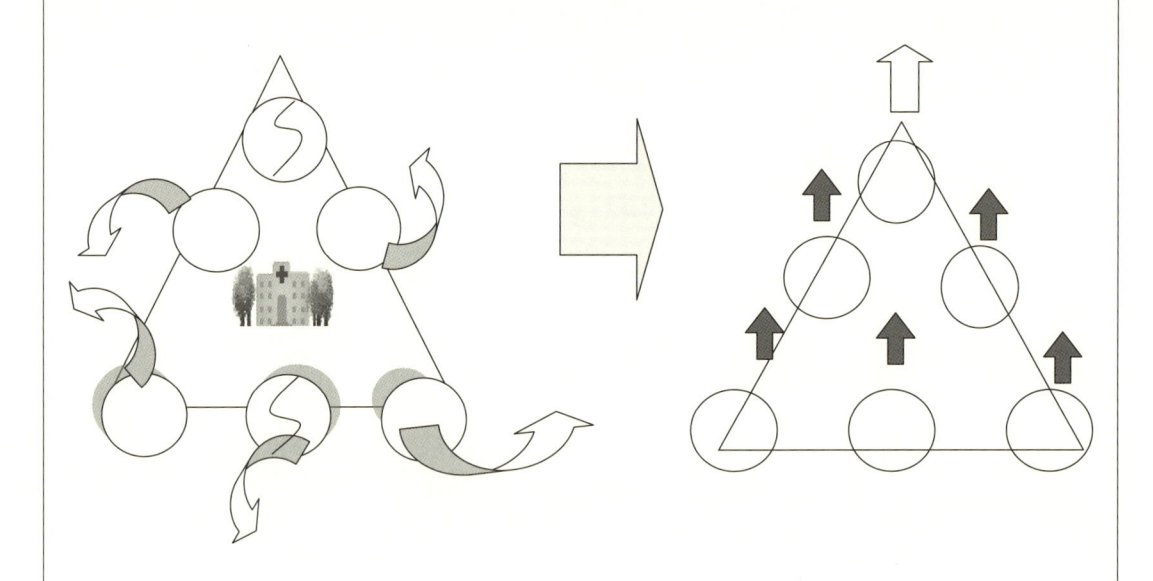

（インタビューによる生の声）

　院長の統率力には問題があると思う。人の意見を聞くのはいいけど、いざというときに決断をしなくてはならないときがある。ドクターたちの意見を聞いてしまうというか、意外とそういうところがある。汚れ役とかドロをかぶらないというか。過去にもそういうことがあったようだ。ドロをかぶらない、知らないふりをしていたようだ。あと、職員を職員と思わないというか、ばか者扱いしている。人は良い人だけど……坊ちゃん育ちだから。でも、最近、少し変わってきたと言われている。でも、職員は大切にしないといけないと思う。それだけでも、だいぶ変わると思う。例えば、電話の取り方も、機嫌が悪いときは、ハイ、ガチャン！　何だ！　とか。外部の人からも誤解されるときがあるという噂を聞く。一生懸命やっているのはよく分かるから、もう少しその辺りを変えてもらうとよいと思う。

図表12　組織体制見直しに向けた具体的改革例2

業務サービス・組織機能の回復

☐ 業務分掌規定など各部門職種の業務内容整理
☐ 経営会議など組織管理上の運営管理規定の策定
☐ 介護計画など基幹業務の標準化、マニュアル化

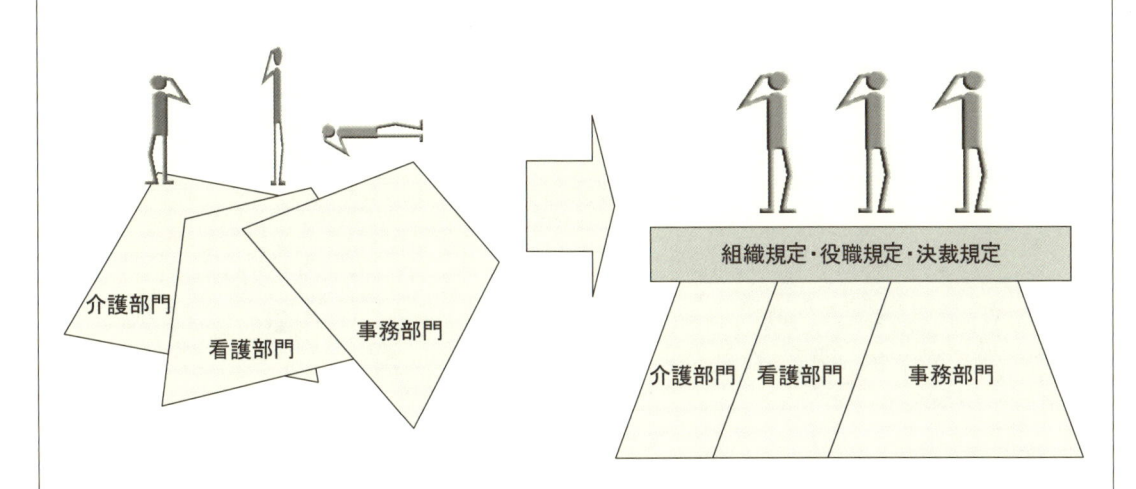

介護部門　看護部門　事務部門

→

組織規定・役職規定・決裁規定
介護部門｜看護部門｜事務部門

（インタビューによる生の声）

（病棟内での看護、介護の業務分掌について）一般病棟は、部屋割りをA、Bで分けている。看護5人、介護は2人だけ。A、B共通のリーダーがいて、大抵は師長がリーダー。看護が6人いるときだけ、リーダーは別の人になり、師長は師長の仕事に専念している。リーダーは、ドクターの回診に付いていく役目で、ドクターへの報告をすべてやる。その他の看護4人は、1人が注射と点滴、1人が褥瘡、あと2人がA、Bそれぞれの専任看護をしている。介護2人は、全部の検温、吸引、清拭、給食、下剤をやっている。でも、介護が少ないから、看護の人も介護の仕事をやっていて、入浴も一緒に入ってやっている。入浴に看護が付くのは人数が足りないのもあるけど、患者さんに何かあったら困るから、というのもある。

図表13　組織体制見直しに向けた具体的改革例３

現場マネジメント（コミュニケーション）の充実、信頼関係構築

- ☐ 現場役職者（Dr.含む）の仕事役割の明確化と実践
- ☐ 役職者による部下とのコミュニケーションの充実
- ☐ QC活動などの小集団活動による現場管理の実践

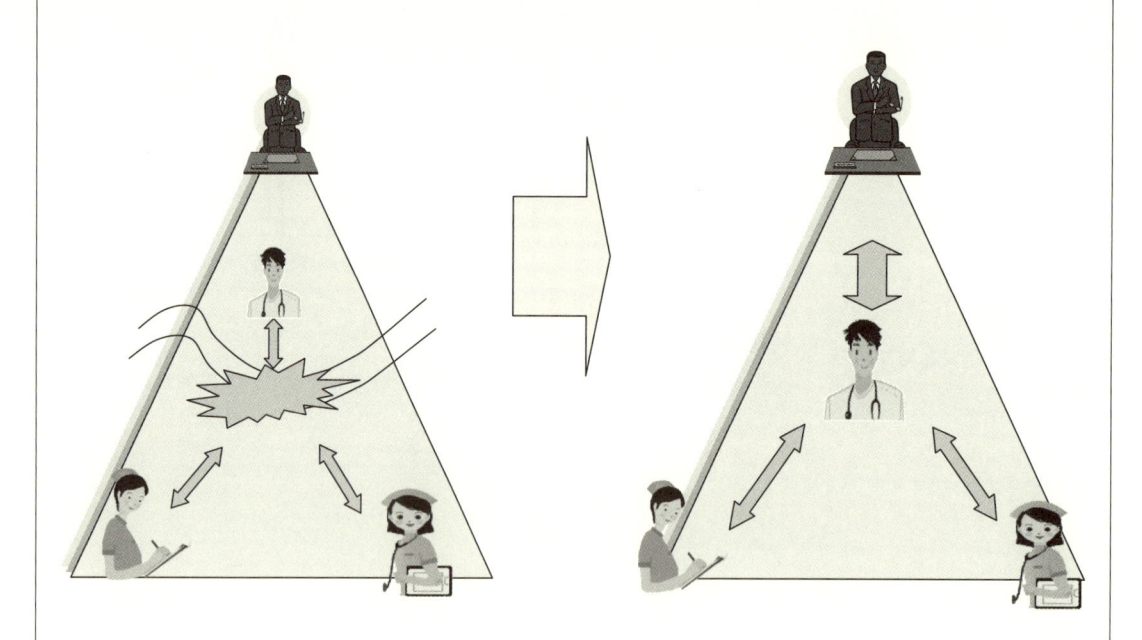

（インタビューによる生の声）

　病棟をまとめていく師長の役割は大切だと思う。師長と先生の関係が悪くて下が働きにくいのもある。師長ももうちょっと大人になって、ドクターをなだめるくらいの広い心になってもいいと思う。子供のケンカと同じかも。私たちはどうなるの？　と思う。一番大事なのは患者さんなのに。回診に付かないで、先生１人で回診したときもあったけど、患者さんは看護師だから言えることもあるので、先生には言わないでしまう。もうちょっと大人になってほしいという気持ちが強い。

図表14　組織体制見直しに向けた具体的改革例4

人事管理機能の構築

- □ 人材育成理念の構築
- □ 育成理念に沿った教育体系、計画の策定
- □ 賃金・評価制度など職員のやる気につながる人事諸制度の設計構築

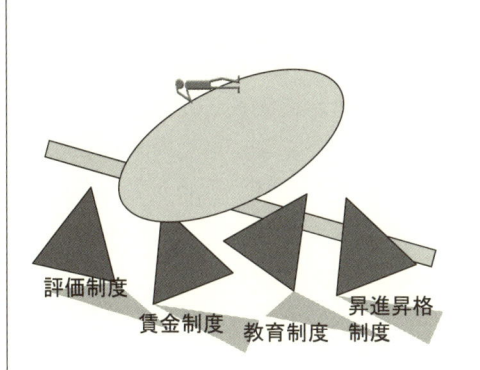

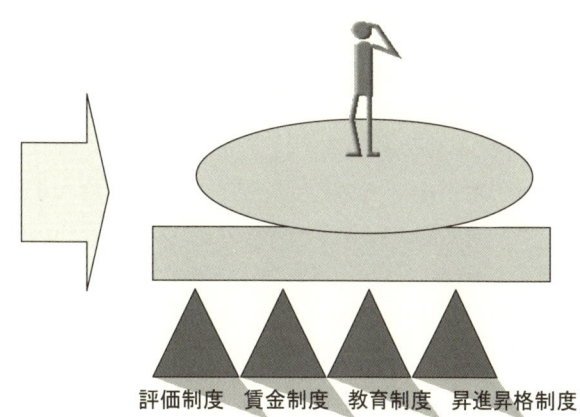

評価制度　賃金制度　教育制度　昇進昇格制度

→

評価制度　賃金制度　教育制度　昇進昇格制度

（インタビューによる生の声）

　内示というものがなくて周りの人に異動なんだってね、と言われて分かった。自分だけじゃなくて、ほかの人も同じ感じだから、そういうことなんだと思う。直属の上司に私は異動なんでしょうか？　と聞いたら、そのようです、と言われた。どうなっているんだろう。みんな異動日もバラバラみたいだし。

3. ミッションマネジメント・システム
〈これからの時代に必要とされる明確なミッション〉

　筆者が今強く感じていることは、経営者にとってもそこで働く職員にとっても、今の時代に欠けていて最も必要とされているものは、一言で言うと「目標」であり「ミッション（使命）」ではないのか、ということです。「目標」といっても、「今日の夜はステーキを食べよう」といった目先の目標から、「将来はこういう職業に就いて人助けをしていきたい」といった将来を見据えた人生目標もありますが、ここでいう目標とは、後者の「将来を見据えた人生目標」です。

　高度成長の時代が終焉し、あらゆる価値観の転換を余儀なくされている今、経営者も職員も、それこそ日本全体がその行くべき目標を失っているように感じています。いわば今は「目標喪失の時代」ともいえるのではないでしょうか。その現れの1つとして、自分の将来を「占い」に託す人が多くなり、本屋に行ってもそれに関連した書籍が山のように積まれ、インターネットのサイトでも占いサイトは数えられないほど多く存在します。モノが溢れ、ちょっとお金を出せば欲しい物を手にすることができる、飽食、モノ余りの時代にいる私たちにとって、将来を描き出すのは簡単ではないのかも知れません。このことは実は仕事についても言えるのです。

　福祉・医療の現場で人の命にかかわるような仕事を選択した職員は、本来強い思いや目標、使命感を持って仕事に取り組んでいたはずです。しかし、今は必ずしもそうではなく、日々繰り返す仕事の中で次第に初心は埋没し、疲弊しマンネリ化した中で利用者、患者のケアに当たっている職員が多くなっています。

　民間ではこうした状況をいち早く察知して、また企業の生き残りをかけて、今までとは異なった管理手法であるMBO（マネジメント・バイ・オブジェクティブス）という「目標管理」制度に注目し、その導入を図っています。これはいわゆる日本のバブル崩壊後の企業の生き残りと、さらなる成長を果たそうとするねらいを受けて、導入されてきたもので、1900年初頭にアメリカの自動車会社が現場管理を充実させる目的で開発したといわれています。この現場管理手法は今までも外資系の企業では利用されていましたが、人事管理と連動させるものではなく、あくまでも現場管理の一環として職場従業員のモチベーションアップのために取り入れられてきたものでした。しかし、現在の日本ではこれを新たな人事管理の手法と考え導入を検討する会社も出てきたようです。

　本書において考えていきたいことは、こうした目標管理的な考え方に近いといえます。福祉・医療という明確な使命感（ミッション）の裏付けをもとに仕事を進めていかなくてはならない職場には、目標というより使命（ミッション）がふさわしく、ミッションマネジメント・システム（MMS）、あるいはMBM（マネジメント・バイ・ミッション）という人事管理手法を考えていきたいと思います。筆者が民間企業での人事制度改定に

携わり、その後、多くの企業や福祉、医療施設の人事制度改革を行ってきた経験をもとに構築してきた管理手法です。

(1) 目標喪失の時代の中で

これまでの「年功序列」、「終身雇用」といった人事慣行の中で「会社の成長はすなわち社員の成長であり、幸せにつながるものである」といった考え方に次第に浸っていった結果、社員の人生目標は会社目標に統合化されて「会社人間」化していきました。また、こうすることも当時の会社の重要な人事政策であったのです。しかし、一心不乱に仕事に没頭し家族や地域を犠牲にし、さらには自分をも犠牲にしながら仕事にまい進してきた人が、バブル崩壊とともに会社から一方的に出向・転籍を告げられ、会社を去らねばならないという状況が突然やってきました。転籍を通告された社員は「こんなはずではなかった」と会社をうらみ、残された人生を悶々として送っている人も多くいるはずです。

こうしたことを見るたびに、当時人事担当者であった筆者は、「会社が生き延びるためには今まで頑張ってきた社員でさえも解雇するものだ」ということを十分知らされたということと、「社員もまず一個の人間として『自己確立』することが大切で、社外でも通用する人間にならなくてはいけない」ということを強く感じたものです。バブル崩壊の時代が去った今、またしても100年に一度という経済不況の真っただ中に世界はありますが、そうした中でも、「翻弄されない自分を創り、経済的な自立を成し遂げる」ためにどのような仕事を選択するのか、また、「他者にはない自分ならではの専門性をどのように確立していくのか」といった仕事と自分との関係性を明確にしていかなくてはならない時代に入っているといえるでしょう。もっともいつの時代でもそれはいえることです。

将来の姿を、高度成長期のように単純には描くことができない低成長時代に入った今、会社は旧来の「年功序列」や「終身雇用」を保障できる環境にはありません。ただ長い間会社に在籍するということによる会社貢献よりも、もっと明確に仕事上の成果による会社貢献を従業員に求めてきています。その一方で従業員にとっては「会社人間化」してきたことの反省を受けて、これからの自分自身の明確な人生目標や自己実現目標をしっかりと持つことが一層必要な時代となってきました。いうならば、これからの時代を生き抜いていくためには、会社も従業員個人も、ここにこうして存在することの「意義」、そして、その「使命」・「目標」を明確にする、ということが求められています。

(2) 法人経営はトップの明確な想い・ミッション確立から始める

昨今、「理念経営」といったタイトルのついた経営本が書店で目に付くようになりました。また、自分探しをテーマにしたような宗教本や哲学書といった類の本が、書店で山積みになっているのを目にするようになっていますが、これらは今述べたように多くの人や会社がその「目標」や「使命」を求め探し始めていることの現われといえるのではないでしょうか。

それでは特別養護老人ホームなどの「社会福祉法人」の場合はどのような経営状況になっているのでしょうか。前述したように平成12年4月の介護保険制度導入以前の施設経営は、いわ

ば「補助金経営」であり、予算（補助金）をどのように残さず使い切るのかといったことが経営者の関心事であったように思うのです。当時、経営者は行政の動向にばかり関心があり、自施設の経営については他人事のように傍観者的立場でした。一般論を話せば立派なことを言うけれども実際の自施設の経営となると、「国や地方行政がどうにかしてくれるに違いない」、「自分のところはつぶれるはずがない」といった慢心経営をしていました。また、「職員に対してはいつも朝礼で口をすっぱくして言っているから、いずれ誰かが何かやってくれるに違いない」、といった他人任せの経営をしていたように感じたものでした。今、福祉・医療経営に携わる方々に特に必要なことは、

(1) 「自分の施設・法人の経営実態（特にヒト、モノ・サービス、カネ、情報といった経営4大要素）について、その課題を客観的に把握・分析して、率直に現状を認識する」という姿勢を持つこと
(2) 「自分の施設・法人の将来像（3～5年先）を描き、そのための具体的理念・ビジョンや方向性を明確にする」こと
(3) 「明確な方向性のもと、将来像を具体的に実現していくために、経営目標、およびそのための方策やスケジュールなどを詳細に定め、職員に明示して組織的に計画的に実行していく」ことの3点です。

　これらは健全な施設・法人経営を進めていくための第一歩です。もちろんそうしたことを実行していくためには、福祉施設を経営するに当たった際の「強い想い」や「使命感」を持っていることが大事であるということはいうまでもありません。特に福祉・医療事業の経営に当たっては、民間の営利企業経営とは違って、より強く明確な「使命感」や「経営理念」が求められるといえます。その意味では、今の時代に求められている「目標」や「使命」を会社、従業員個人双方が明確に持つ必要があるということは、福祉・医療の事業分野についても十分いえることだと思うのです。

(3) これからの経営人事マネジメントの方向性

　それではこれからの時代に適応した経営人事管理・マネジメントとはどのようなものなのでしょうか。実は、高度成長期から低成長期に入って以来、人事管理に期待され始めたことは経営管理的機能、あるいは経営管理の補佐的機能といってもよいかもしれません。さらにそれに加え、1950年代から台頭してきた経営組織論における新たな人間観、アージリスを代表とする主体的人間観とを併せ考えますと、これからの経営人事管理マネジメントの方向性をざっくりと言うならば、「従業員一人ひとりが果たすべき仕事の成果・達成度で会社貢献をしてもらおう」といえると思います。

　もう少し細かくいうならば、まず1つは「会社業績を上げていくための経営目標を明確にした上で、経営目標を従業員一人ひとりの仕事・目標に落とし込みながらその達成を図っていく」といった経営管理的側面を持っているということです。これは現場マネジメントとして行われている「目標管理」そのものといえますが、これを人事管理システムと連動したものとして運用するということです。つまり、「従業員一人ひとりに落とし込まれた仕事・目標」はそのまま従業員に対する「評価目標（人事考課目標）」となります。そうして設定された目標の達成度を測定することによって、従業員を評価し、処遇につなげていくという仕組みを構築するこ

とが必要なのです。そしてその中では、もはや年功序列といった概念はありません。会社に長くいたから人事考課・評価が高くなるのではなく、与えられた仕事・目標をどこまで達成したのかが問われるようになるのです。

さらに2つ目の視点は「従業員を1個の人格を持った人間として尊重し、その成長と自己確立を図るための支援をする」といった人材育成の側面です。会社業績に貢献してもらうことはもちろんですが、それを通して従業員自身も社内・外で通じるような専門性を持ったスペシャリストとして育ち、生涯を通した自己実現を図ってもらいたいというねらいがあるのです。

昔のように年功序列の人事慣行の中で育ち、「役員や部長ならできるけど、経理事務や人事管理といった専門性などは特に持っていない」ということでは、もはや社外では通用しません。会社にいる期間だけがそのヒトの人生ではなく、会社を辞めても「個」としての人生は継続します。「個」としての長い生涯を通したキャリア形成こそが、自己実現に向けた道といえるでしょう。これからの人事政策は社内の閉鎖された、クローズドな中で従業員のキャリアを考えるのではなく、生涯を通した育成をも視野に入れた仕組みをつくることが必要になっています。

ある大手重電機メーカーでは「インナーキャリア」といった考え方で人材育成、人事管理を進めていると聞いています。一時的、外形的な職歴ではなく、長い人生期間を通した心の形成、人格の形成こそがキャリア形成として必要と考えているのです。そういう時代になってきたということです。高度成長期における人材育成、人事管理の実態を考えると隔世の感があるといえます。

(4)「ミッションマネジメント・システム(MMS)」とは～「年齢軸」から「仕事軸」の人事管理へ

前述したように、人事管理のあり方や方向性は時代とともに大きく変わってきました。これを筆者は「人事管理における年齢軸から仕事軸への転換」と言っています。実際これを示す時代的現象として「成果主義人事」という言葉がはやり始めたのも最近です。しかし、旧来からの年功というしがらみを取り除いて、仕事の成果を持って従業員の評価処遇を行うという制度は、今まで年功序列に慣れてきた従業員や経営者にとっては運用が容易ではなく、どうしても過去の慣行や慣習にとらわれて人事を行いがちになります。今でも「成果主義人事」をどのように導入していくのか、「成果主義人事」は機能しないのではないか等々、依然として人事管理の方向性が定まっていないように感じます。しかし、もうこの流れは後戻りしないでしょう。恐らく、これからは、今までの日本のよき人事管理の慣行の一部（従業員の成長・育成を目指した企業内教育の継続、ならびに終身雇用の維持など）を生かしつつも、一方で仕事の成果も重視していくといった、いわば日本式人事管理と欧米流の人事管理とを結びつけたような仕組みを持つ人事管理制度が主流をなしていくのではないかと考えています。

これから新たに話を進める「ミッションマネジメント・システム」もこの流れに乗ったものと考えています。図表15を見てください。これは「法人の経営目標」を受けて、各部門の「部門目標」を構築し、さらに部門の目標を受けて「職員一人ひとり（職員の組織階層ごとに）の仕事・役割・目標」にまで落とし込み、その仕事・役割・目標の達成度を人事考課によって測定、把握した上で、職員一人ひとりの処遇（賃金、賞与、昇進昇格）に反映させていく仕組みを概念的にまとめたものです。この管理サイクルは、今の言葉でいうならば「目標管理」と「人事考課・処遇管理」とを統合したものであり、私はこれを「ミッションマネジメント・システ

図表15 MMSシステムのP・D・C・A管理サイクル

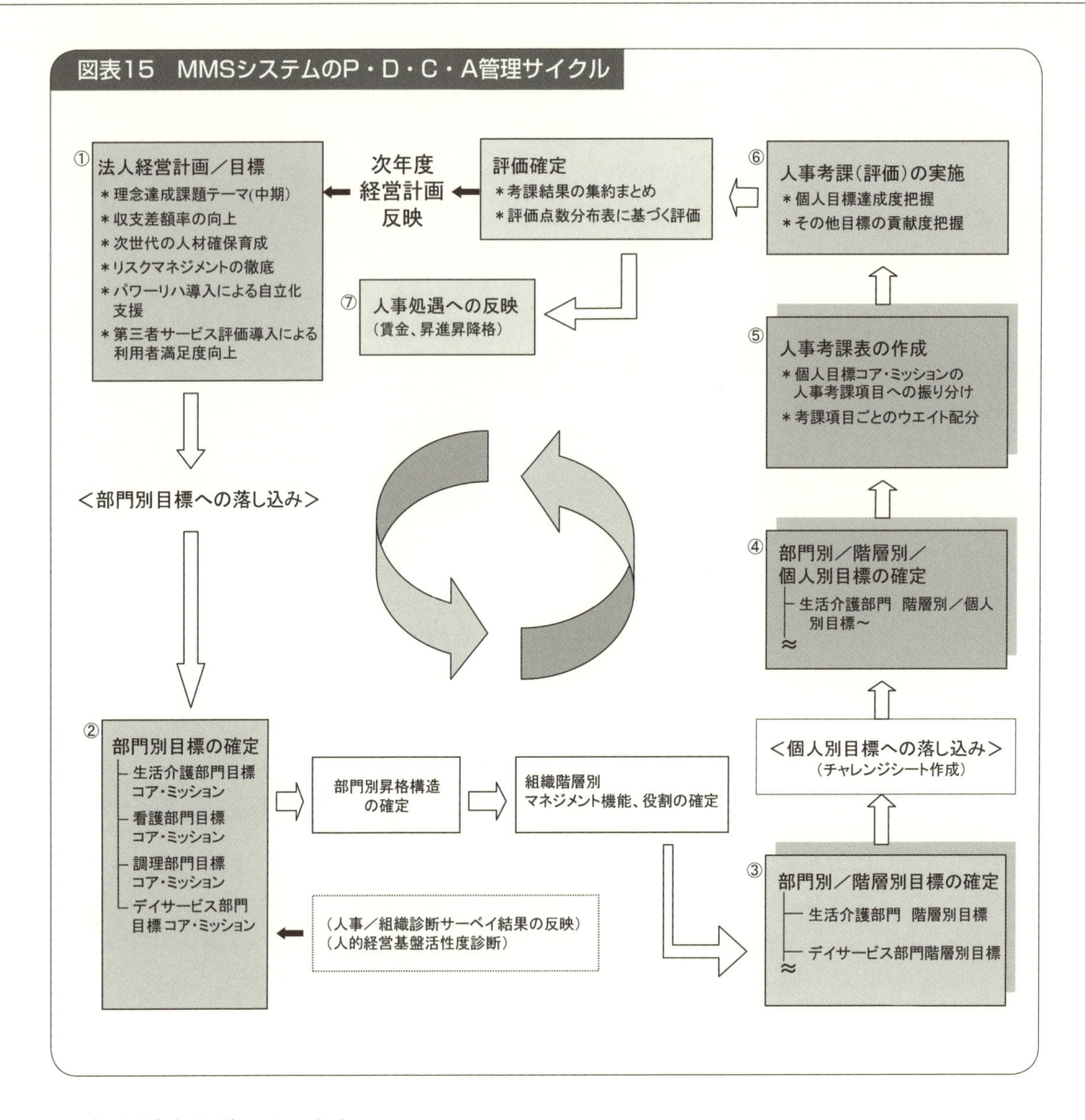

① 法人経営計画／目標
* 理念達成課題テーマ(中期)
* 収支差額率の向上
* 次世代の人材確保育成
* リスクマネジメントの徹底
* パワーリハ導入による自立化支援
* 第三者サービス評価導入による利用者満足度向上

次年度経営計画反映 ← 評価確定
* 考課結果の集約まとめ
* 評価点数分布表に基づく評価

⑥ 人事考課(評価)の実施
* 個人目標達成度把握
* その他目標の貢献度把握

⑦ 人事処遇への反映
（賃金、昇進昇降格）

⑤ 人事考課表の作成
* 個人目標コア・ミッションの人事考課項目への振り分け
* 考課項目ごとのウエイト配分

＜部門別目標への落し込み＞

④ 部門別／階層別／個人別目標の確定
　― 生活介護部門　階層別／個人別目標 ～
　≈

② 部門別目標の確定
　― 生活介護部門目標　コア・ミッション
　― 看護部門目標　コア・ミッション
　― 調理部門目標　コア・ミッション
　― デイサービス部門目標 コア・ミッション

部門別昇格構造の確定 → 組織階層別マネジメント機能、役割の確定

（人事／組織診断サーベイ結果の反映）
（人的経営基盤活性度診断）

＜個人別目標への落し込み＞
（チャレンジシート作成）

③ 部門別／階層別目標の確定
　― 生活介護部門　階層別目標
　― デイサービス部門階層別目標
　≈

ム（MMS）」と呼んでいます。

　追ってこのシステムについて、その現状から設計構築の手段、方法について詳しく述べていきますが、その前にこうしたシステムを導入し、そのシステムに実効ある働きをしてもらうためには、導入しようとする組織が本当の意味での組織として構築されているのかといった、確認のプロセスを経なくてはなりません。

(5) 組織とは何か

　介護現場で管理職としての役割を担って日々仕事をしている皆さんの中に、「組織とは何なのか」、「マネジメントとは何をいうのか」とか「管理職の仕事や役割はどういうことなのか」といった、「組織管理」に関する教育を受けられた方は一体何人いるのでしょうか。恐らく多くの方々は、自分がなぜ管理職に任用されたのか、管理職として一体何をすればよいのだろう

図表16　組織図1

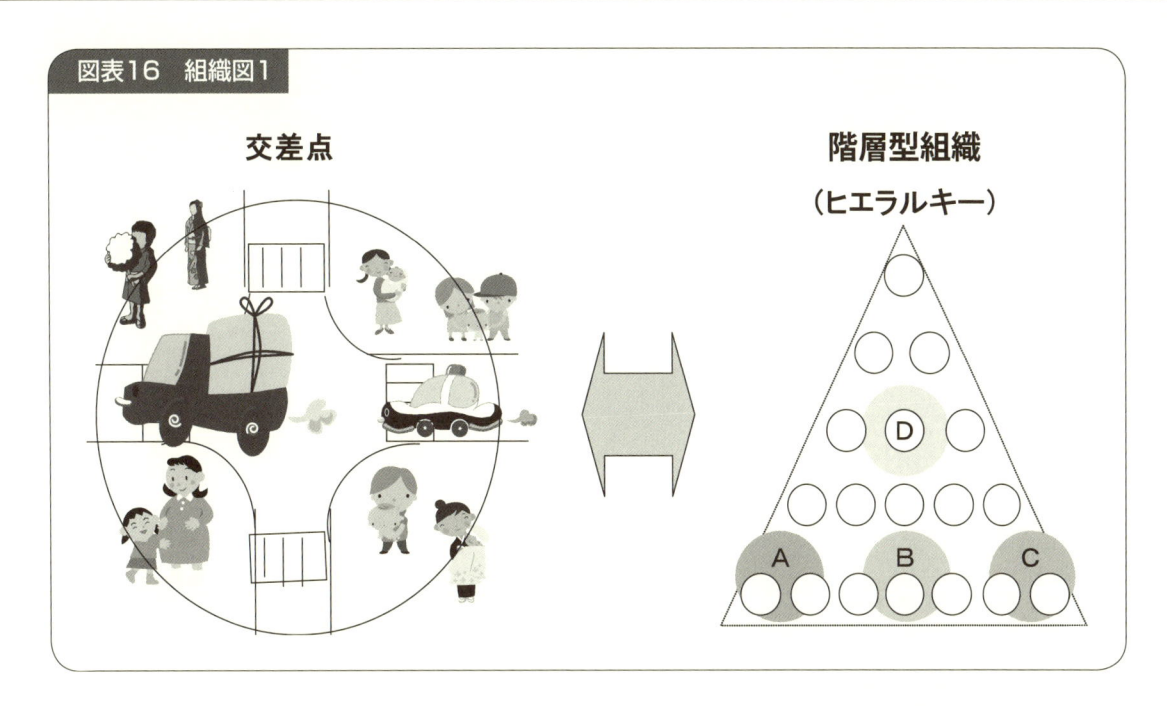

交差点　　　　　**階層型組織（ヒエラルキー）**

か、また何を施設や法人から期待されているのだろうか、といった悩みを日々抱えながら、部下や施設長など上司との板ばさみにあって現場で仕事をしているのが実情ではないでしょうか。そのような皆さんのために「組織とは何なのか」、「そこで働く人と組織とはどのような関係であるべきなのか」、「組織マネジメントとは何をいうのか、今日的マネジメントの具体的な手法はどのようなものなのか」について、できる限り身近で具体的な実例を掲げながら話を進めていきます。

休みもなく、絶え間ない緊張感にさらされながら介護現場管理を行っている皆さんにとって、少しでも役立てれば幸いと思います。

さて、そもそも「組織」とは一体何なのでしょう。どのような形態のものを「組織」と呼ぶのでしょうか。そこでまずはっきりさせておかなくてはいけないのが、「組織」とは「人の集り、集団」を対象にしているということです。ベッドや車いすといった「物」が多く集まっても、その集まった対象を「組織」とはいいません。一般的には「組織」というのは「人」の集まりであるということを理解してください。それでは何でも「人」さえ集まればそれを「組織」と呼んでもよいのでしょうか。図表16を見てください。この図の左側は「交差点で待つ人々」を、右側は社長をトップに置きながら、そこで働く社員が組織で決められたルールに従って「階層（ヒエラルキア）ごとに構成されている人々の集団」を、模式図的に示したものです。この階層型組織をピラミッド型組織ともいいますが、これは一般的に人が多く集まる会社組織に古くから見られる組織形態です。最近はこれ以外にも情報技術の発展や、高度な専門者集団の出現などによって、さまざまな組織形態ができています。例えば、ぶんちん型組織（フラット型組織）とかネットワーク型組織といったものがそれに当たります（図表17）。

さて、皆さんはこの図表16を見て、左側の交差点における「人の集まり」と右側の階層組織における「人の集まり」とでは、一体何がどう違うのか分かるでしょうか。一見して分かるのは、交差点で信号待ちをしている人たちは、お年寄りから子供までの多様な年齢と、それにも増して、今考えていることやこれからしようと思っていること、これまで積み重ねてきた経験

図表17 組織図例

ぶんちん型組織（フラット型組織の一形態イメージ）　　ネットワーク型組織（イメージ）

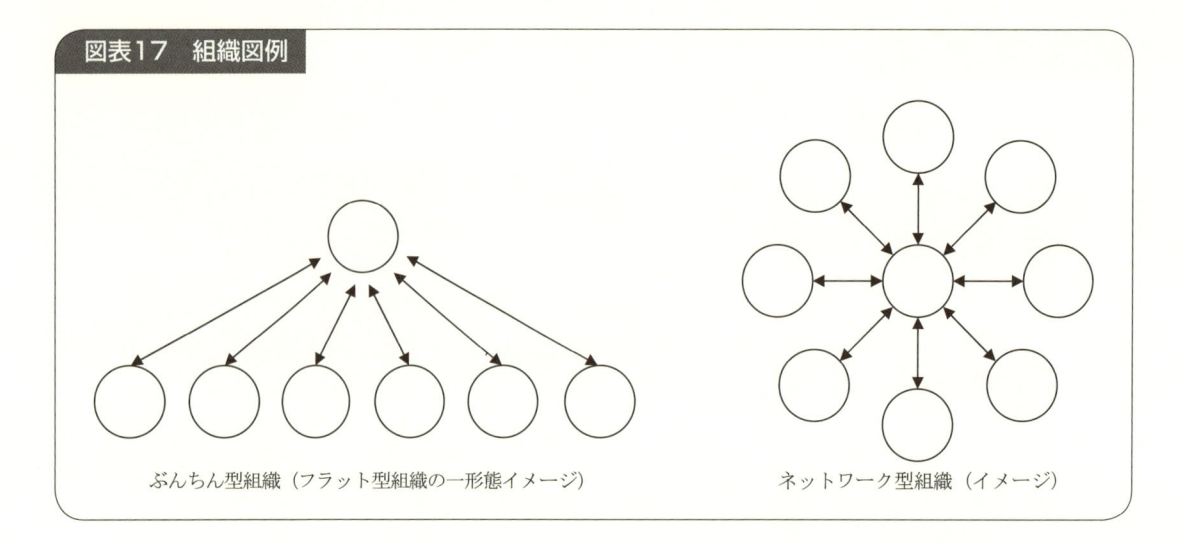

やキャリア、物事に対する良し悪し、それが重要であるのかそうでないのか、などといったことを判断する際の「価値観」や「価値基準」がまったく異なっている人たちが集まっているということです。こうした多様な価値観を持った人たちの集まりを「群衆」と呼びます。

「群衆」はそこに集まった人々の感情の変化次第で、どのようにも動きます。動きは一定ではなく非常に移ろいやすいのです。人々の感情を扇動する人によって危うくもなり、もろくもなります。従って、「群衆を」1つの方向に継続的に持っていくことは至難の技ともいえます。では、右側の階層型組織（ピラミッド型組織）における人の集まりはどうなのでしょうか。

皆さんは法人が定めた就業規則をじっくりと見たことがあるでしょうか。そこには「朝何時までに出社し、何時まで働かねばならないのか」といった、始業時間と終業時間とが勤務地別、職種別、勤務番ごとに明記されているほか、「残業するためには施設に対してどのように事前申請しないといけないのか」、「仕事を休むときにはやむを得ない事情を除いて、あらかじめ事前申請に施設（上司）に対してしないといけない」こと、「有給休暇は何日残っていてどのように取得すればよいのか」、「どういうことをすると出勤停止や減給になるのか」といった懲戒規定など、職員が法人・施設で働く際に最低限守らなくてはいけない基本ルールが記載されています。これ以外にも、皆さんが知っておかなくてはならないルールや決まり、考え方は、法人理念を始め、事業計画・目標、業務分掌規定、役職権限規定、決裁規定、さらには上司や同僚への呼称の仕方や、利用者に対するあいさつの仕方、守るべきマナー、守秘義務等々たくさんあります。そうしたものをひっくるめて「価値」と呼びます。実はこうした「価値」が構成員によって共有化されている人の集まりを「組織」というのです。

「組織的経営」を行っていくためにはこれ以外の視点も必要なのですが、特に今の社会福祉法人にとって必要な組織管理的視点を、古典的といわれるM・ウエーバーの官僚制組織論から始まる「伝統的組織管理理論」に見ることができます。図表18に概念的に示しましたのでご確認ください。

ところで、筆者は今まで東京都における社会福祉法人の経営改革に関し、審議会メンバーとなって多く携わってきたのですが、前述したような価値共有化がきちんと行われ、組織的な経営、運営がなされてきた社会福祉法人を、ほとんど知りません。介護現場が日々の作業、業務に追われる中、会議でいったん決まったはずのルールや決まりごとは、「今までと違う」とか、

図表18　古典的組織論

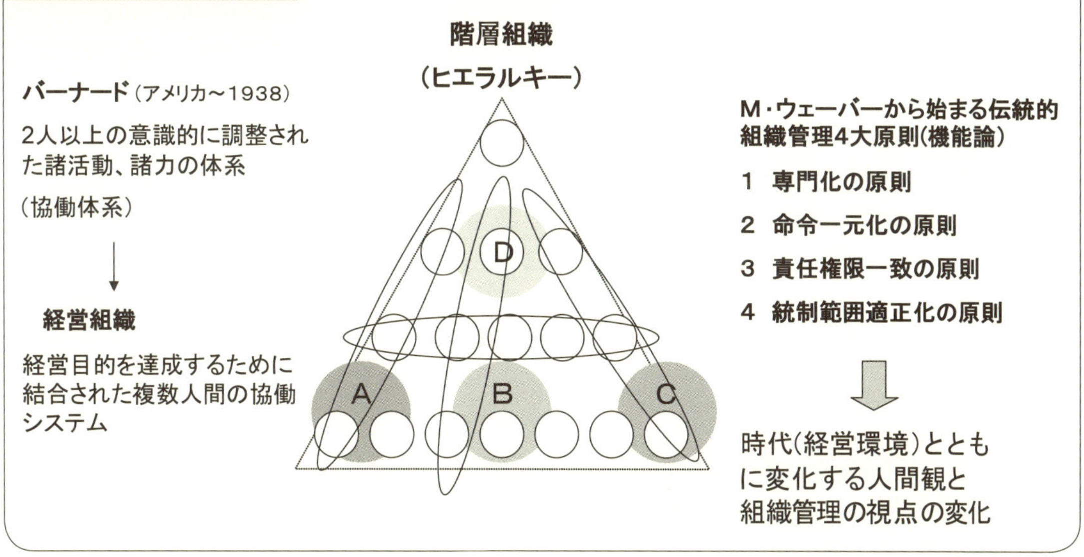

バーナード（アメリカ～1938）
2人以上の意識的に調整された諸活動、諸力の体系
（協働体系）

↓

経営組織
経営目的を達成するために結合された複数人間の協働システム

階層組織（ヒエラルキー）

M・ウェーバーから始まる伝統的組織管理4大原則（機能論）

1. 専門化の原則
2. 命令一元化の原則
3. 責任権限一致の原則
4. 統制範囲適正化の原則

⇩

時代（経営環境）とともに変化する人間観と組織管理の視点の変化

「面倒くさい」などといった理由で次第に破られ、無視され、結果、職員の自己流のやり方やその際の感情に任されたままに業務がなされ、再度同じようなトラブルが生じます。そこでまた話し合いを持ってルールを決めるのですが、また同じようになし崩しになっていく、こういった多くの例を目の当たりにしています。これでは、まさに「組織」と呼べるような状況にはなっていないといえるでしょう。こうしたことが介護現場で起きているのは、筆者が知っているほんの一部の施設のことなのでしょうか。そして、こうした状況の中で特に残念に思うのは、心ある有能な職員が疲弊し、傷つき、その結果職場を去っていかざるを得ないという現実を見るときです。このように、介護現場ではいまだに規則やルールなど基本的価値共有がなされずに、人々の場当たり的感情や、好き嫌いに左右される人々で構成されているというような状態であって、組織といえるまでには成熟していない、と感じるのは筆者だけでしょうか。　もっとも、平成12年4月にスタートした介護保険制度が導入されてから、社会福祉法人が本当の意味で経営を始めたということを考えますと、真の意味での「組織的経営」はまだまだこれからです。そういう意味では社会福祉法人の組織的経営は、薄明かりがさしてきたばかりの黎明期にあるともいえるでしょう。

(6) 組織の支柱となるべき、理念とは何か

「組織と呼べるようになるには、構成される人々の間にさまざまな価値の共有がなされることが必要である」といいましたが、さまざまな価値の中で特に重要なのは、創業者の想いの表明ともいえる「理念」です。そしてその「理念」の価値共有がとても大切だといえます。

特に社会福祉法人や医療法人など、人々の生死に深くかかわるような職場では、職員にとっての心の拠りどころとなるような精神的支柱がぜひとも必要となるのです。直接的に利用者の「生き死に」にかかわる職場では、一般的な生活ではめったにかかわることがないような「死」との対面が日常化してきます。今までかかわってきた人々との永劫の別れはつらいものです。

日々の介護サービスを通して長い間かかわってきた人との別れは、職員の心に深い無力感や虚無感などを植えつけていきます。特に真摯に利用者と向き合ってきた心ある職員にとって、心の傷は深いといえます。こうした現場で心身ともに健康に仕事を遂行していくためには、施設全体として職員のメンタルヘルスサービスを行っていくことが大切です。それに加え仕事に対する強い「使命感」を持っていることが必要になってきます。

　単に生活の糧である賃金を得るだけならば、もっと精神的に負担のない仕事を選択することもできるでしょう。その中で福祉・医療分野の仕事を選択するというのは、その時点で何らかの使命性を持って仕事を選択しているともいえます。そのような人たちを「天使」と言います。人々の命を支える仕事を選択した人たちは皆、「天使」なのです。ところがそうした心ある本当の「天使」たちが疲弊し、傷つき、結果、福祉・医療の現場から去っているのが現状です。福祉・医療法人にとっての「理念」とは、こうした人たちを精神的に支える柱とならなくてはなりません。また前述したように、理念の明確化と明示は経営トップによる重要なマネジメント機能でもあるのです。「理念」に基づいてトップ自らが先頭に立って法人経営がなされていかなくてはいけません。従って「理念」というものは、お題目のように玄関に掲示したり、事業計画の冒頭に単に記載されているだけのものではなく、介護現場で働くすべての職員にとって、日々仕事をしていくときに迷ったり悩んだりする際の判断の拠りどころになるものであるべきなのです。しかし残念なことに、多くの法人・施設に掲示されている「理念」は、どこにでも通用するような一般的で常識的なものでしかなく、とても職員にとっての心の拠りどころとなるようなものではありません。どうも社会福祉法人の多くは、「理念」の重要性を認識した経営をしているとはいえません。

(7) 経営理念とは経営トップの想いの表明

　24時間開業で知られるT病院グループの理念は「生命は平等だ」です。この言葉は一見すると当たり前のことのように見えますが、実は創業者T・T理事長の過去に体験した深い想いがそのまま表明されていると思えるのです。以前、本で拝見したのですが、理事長が若いころに弟さんを病で亡くした際、貧しいなどの理由で病院で診察を拒否されたそうです。それが原因で大学医学部に進み、どのような経済状況の人であってもほかの患者さんと平等に24時間診察できる病院をつくりたいとの強い想いを持って創業したと聞いています。その想いの表れが「生命は平等だ」に端的に現れているのです。これを受けて、医療現場では患者さんから一切の贈り物や金品を受け取らず、どのような患者さんであっても受け入れることがこの病院の風土になっていると聞いています。

　「理念」というのは、このように全職員が仕事をする上での判断基準や拠りどころとなるとともに、組織の精神的支柱として職場風土を形成するものなのです。

　参考までに図表19にこのT病院の理念と、ある社会福祉法人が第三者評価受審に当たって急拠掲げた理念を合わせて掲示してみました。皆さんはこれを見てどのように感じられるでしょうか。また、最近一般企業においても「理念」は経営上の大変重要な視点ということで「理念経営」なる言葉がはやっているようです。すでにこれを実践している世界的な企業で、活力ある企業が日本にもあるのは皆さんご存じのとおりです。

　図表20は「理念」の意味合いを概念的に示したものです。現場でのあらゆる価値判断の際の

3. ミッションマネジメント・システム

図表19　本当の理念とは

A医療法人：**生命は平等だ**

病院価値創造のために、必要とされる明確な経営目標と将来展望～創業時の「使命や強い想い」が紡ぎだす理念

D社会福祉法人：

利用者の人権、尊厳の尊重と主体的な暮らしの支援

図表20　理念の意味するところ

理念：「理性の判断によって得られる最高の概念で、全経験を統一するもの」

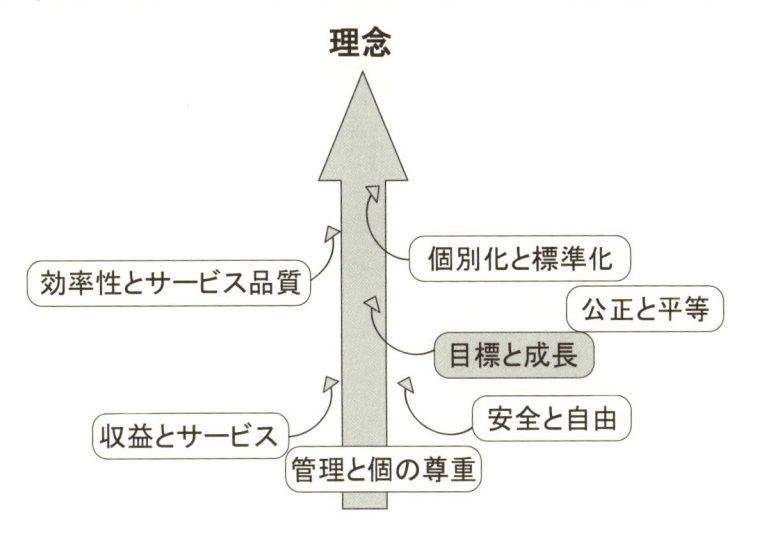

理念

- 効率性とサービス品質
- 個別化と標準化
- 公正と平等
- 目標と成長
- 収益とサービス
- 安全と自由
- 管理と個の尊重

☐ すべての価値判断（経営上、業務上）の拠りどころとして
☐ 組織の精神的支柱（バックボーン）として

拠りどころとなることが、「理念」の役割・機能であり、組織経営にとって欠くことができない要素であることをぜひ理解してください。皆さんが働く職場においても再度「理念」の重要性を認識し、創業者が残した、あるいは今、現に皆さんに示しているトップの言動をじっくり見つめ直し、生きた声として「理念」を再構築してください。

4. これからの時代に求められる福祉・医療法人組織経営とは

(1) ミッションマネジメント・システムの構築

　マネジメントシステムを導入するためには、導入しようとする組織がきちんと組織として成立していること、そのためには組織の構成員間で価値の共有化を図ること、特に理念の共有化が大切であると述べてきました。次にシステム構築を図るために必要なことは、そこで働いている職員スタッフといった、経営活動にとって重要な経営要素である「ヒト」に関して明確な育成観と人間観を持つことが重要となります。1項でも述べましたが、今一度確認をしておきます。

　図表21で示したように、経営活動を行っていく際には「ヒト・モノ（サービス）・カネ・情報」（人・物・金・情報）といった経営資源をベースに計画を練って経営実行していきます。ここで特に言及しておく必要があるのは、「ヒト」という極めて重要な経営資源が、どちらかというと、ほかの経営資源よりも軽視され、場当たり的な運用がなされている傾向が強いということです。すべての会社・法人がというわけではありません。しかし、「ヒト・モノ（サービス）・カネ」（人・物・金）と言われるように、「ヒト」という資源を最初にあげている割には、きめ細やかで中長期的視野に立った上で戦略的な計画がなされることが少ないように思われるのです。

　ところで皆さんは「ヒト」に関する重要な事業計画や戦略でもある、「要員計画」というものがどのような内容か分かりますか。図表22は「要員計画」を分かりやすく整理したものです。この模式図から分かるように、要員計画というのはヒトが足りなくなったら単に外部から新規にヒトを採用すればいいというものではありません。「どのような人材が、どのような部署で何人必要なのか、そのためには外部からの採用も含め社内からの異動や昇格を検討し、さらには、恒常的な欠員を出さないためにどのような定着促進策を検討するのか。そして、必要な人材を育成していくために、どのような教育計画を立案推進していかなくてはいけないのか」などを職場の欠員調査をしながら、総合的な視点と対策を行って必要な人材を確保・育成していくという経営プロセスをいいます。恒常的に欠員補充で頭を悩ませている福祉・医療法人は、ぜひこれを参考に計画実施してほしいと思います。

　実は「人的経営基盤」というのは、こうしたプロセスを経て、そこで働いている人材が「量的にも質的にも」充足された状態であることをいい、金銭的な意味での基盤づくりを「収益基盤」、人的な充足での基盤づくりを「人的経営基盤」といいます。

　日本を代表するような一流企業では、この「人的経営基盤」を強固なものとするために、「要員計画」づくりはもちろん、その具体的な方策である、「人的量の確保」や「人的質の向上」に向けて多くの予算や時間、そして人材を投入しています。ヒトを会社経営に必要な大切な財産と見て、文字どおり「人財」づくりのためにあらゆる努力や工夫を行っているのです。

図表21　経営における人事管理制度の役割

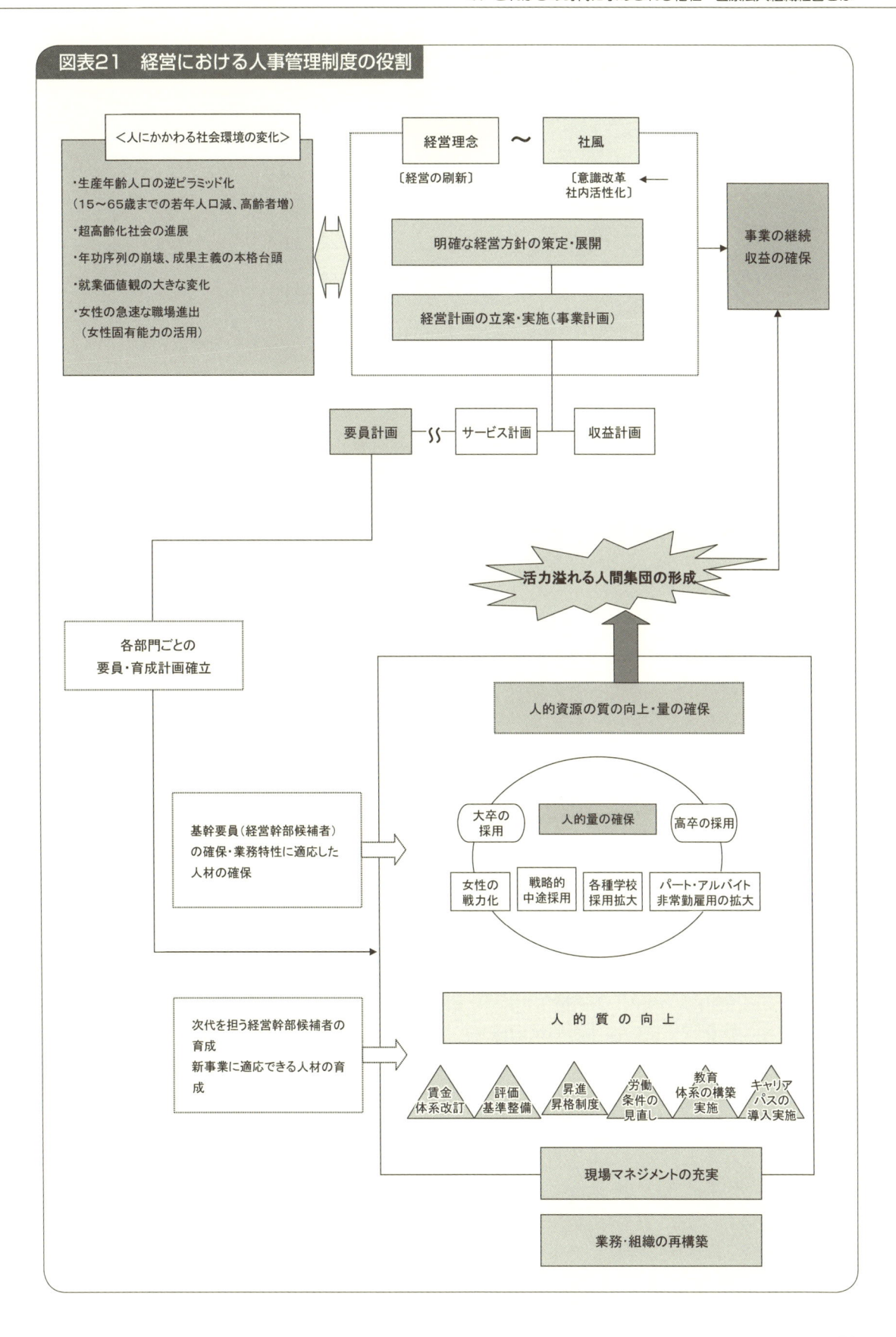

<人にかかわる社会環境の変化>
- 生産年齢人口の逆ピラミッド化
  （15～65歳までの若年人口減、高齢者増）
- 超高齢化社会の進展
- 年功序列の崩壊、成果主義の本格台頭
- 就業価値観の大きな変化
- 女性の急速な職場進出
  （女性固有能力の活用）

経営理念 ～ 社風
〔経営の刷新〕　〔意識改革 社内活性化〕

明確な経営方針の策定・展開

経営計画の立案・実施（事業計画）

要員計画 — サービス計画 — 収益計画

事業の継続 収益の確保

活力溢れる人間集団の形成

各部門ごとの要員・育成計画確立

人的資源の質の向上・量の確保

- 大卒の採用
- 人的量の確保
- 高卒の採用
- 女性の戦力化
- 戦略的中途採用
- 各種学校採用拡大
- パート・アルバイト非常勤雇用の拡大

基幹要員（経営幹部候補者）の確保・業務特性に適応した人材の確保

次代を担う経営幹部候補者の育成
新事業に適応できる人材の育成

人的質の向上

- 賃金体系改訂
- 評価基準整備
- 昇進昇格制度
- 労働条件の見直し
- 教育体系の構築実施
- キャリアパスの導入実施

現場マネジメントの充実

業務・組織の再構築

図表22　要員計画の考え方

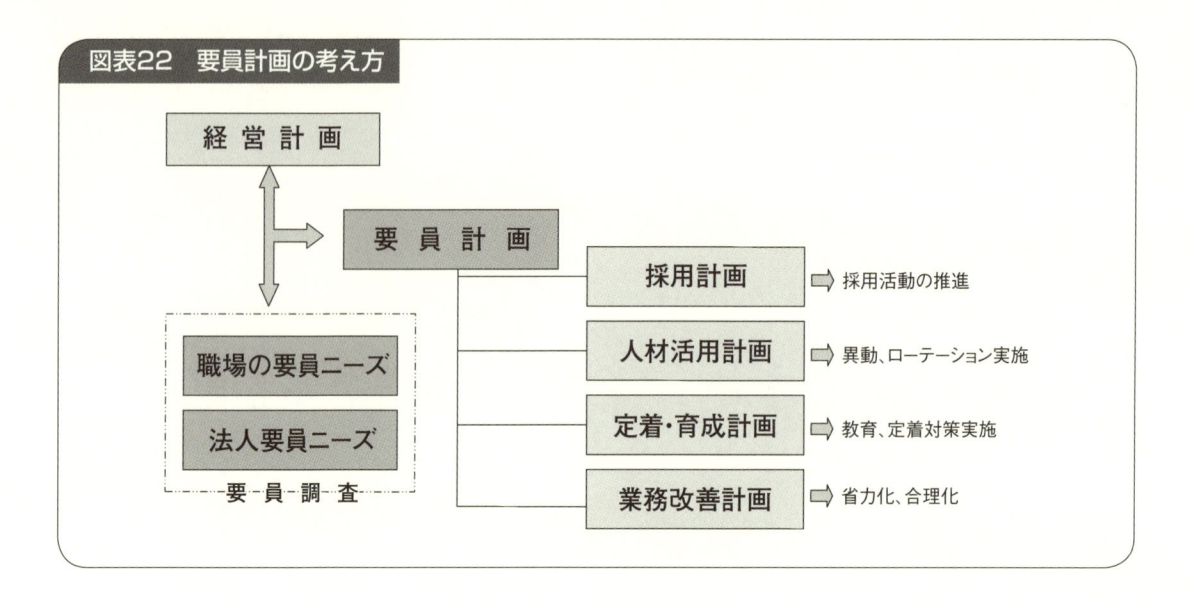

```
経営計画 ←→ 要員計画 ─┬─ 採用計画    ⇒ 採用活動の推進
                      ├─ 人材活用計画  ⇒ 異動、ローテーション実施
  職場の要員ニーズ     ├─ 定着・育成計画 ⇒ 教育、定着対策実施
  法人要員ニーズ       └─ 業務改善計画  ⇒ 省力化、合理化
  ----要-員-調-査----
```

　例えば、定期的に良質な人材を確保するためには、毎年の学校訪問は欠かせません。学校の就職担当者と常日ごろから良好な信頼関係をつくらなければ、優秀で良質な人材を定期的に法人に送ってくれません。さらに学校から良質な人材を送り込んでもらうためには、法人としてどのような人材が必要なのかといった「求める人材像」を明確にしていることや、人材を育てるための教育体系が整備され、計画的に教育・育成していく必要があります。なぜなら、学校としてはせっかく優秀な学生を送り込んだのですから、きちんと教育をして、将来ある人材にしてほしいと願っているからです。教育もそこそこに、すぐさま現場に放り込み、そのまま現場任せにしているような法人には、良質な学生は送り込みません。離職率の高い法人が学校から嫌われるのは当然といえるでしょう。このようにヒトを外部から確保するというだけでも、整備し、実行しなくてはならないものはたくさんあります。皆さんはどのようにして「人的経営基盤」づくりをされているのでしょうか。日本では昔から組織におけるヒトの重要性がうたわれ、ことあるごとにヒトは大切であると言われ続けてきました。しかし、そのための具体的な対策や方策がしっかり検討され、必要な資金や時間を戦略的に投入しながら、強固な「人的経営基盤」づくりをしてきた会社・法人は、意外にもそれほど多くないと感じています。

(2) 人間観の変遷と、それに呼応する人事管理政策

　人的経営基盤をつくるには「人的量の確保」が必要であること、さらに確保した人材の「質の向上」を図ることが重要である、と述べてきました。ところが「質の向上」と一口にいっても、それは人材を確保する以上に難しく、管理職であれば誰もが実感しているところでしょう。
　組織管理の側面から見て「人材の質を向上」させるということは、「組織目的の達成に進んで貢献してくれる人材をつくり上げること」です。そしてそのために最も重要なことは、「やる気を持って仕事に当たれる人をつくること」といえます。そのためには「ヒトは何によって動機付けられるのか」、あるいは「どのような動機付けを行えばヒトはその気になって一生懸命働き、組織目標達成に貢献してくれるのか」という視点を持って人材育成や組織管理に当たることが必要です。つまり、ヒトに対してどのような「人間観」を持つかが重要なのです。こ

こで図表23、24を見てください。これはイギリスにおける産業革命の勃興から今日に至るまでの企業経営において、経営者・資本家がそこで働く職員（ヒト）をどのようにとらえてきたのか、また、どのように経営活動をしてきたのかを「人間観」の視点から分析し、まとめた研究論文であり、組織論から見た「人間観」の変遷についてまとめたものです。

産業革命を発端として始まった大量生産の幕開け当時の「人間観」は、図表23、24を見て分かるとおり、「ヒトは強制され、脅されないと十分な力を発揮しないものである」といった、ヒトを機械的作業者として見るという「人間観」でした。いうなれば「性悪説的人間観」です。従ってそうした「人間観」をもとにした組織管理の手法は、「徹底的なノルマを与える」ことであり、「作業監視を強化する」ことだったのです。

ところが近年になると、アメリカのアージリスに代表されるように、ヒトを「自己成長を遂げる主体的存在」と見る「人間観」（いうなれば「性善説的人間観」）が主流となり、そうした「人間観」をもとにした業務・組織の見直しや新たな人事管理制度の展開がなされてきました。

このように人と組織との関係は、「組織で働くヒトをどう見るのか」という「人間観」に大きく影響を受けるとともに、経営を取り巻く時代環境の変遷とともに変化するものです。そして、それに呼応して組織管理手法や人事管理制度も変化してきました。

図表23　人と組織の基礎理解Ⅰ

◇人間観の変遷と人事管理のあり方

①部品（機械的作業者）としての人間観（1900～1930年代）
　　F・W・テーラーらによる作業能率向上を目的とした研究
　　■普通の人間はできることなら仕事はしたくない
　　■強制され、統制され、命令され、脅されないと十分な力を出さないもの
　　■人間は命令されることを好み、責任を回避したがり、野心より安全を望む
　　　　　　　　～監督強化、行き過ぎたノルマ、これによる意欲低下、サボタージュ

②感情動物としての人間観（1930～1950年代）
　　E・メーヨーらによる労働能率向上を目的とした能率要因を分析（ホーソン工場実験）
　　■勤労意欲や生産性は作業の難易度、作業環境、賃金といった物質的外的要因より
　　　作業仲間や上司、あるいは作業自体に対する愛着などによって影響を受ける
　　■作業に対する愛着や欲求は労働者が属する集団の人間関係や支配的なものの
　　　考え方（風土）行動様式などの影響を受ける
　　　　　　　　～非公式（インフォーマル）組織の重要性

③主体的存在としての人間観（1960年代～）
　　自己成長を遂げる主体的な存在としての労働者と経営目的を達成するものとしての
　　会社組織との調和、融合に関する研究（アメリカ、アージリスによる）
　　■人間は成長するに従って受動的なものから能動的なものへ変化する
　　■物事に対する部分的、突発的関心は次第に全体的かつ持続的な関心に変わる
　　■従属的立場から同列さらには上位の立場を占められることを望む
　　■自己への無自覚から、自己統制・コントロールができる自己認識へとすすむ
　　　　　　　　～社員の成長を妨げる過度に細分化された組織、単調的業務等の見直し

図表24　人と組織の基礎理解Ⅱ

◇欲求と動機付けにみる代表的人間観

①マズローの欲求5段階説

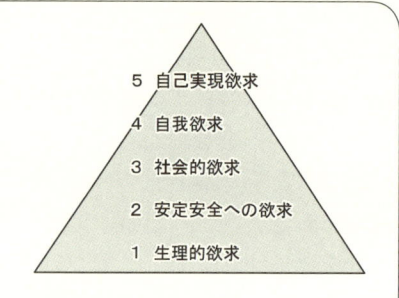

5　自己実現欲求
4　自我欲求
3　社会的欲求
2　安定安全への欲求
1　生理的欲求

②ハーズバーグによる動機付け理論
　Ⅰ衛生要因（外的要因）
　　仕事の不満に直接つながるがこれが改善されても欲求不満の解消には役立たない要因
　　　■経営方針、管理監督手法、賃金、作業環境、労働条件（休日休暇……）など
　Ⅱ動機付け要因（内的要因）
　　仕事の不満に直接つながるものではないが、仕事を遂行する人に深い満足感を与えるような要因
　　　■仕事の正当な評価、自己の能力を最大限引き出せる職務、自己完結できる仕事と責任
　　　　適切な権限の委譲、段階的な目標が見える職務、自己を高められる専門性……

③マクレガーのＸ理論、Ｙ理論
　Ｘ理論
　　■普通人間は仕事が嫌いで、できれば仕事はしたくない
　　■人間は強制され、命令され脅されないと十分な力を発揮しない
　　■人間は命令されるのが好きで責任を回避したがり、野心より安全を求める
　Ｙ理論
　　■人は納得して決めた目標には自ら鞭打って働く
　　■献身的に働くかどうかは、報酬よりもそれによって得られる社会的評価や自己実現が果されるかによる
　　■問題を解決しようとする場合、通常創意工夫をこらして努力するものである
　　■社員の知的能力は、保有している一部しか活用されていない。もっと活用の場を求めている

5. ミッションマネジメント・システム構築のステップ

(1) ミッションマネジメント・システムのねらいと構築までの工程

　ここでまずミッションマネジメント・システムとは何かをもう一度明確にしましょう。ミッションマネジメント・システムとは、一言でいえば法人の目指す方向や目標（経営コアミッション〈経営の中核的目標〉）を明確にした上で、それと連動するように組織内の各部門、部署の目標並びに、組織に在籍する職員個人個人の目標（職員コアミッション〈職員の中核的目標〉）を明確にし、職員の目標達成（ミッション遂行）を通して、法人目標を達成させる仕組みです。そのような仕組みをつくるためには、経営トップと職員との間の信頼関係や目標を達成させるための組織的仕組み（組織図、役職権限規定、人事管理制度の整備など）を構築することが必要不可欠です。

　これから述べることは、まず法人としての経営目標を明確にすることから話を進めます。次に、経営目標をどのように部門の目標に落とし込み、そしてそれを職員個々人の目標に落とし込んでいくのか、その仕組みを述べていきます。さらに、そのようにコアミッション（中核的目標）を構築していくためには、さまざまな組織規定や制度の見直しを行うことが必要となります。

　そして、こうして職員の目標を落とし込んだ仕事・役割目標の遂行度合いを正しく把握し、適正な処遇に結び付けていく人事制度の仕組み（人事考課制度になります）を構築していく視点や、考え方などについて述べます。

(2) 経営コアミッション（経営の中核的目標）の構築

　経営としての中核的目標は、いくつかの要素から構成され、それを構築するためには、さまざまなプロセスを経ることになります。その1つは、経営理念を組織内に浸透させるための目標・課題があり、それを重要な経営の中核的目標と位置付けます。図表25は経営理念と現場への浸透度合いとのギャップを埋めることが経営目標の1つであることを示しています。では、なぜそれが必要なのでしょうか。

　例えば、「利用者の意思を尊重したケアの実践」を理念として掲げながら、現場では職員の都合に合わせたケアが行われているならば、法人が目指す理念に大きく反しているわけですから、現場業務のあり方を大きく見直さなくてはなりません。そのためには、今年度の見直し改善策を明確にし、職員全体の行動目標として設定する必要があります。これが経営目標策定の1つの視点です。

　さらに図表26は法人が組織的経営を行うために整備しなくてはならない視点を2つにまとめて模式化しました。

図表25　MMSシステム「ミッション」1

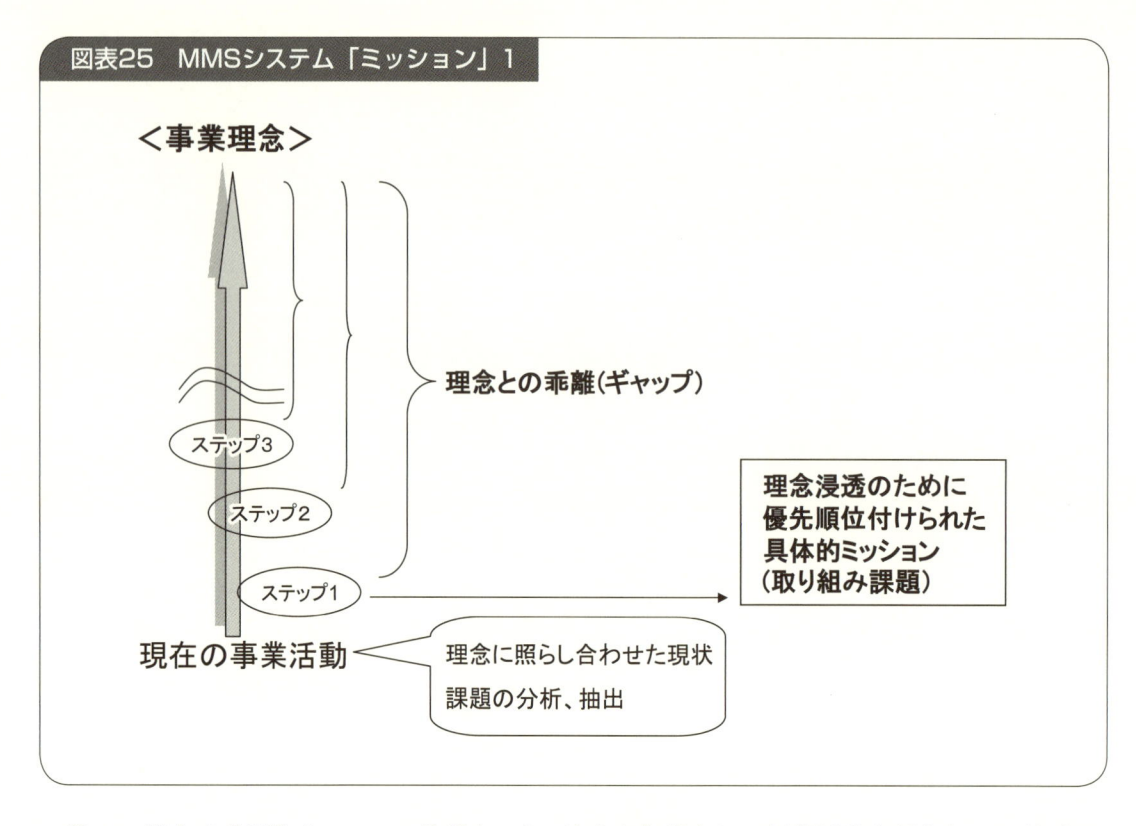

```
＜事業理念＞
      ↑
      │ ┐
  ステップ3 │
      │ ├ 理念との乖離(ギャップ)
  ステップ2 │
      │ │                    理念浸透のために
  ステップ1 │ ┘                優先順位付けられた
      │ ──────────→      具体的ミッション
 現在の事業活動                    (取り組み課題)
         理念に照らし合わせた現状
         課題の分析、抽出
```

　第1の視点は「組織インフラの整備」です。法人が組織として経営活動を行うために必要な、各種規定、ルールを整備します。具体的には「組織図」および「業務分掌規定」といった「組織管理規定」の整備、さらには法人として何事かを決裁するときに必要となる「決裁規定」、法人の各役職、職位の権限や責任を明確にする「役職権限規定」、職員が守るべき規則やルールを定めた「就業規則」、職員処遇の具体的あり方を定めた「賃金・評価・昇進昇格規定」などです。

　これらを整備し組織的経営を目指すことが、経営目標策定の第2の視点としてあげられます。

　そして、第3の視点としてあげられるのが、経営活動を推進していくために必要となる事業目標（中長期・短期経営目標）の策定です。一般に事業活動は「ヒト・モノ（サービス）・カネ」（人・物・金）といった資源なしでは成り立ちません。これらの資源を「経営の三大資源」といいますが、昨今ではこれに対してさらに「情報」という資源が加えられています。この4つの経営資源を対象にして事業計画を作成し、事業目標を策定します。計画策定に当たっては、法人の置かれている経営環境を十分考慮し、中長期的視点や短期的視点からそれをとらえながら、戦略性（先見性や工夫など）を持って事業計画に落とし込んでいく、といった作業・プロセスが必要となります。こうした作業・プロセスは専門部署、経営企画室などが経営を取り巻くいろいろな周辺情報や、過去の経営データを収集分析しながら策定実施していくのが一般的です。

　以上のように経営目標は、3つの視点から構築することが大切になります。

　以下に第3の視点としてあげた、経営資源をどのように最適化して運用するかという、経営目標の最も複雑で時間がかかる要素の構築方法について述べます。

図表26　MMSシステム「ミッション」2

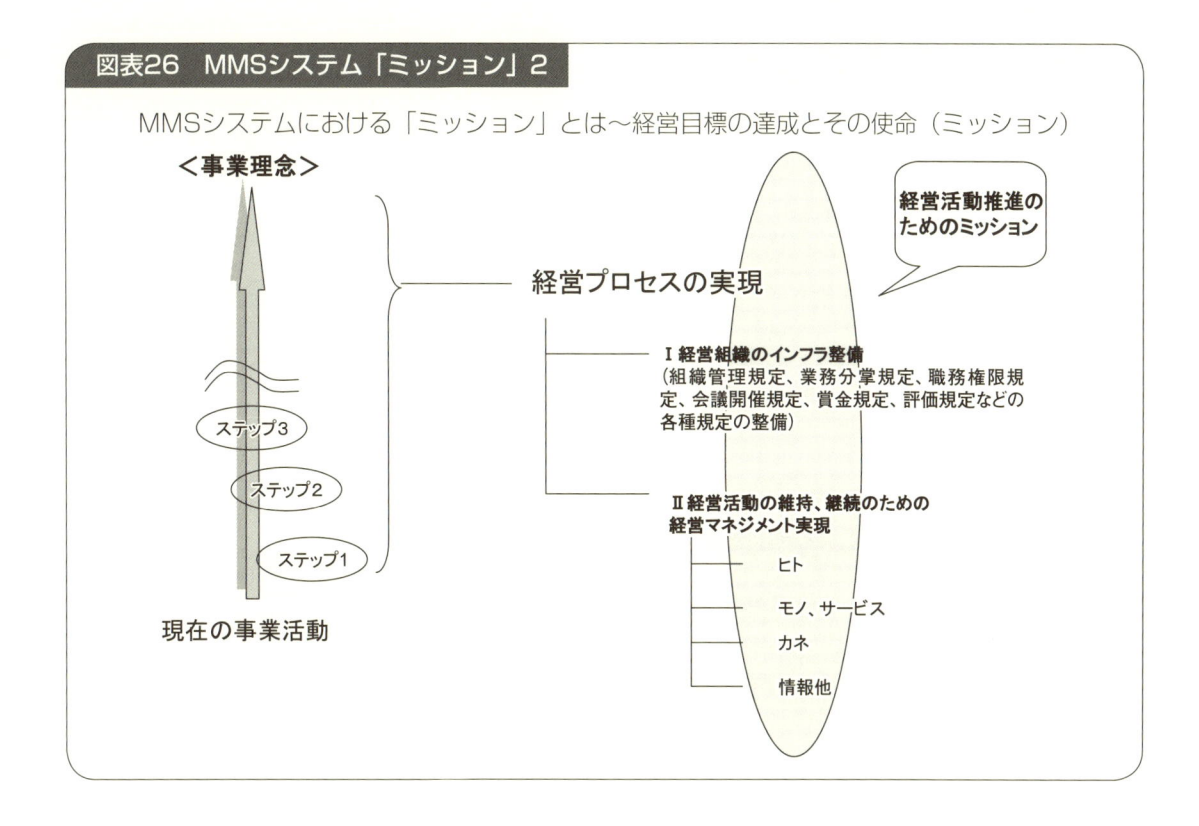

MMSシステムにおける「ミッション」とは〜経営目標の達成とその使命（ミッション）

＜事業理念＞

経営プロセスの実現

経営活動推進のためのミッション

Ⅰ 経営組織のインフラ整備
（組織管理規定、業務分掌規定、職務権限規定、会議開催規定、賞金規定、評価規定などの各種規定の整備）

Ⅱ 経営活動の維持、継続のための経営マネジメント実現
- ヒト
- モノ、サービス
- カネ
- 情報他

ステップ3
ステップ2
ステップ1

現在の事業活動

（3）経営コアミッションの1つ、事業目標策定の視点

　さて、それではどのようにして事業目標を策定していくのでしょうか。まず事業目標策定に当たって、自らの法人、さらには法人内事業所の経営課題を現状認識する必要があります。なぜならば、憶測や推測で事業目標を策定したのでは、現実的なものとはならないからです。非現実的な目標や抽象的であいまいな目標は「本当の目標」とはなりませんし、それを職員の人事考課目標と連動できるわけがありません。何でもそうですが、私たちが何かことを始めようとする場合には、まず自身が置かれたポジション（社会的立場）を冷静に客観的に把握します。その後、「どうなりたいか、ありたいか」を明確にイメージし、現状とのギャップを明らかにするのです。「目標」とは、そうしたギャップをどれだけの時間をかけて、どのように埋めていくのか、そして目指す姿、どうありたいかにどのように近づけていくのかという「プロセス」をいいます。

　しかし、社会福祉法人では事業目標策定に際しての組織的取り決めがないようで、事務長が1人で担当したり、施設長や常務理事などの経営陣が直接担当したりしています。東京都が積極的に推進している社会福祉法人に対する第三者評価などを通して感じるのですが、事業計画書に記載されている事業目標の多くは偏っており、収益目標のみになっていたり、サービス目標のみが記載されていたりして、4つの経営資源に対してバランスよく設定されている例はあまり見ないのが実情です。

　事業計画策定者の認識不足のため、一方的な思いや、得意分野のみに対する目標設定がなされてしまうためでしょう。これではバランスよい事業目標策定はできず、また健全な経営はできません。特に「職員育成に関する事業課題・目標の認識」が欠けていると感じてしまいます。

図表27　経営計画策定の視点　（再掲）

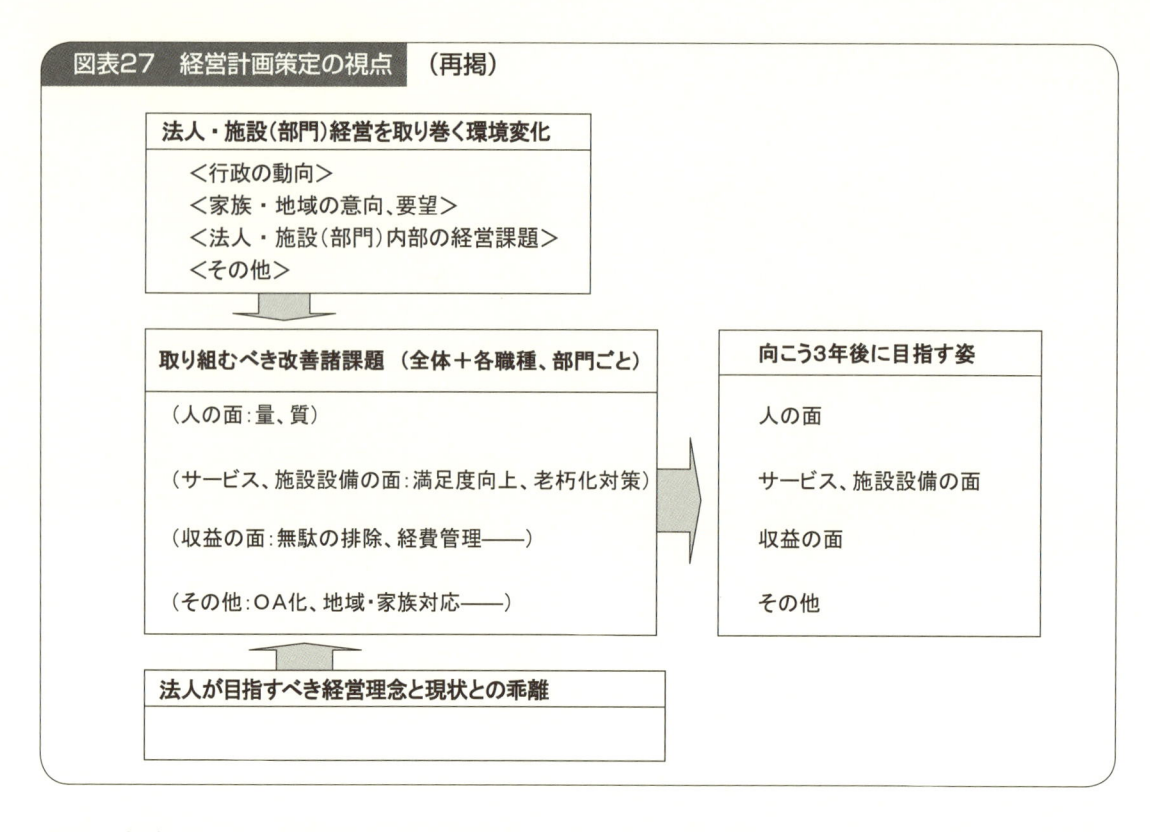

```
┌─────────────────────────────────────────────────┐
│  法人・施設（部門）経営を取り巻く環境変化          │
│   ＜行政の動向＞                                  │
│   ＜家族・地域の意向、要望＞                      │
│   ＜法人・施設（部門）内部の経営課題＞            │
│   ＜その他＞                                      │
└─────────────────────────────────────────────────┘
                    ↓
┌─────────────────────────────────┐    ┌──────────────────────┐
│ 取り組むべき改善諸課題（全体＋各職種、部門ごと）│    │ 向こう3年後に目指す姿 │
│                                 │    │                      │
│ （人の面：量、質）              │ →  │ 人の面               │
│                                 │    │                      │
│ （サービス、施設設備の面：満足度向上、老朽化対策）│    │ サービス、施設設備の面 │
│                                 │    │                      │
│ （収益の面：無駄の排除、経費管理――）│    │ 収益の面             │
│                                 │    │                      │
│ （その他：OA化、地域・家族対応――）│    │ その他               │
└─────────────────────────────────┘    └──────────────────────┘
                    ↑
┌─────────────────────────────────────────────────┐
│ 法人が目指すべき経営理念と現状との乖離            │
│                                                   │
└─────────────────────────────────────────────────┘
```

　職員の定着が悪く、育成もなかなか進まないことに危機感を感じているという割には、事業目標として「職員育成」に関する目標項目を入れていない法人は多いのです。前述しましたが「職員が辞めたらまた採ればいい」といった人間観を持っている経営者は、早急にそれを見直すべきで、できることなら法人の経営理念の中に「人材育成理念」も加えて、職員育成に本気で取り組んでみるべきでしょう。

　最近になって厚生労働省も「職員が育ち定着する、魅力ある職場づくり」の必要性を訴え始めました。「人」（職員）を大切にしない経営では、これからの高齢者福祉を担うことはとてもできないことを行政も本気で理解してきた証といえるでしょう。

　社会福祉法人が毎年策定する事業計画・活動計画の事業目標として、「職員教育」や「人事制度」の再構築などを本気で掲げる法人が次第に増えることを願っています。

(4) 事業目標構築のための現状認識

　図表27は、法人の置かれた現状を客観的に見つめてもらうために作成した資料です。上欄には「法人・施設（部門）経営を取り巻く環境変化」として「行政の動向」、「家族・地域の意向、要望」、「法人・施設（部門）内部の経営課題」、「その他」をまとめて記す欄を設け、下欄には「法人が目指すべき経営理念と現状との乖離」を記す欄を設けてあります。そして中段に該当年度に「取り組むべき改善諸課題」を記す欄を設けました。今まで一般的な社会福祉法人が事業目標を策定してきたプロセスを考えると、この中段の項目を計画策定者が日常の経営活動を通して感覚的に認識し、事業目標として設定してきたのでしょう。その意味では、この図表27は事業目標設定に際して今まで感覚的、概念的に感じていた経営課題を、客観的な資料・デー

タとして整理できるようにまとめています。そしてさらに、右欄には「向こう3年後に目指す姿」を記しました。これは将来像をイメージし、ビジョン化してもらうことが目的です。目標を設定する際に必要なことの1つとして、「目指す姿をビジョン化する（イメージ化する）」ということがとても有効な手法となります。目指す姿を頭や心に焼き付けるという行為が目標を強く達成させようとする動力源となるからです。

　経営者の一方的思いや、得意分野のみに対する目標設定だけでは、健全な経営はできませんので、4つの経営資源に対して、バランスよく事業目標を策定するようにします。

　以上のように、各プロセスを経て経営目標を構築していきます。次に、こうして策定した経営目標を各部門ごとの目標にどのようにして落とし込んでいくかを見ていきましょう。

6. 経営コアミッションを部門、個人のコアミッションにどのように落とし込むか(1)

〈部門（部署、課）目標の設定〉

　策定された法人の経営目標を、部門や個人の目標にどのように落とし込んでいくのか見ていきましょう。法人としての全体の経営目標を示した後は、各事業部門（施設介護事業部門：特別養護老人ホーム、在宅事業部門：デイサービス、ヘルパーステーション、居宅介護支援事業所など）がそれを受けて、各部門としての部門別目標を策定します。

　実はこれらの作業を行うためにはまず、法人としての事業部制組織図が必要となります。図表28は、ある特別養護老人ホームの組織図例です。施設介護事業部門と在宅介護事業部門、さらに事務部門といった3事業部門に分かれて組織編制され、それらの事業部を統括施設長が一元管理していることを示しています。施設介護事業部門では「施設長」が担当し、在宅介護事業部門では「在宅事業部長」が、事務管理部門は「事務長」が担当するという管理手法をとっています。統括施設長は、そうした事業責任者がまとめた事業計画や目標、方針などを法人全体の視点で調整する役割を担います。

　一方、今までの一般的な社会福祉法人（特別養護老人ホーム）の組織図を見ると、施設長をトップに配置し、その下にデイサービス、ショートステイ、生活介護課、栄養課、事務管理課といった各部署がフラットに配置されているものが一般的でした。

　組織図の重要な機能の1つは、組織内での指揮命令系統を明確に示すことですから、施設長をトップに据えた組織では、すべての指揮命令機能を施設長が担うこととなります。従って、デイサービス、ヘルパーステーション、生活介護、栄養など各課をすべて施設長1人で統括し、その事業目標の策定から各種会議の主催、果ては職員の年休の受理から職員教育、評価、処遇まですべての決裁権限を担うこととなりますので、かなりの負担が生じるはずです。そうでなければ現場任せにするしかありませんので、現場の監督層（副主任、主任）が中心になって事業運営されているのが実情ではないでしょうか。こうした組織体制では、将来を見越した事業計画や目標の策定はもちろん、人事考課制度の運用などできるわけがありません。特に人事考課制度をよく理解し、職員を正当に評価できる管理職をどう育成するのかは、制度運用上の大きな課題であることは言うまでもありません。これから法人として事業運営、経営管理をきちんと進めていこうと考えるならば、事業部別管理ができ得る組織形態に編成し直すことが必要です。そして、その事業部制を通して職員を再配置し、職員の管理能力（マネジメントスキル）を向上させていく考え方を持った法人経営が求められます。今述べているミッションマネジメント・システムは、こうした組織的整備がなされて、初めて十分に機能するものといえます。

図表28　組織図例

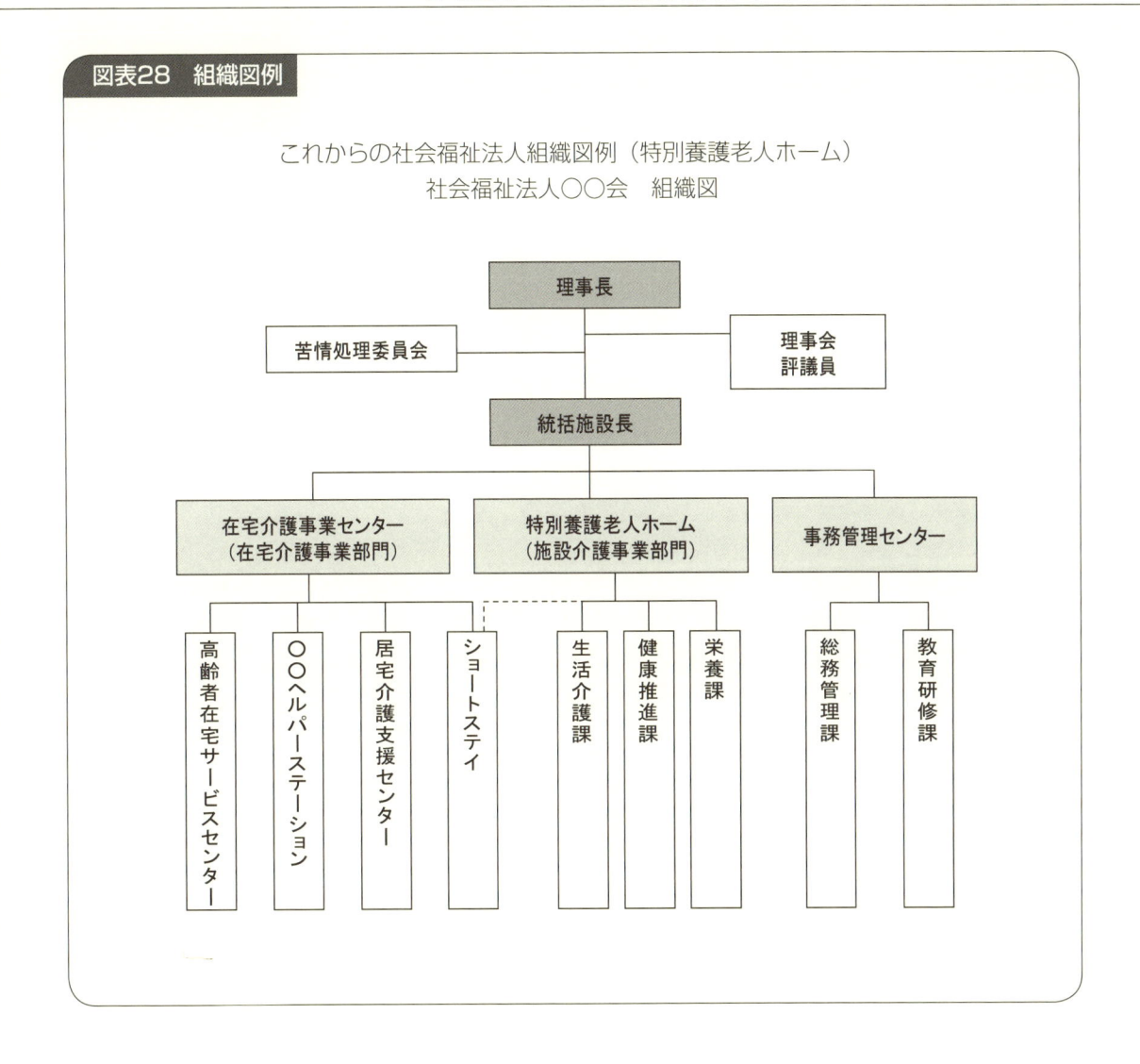

これからの社会福祉法人組織図例（特別養護老人ホーム）
社会福祉法人○○会　組織図

```
                        理事長
                          │
    苦情処理委員会 ──────┼────── 理事会
                          │         評議員
                       統括施設長
          ┌───────────────┼───────────────┐
   在宅介護事業センター  特別養護老人ホーム   事務管理センター
   （在宅介護事業部門）  （施設介護事業部門）
   ┌─────┬─────┬─────┐  ┌─────┬─────┬─────┐  ┌─────┬─────┐
   高齢者  ○○    居宅    ショート  生活   健康   栄養    総務   教育
   在宅    ヘルパー 介護    ステイ   介護   推進   課      管理   研修
   サービス ステー  支援             課     課             課     課
   センター ション  センター
```

(1) 部門（部署、課）の本来持つべき機能を明らかにする～業務分掌規定の構築・整備の必要性

　事業部制組織の編成と同時に作成・構築しなくてはいけないものは、主として「組織管理規定」および「業務分掌規定」があげられます。「組織管理規定」の概要については、「組織編成の考え方やねらいおよび理事会、評議員会のメンバー構成と機能」などを明記するとともに、「施設長、事業部長、事務長といった各事業管理者の決裁権限や役割」について明記されたものといえます。これ以外にも各種会議や委員会の開催、運営基準などを明記することもありますが、要するに当組織がどのように運営されるのか、その際の決裁権限者は誰で、どのような決裁権限を有するのかなどを組織管理規定として明記することで、スムーズな組織運営を行っていくものです。筆者が知る限りではこうした組織管理規定が整備され、そのとおり運用されている社会福祉法人はほとんど見ません。組織的経営といった観点がまだ根付いていないことの証ではないでしょうか。参考までに、図表29にある法人の「組織管理規定」の一部を掲示しました。
　組織管理規定と同様に重要な規定が「業務分掌規定」です。この規定は組織図で示された各

図表29　組織管理規定例

組織管理規定

目　次

第1章　総　則　*********************************
第2章　職務権限　*********************************
第3章　業務分掌　*********************************
第4章　理事会　*******************************
第5章　委員会　******************************

第1章　総則
（目的）
　第1条　この規定は、社会福祉法人〇〇会（以下「法人」という）が設置運営する、特別養護老人ホーム（以下「施設」という）ならびに「デイケアサービスセンター」（以下「センター」という）、「居宅介護支援センター」（以下「支援センター」という）が老人福祉法の理念に基づき、各種サービスの提供に当たって、的確かつ効率的な運営が行えることを目的に、必要な業務組織およびその運営基準について定めたものである。

（用語の定義）
　第2条　この規定中に用いる用語の定義は次によるものとする。
　　(1)　業務組織：法人業務を運営するべき各部署相互間の体系をいう。
　　(2)　役職職位：一定の職務権限を割り当てられた組織上の地位をいう。
　　(3)　職務権限：各職位に割り当てられた業務遂行上の役割と責任事項をいう。
　　(4)　業務分掌：各部署に割り当てられた担当業務の範囲をいう。

（業務組織）
　第3条　業務組織は別に定める、組織図による。またこれ以外に必要により係、チーム、委員会、準備室等を置くことができる。

（組織化の原則）
　第4条　組織の構成はできるだけ簡潔にし、指揮命令など、指示の徹底と報告の伝達が確実に行われるような組織体制を原則とする。

（業務運営上の原則）
　第5条　法人業務は次の原則に従って運営するものとする。
　　(1)　積極性および機動性の原則
　　　　業務運営に当たっては、業務方針、目標などの諸目標や基準に従うとともに、必要に応じて部署外のメンバーともチームを編成するなど、重点業務や課題の解決に向けて積極的かつ機動的な対応をとるものとする。
　　(2)　組織の尊重と相互補完の原則
　　　　業務の遂行に当たっては、互いにその担当業務と職務権限を尊重するとともに、不明確な点は法人の事業目的に従って相互にこれを補完し合うものとする。

図表30　生活介護課分掌規定例

生活介護課分掌規定

業務分掌項目
1．（部署共通項目）
　□年度事業計画に関すること
　　　①昨年度の振り返りと反省
　　　②法人年度事業計画確認
　　　③生活介護課の事業計画立案および策定
2．（部署共通項目）
　□年間業務スケジュールに関すること
　　　①年度計画に則った年間業務スケジュールの策定
　　　②月間、週間業務スケジュールの策定、班別（早、中、遅）策定
　□利用者サービスに関すること
　　　①利用者満足度向上のための日常業務改善計画の立案、策定
　　　②業務改善課題の遂行
　　　③利用者との面談、相談、利用者カルテの作成メンテナンス等利用者状況の把握と管理
　　　④利用者やその家族等からのクレームの受付、対応その連絡と処理
　　　⑤○○会の月間予定表の作成
　□ケアプランに関すること
　　　①ケアプランに基づいた介護業務の実践
　　　②介護実績の把握と管理（OAインプットやケアチェック記録の実施）
　□居室ベッドの有効活用に関すること
　　　①空きベッドをつくらないための入居者の健康状態の把握と管理
　　　②利用者退去後の迅速な居室整備と入居準備
　□業務の効率化と経費削減に関すること
　　　①年度経費予算の立案と策定
　　　②経費予算の進捗管理とその報告
　　　③介護関連業務に関する効率化の立案と実施
　□利用者の金銭管理に関すること
　　　①利用者からの小口預かり金の管理
　　　②利用者の小遣い払い出し表の管理と手続き
　□日常業務管理に関すること
　　　①業務日誌の作成と必要な申し送り
　　　②施設および介護関連器具の維持管理
　□リスクマネジメントに関すること
　　　①事故報告書、ヒヤリハット報告書の作成
　　　②事故防止対策の立案実施
　□入所受け入れに関すること
　　　①新入所ケアカンファレンス
　　　②判定会議
　　　③受け入れ入所準備

部署、課の「組織上果たすべき本来の役割・機能」を文書化し明示したものです。組織全体が、必要な業務を効率的に推進していくために、あらかじめ各部署間での業務上の漏れや重複などがないよう、部署業務のねらいおよび担当業務範囲を定めたものです。なお、この規定は事業方針の変更などで新たに組織を編成し直すときには、その都度見直します。社会福祉法人を例にとれば、図表30で示すように、施設介護事業としての「特別養護老人ホーム」は「生活介護課」や「看護課（健康推進課）」、「栄養課」といった部署、課で組織編成されていますが「特別養護老人ホーム」が社会から求められる役割やサービス機能を果たすためには、「生活介護課」といった部署、課が組織上どのような業務内容と役割・機能を担っているのかを明確にしておかなくてはなりません。それをあらかじめ明記したものが業務分掌規定です。

7. 経営コアミッションを部門、個人のコアミッションにどのように落とし込むか(2)

　さて、いよいよ個人目標構築（人事考課制度の考課目標に設定することになる）のためのフレームワーク（基本構造）ともいえる、職種別「仕事等級基準」の作成について述べます。

　まず作成に当たっては、策定した「法人全体の経営コアミッション（経営目標）」と各事業部・部門ごとの「事業部門コアミッション（部門目標）」を用意します。次にはそれを受けて「部署・課コアミッション（部署・課目標）」を策定することになります。

　そもそも法人の職員が在籍する最小の組織単位は、各部署であり課といえます。例えば特別養護老人ホームでは、介護職員・ケアワーカーであれば「生活介護課」であり、在宅事業部では「デイサービスセンター」といわれる部署です。介護職員はそうした「部署・課」でそれぞれの役割を持って利用者への介護サービス提供を目標に働いています。しかしながら介護現場で働いている職員にとって、「自分の行っている仕事はこれでよいのか」、「法人や利用者にどう思われているのか」、「いろいろある自分の仕事の中で、どういう方向に力を入れていけばよいのか」、「これからの介護の仕事はこのままでよいのか」など、仕事に関する悩みを持っている職員は多いのではないでしょうか。

　それに対して「昔から皆こうしているから」とか、「上司や先輩からこうするように言われてきたから」といった理由で、こうした疑問や課題を避けてきた職員も多くいると思われます。

　「業務分掌規定」が組織の中で果たすべき役割や機能とは、上記のような職員に対して、その部署で果たすべき「仕事の範囲やその内容、仕事の方向性」を明確に示すことです。そして、その仕事の範囲や内容が、ほかの部署と重複していたり、あるいは欠けていたりしないのかを、組織としての効率化という視点から鳥瞰的に見るものです。それがなければ、同じような仕事をほかの部署や課も行っていたり、本来はしなくてはならない大事な仕事を、どの部署や課も果たしていなかったりといった組織的な問題が生じてしまいます。それらを防ぐためにも、組織全体の観点から見た業務編成上の課題を整備するのが「業務分掌規定」の機能だといえます。

　従って、社会福祉法人が新たな事業を追加したり、従来の事業を廃止したなどの場合はもちろん、福祉・医療行政の転換に伴って新たな機能や組織を追加せざるを得ないような社会的変化や、法人の経営戦略の方向転換などによっても法人組織内の各部署、課の果たすべき内容や方向性は変わるものです。そうした環境変化を受け止め、新たな業務を追加したり改正したりすることは、「業務分掌規定」の見直しにより実施されていくべきものです。ですから、仕事の内容や範囲が10年来ずっと変化をしないというのは、実はおかしなことなのです。

一方で、すべての業務内容が毎年変化するのも問題ですが、ずっと変化しないで同様な業務が同じようなやり方で何年も繰り返されているというのは、次のようなことが考えられます。①業務の改善や見直しがなされないままにマンネリ化しているのか、②法人を取り巻くさまざまな環境変化に対応することなく、あるいは対応できずに閉ざされた狭い職場環境の中で旧態依然とした仕事を続けているかのどちらかといえるでしょう。
　「業務分掌規定」とは、社会や時代の変化、事業経営の方向転換などを受け止め、組織的に業務内容や範囲を見直すことです。組織的経営がきちんとなされている会社、組織を例にとれば、毎年、人事・総務部が前年の「業務分掌規定」を各部署・課に返し、各部署・課は会社の事業計画・目標の変化や部署・課が抱える業務上の課題、さらには政策の変化などを総合的に見ます。その上で、今まで行っていた業務内容では、本来の目的や部署・課に期待されている組織的使命が果たせないと判断したときに、即座に「業務分掌規定」の内容を修正し、それに見合った「業務目標」を設定し直します。もちろん、その部署・課に在籍する職員スタッフは、自分たちが果たすべき業務の内容や目標を認識し、それに向かって仕事をスタートさせていくことになります。
　こうしたプロセスを経ることが、組織的経営を行っていくための第一歩といえるのです。

(1)　「業務分掌規定」の構築例

　では「業務分掌規定」とはどのようなものなのでしょうか。すでに図表30で、ある社会福祉法人Yホームの例（特別養護老人ホーム「生活介護課」）をあげておきました。この規定は今から数年前に、当時の社会環境や行政の方向性、法人の課題などを受け止めて作成したものです。今日必要とする業務課題に対応した規定とは異なっているかもしれませんがそれを考慮してください。Yホームではこれ以外にも、全部署の「業務分掌」を整備・構築し、組織管理規定に載せて職員開示をしました。しかし、それまでには、いろいろな段階を経なければなりませんでした。簡単にそのプロセスを紹介します。まず第一に行ったことは、①現在行っている業務の棚卸し、②本来行わなくてはならないが現在はやり逃ししている仕事の2点について現状分析を始めました。図表31がその2点をまとめた業務棚卸しシートです。また、この業務棚卸し作業を通して、現在抱えている自分の業務を正しく認識し、振り返りを行うことを目的として、全職員スタッフに記載してもらいました。
　Yホームの人事制度改革事務局では、法人を取り巻く環境認識をした上で、この業務棚卸しシートをもとに職員ヒアリングを実施していきました。その際のヒアリング対象者は、日常の業務内容をよく熟知している介護主任、副主任の中堅層が中心でした。さらに、法人介護の将来展望を明確にするために、施設長や介護課長も同席しながら特養介護業務の改善点や問題点、そして目指す姿を明確にしながら「業務分掌規定」を整備・構築していきました。実はこうしたプロセスを経て、いくつかの課題が明確になってきました。
　1つは「看護職」と「介護職」間の業務内容の重複と違いが鮮明になったことです。もう1つはボランティアの受け入れ、確保に関して「事務部門」と「相談員」、「介護課」との業務分担があいまいで、業務の漏れが多くあったことが判明しました。それ以外にも種々の組織的課

図表31　業務棚卸しシート

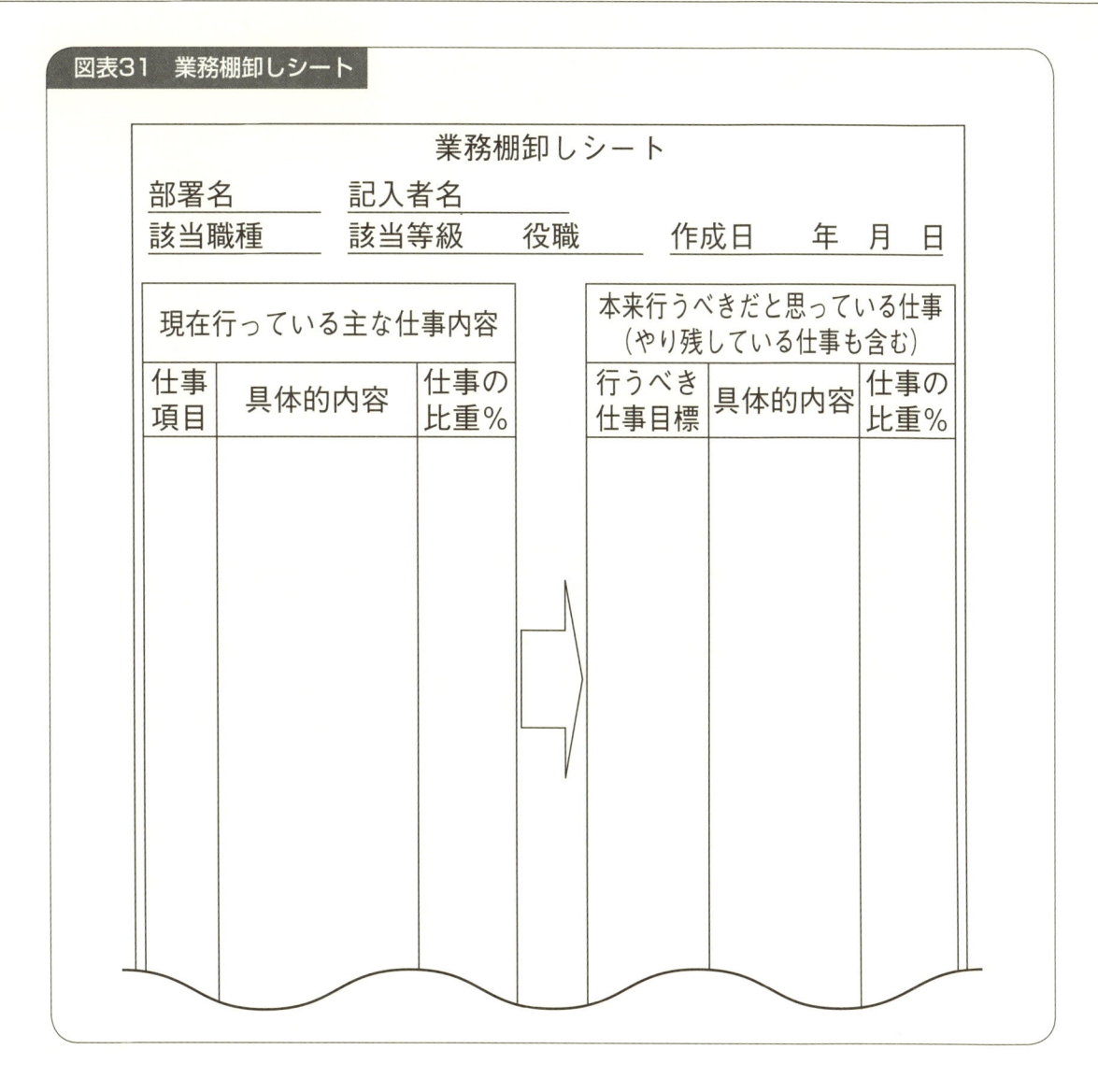

業務棚卸しシート

部署名　　　記入者名
該当職種　　該当等級　　役職　　　　作成日　年　月　日

現在行っている主な仕事内容			本来行うべきだと思っている仕事（やり残している仕事も含む）		
仕事項目	具体的内容	仕事の比重%	行うべき仕事目標	具体的内容	仕事の比重%

題が次第に明らかになってきました。それぞれの部署がさまざまな環境変化があったにもかかわらず、長きにわたり業務の見直しや再構築をすることなく業務を継続してきたことで、課題や問題が生じてきたといえるでしょう。「業務分掌規定」の整備、構築は、将来にわたって安定的で質の高いサービスを提供し続けていくという側面からも重要な課題であることを認識してください。

(2) 部署、課の業務の目標構築

次に部署、課の業務目標（部署・課コアミッション）の構築方法について、特別養護老人ホームにおける「生活介護課」を例に見ていきます。その前にここで確認しておかなくてはならないことは、「業務分掌規定」に示された業務内容と、これから説明していく「部署、課の業務目標」との違いについてです。まず「業務分掌規定」で示された業務内容は、法人組織の機能を維持するという観点から見て、常に果たされることが期待されているルーチン業務です。そ

うでなくては、法人組織全体から見て本来期待する機能がその該当職場（部署、課）で果たさせないということになりますので、組織上の問題が生じるといえます。

一方、ここで構築しようとしている部署・課における「業務目標」とは、法人としての経営目標や事業部・部門別目標を受けて、組織の基本単位である各部署が達成するための目標といえます。どのように部署、課の事業目標を設定するのかといえば、法人、各事業部が定めた各種事業目標は、自分たちが所属する部署、課の当該部署が果たすべき組織上のミッションともいえる期待されている本来業務なのかどうかを、「業務分掌規定」というフィルターを通して確認していく作業が必要となります。

生活介護課を例にすると、生活介護課には、法人組織から期待されている本来機能・役割があるので、法人が目指す経営目標や部門別目標がそれとは合致しないものであれば、そうした役割・機能を持っているほかの部署、課が担うことになります。例えば、法人全体としての経営目標に「人事制度の整備・見直し」といった目標項目がある場合は、その業務を担当する部署、課は生活介護課ではなく、事務課が担うことになるでしょう。また、そのように事務課の「業務分掌規定」が構築されているべきです。こうして法人が掲げた経営目標は、それぞれ組織上の役割・機能を担っている各部署、課が自分たちの目標として掲げて目標達成していくことになります。そのマネジメントの中心はもちろん部署、課の管理職である課長（介護課長）などが役割を担います。経営目標策定会議（経営幹部会議の1つ）においては、法人が掲げた経営目標の説明を行い、それに対して各自事業部・部門、自部署ではどのような目標を設定していけばよいのかということを検討し合います。社会福祉法人の中には、こうしたプロセスを経ないで、一方的に経営目標を定めて事業計画として掲示している法人が多く、どの部署の誰が目標達成の責任を負うのかも明確にされないままに、多くの経営目標は宙に浮いたままで1年を終えていくということになるのです。

8. 経営コアミッションを部門、個人のコアミッションにどのように落とし込むか(3)

次に、職員スタッフ一人ひとりの個人目標（人事考課目標ともなる）の設定に入ることになります。その前に組織階層上（ヒエラルキー）の課長、主任、副主任といった役職者の基本的役割・機能を構築し、整備しておく必要があります。なぜなら同じ生活介護課といった同一の部署に在籍する職員であっても、課長、主任、副主任、一般といった役職・階層ごとに組織運営上から見た期待される役割はおのずと異なるからなのです。

施設入居者（利用者）に対して介護サービスを実践するのが生活介護課のミッション（仕事・役割）の1つといえますが、介護サービスを行うに当たっては、課長も一般職員も全く同一のサービスを期待するというわけにはいきません。組織上の階層が上がるにつれて組織管理上、期待される役割が異なるのです。いうならば上位に上がるにつれて「マネジメント」という役割と機能を期待されるからです。マネジメントという機能を担う人がいなくては、組織としての維持ができません。ただ同じような仕事を好き勝手にこなしているだけになってしまう恐れがあるのです。組織としての必要なルールや規則、決まり事を守らせ、入職したばかりの新人を指導・育成したり、職員スタッフを人事評価したりするマネジャー（管理監督者）がいなくては、組織の正常な管理はできないということです。

(1) 組織階層ごとのマネジメントの不在

福祉・医療法人においては、こうしたマネジメントの概念が十分理解され組織的に機能している法人は残念ながら多くはありません。このことは一般民間会社においても同様のことがいえるのです。組織図や「業務分掌規定」、「役職権限規定」といった組織管理上の諸規定は一応整備されてはいますが、実際の職場では「部長」と「課長」、「係長」といった階層上のヒエラルキーの違いも明確でなく、10年たっても役職昇進する前と同じような仕事をずっと続けているといった状況を散見することが多いのです。経営改革会議などの際に「なぜあなたは部長になったと思いますか」と質問したところ、「さあ、私にもよく分かりません。きっと会社に25年も勤めていたからそうなったんじゃないですか」というような回答を平気で言えることに驚きを隠せませんでした。今までの年功序列慣行の中で、あいまいで無責任な組織的体質・風土がまん延してきた証といえるのではないでしょうか。

では、なぜこうしたキャリアが形づくられていったのでしょうか。それは、従来行われていた職能資格制度を代表とするような年功積み上げ型人事制度においては、昇格構造は単線型で一本調子で昇格していくという構造を持っていたからです。

単線型の昇格構造において上位に昇格していく基準は、職務の遂行に必要な能力要素を等級

化した職能要件に基づいて行われていたので、職種別の複線型にはなっていませんでした。業務内容や必要とされる専門性が異なる経理部門、営業部門も人事部門も1つの昇格レールで昇格処遇されてきたのです。その結果、「部長」、「課長」といった組織上の役職・等級を得ることが、サラリーマンにとっての唯一の自己実現方向であると重要視され続けました。しかも「部長」、「課長」という組織上の役割や機能を十分理解も実践もされずに、いわば役職にあぐらをかいてきた結果であるともいえるのです。

以前、企業を定年退職したOBに社会貢献に参加していただこうと、OBがどういったキャリアを持ち、何ができるのかをヒアリングしたことがありました。驚かされたのは、「部長職」や「役員、経営者」なら十分できるので、有能な部下を配置してくれればなんでもやれると言われたことです。しかもこれといった業務上の専門領域は持っていないと、堂々と言ってはばからない態度にもびっくりしました。

NPOや社会福祉といった社会では、「部長」、「役員」といった役職よりも、スタッフとしてどういう領域で組織貢献できるのかが問われるのは、言うまでもありません。また、昨今の人材流動化の流れの中では、その人が「どのような会社にいたのか」、「どのような役職に就いていたのか」というよりも、人に比べて「どのような高い専門性を持っているのか」とか「自己革新できる能力を有しているのか」、「多様なキャリアを持った人材を組織目標に向かってきちんとマネジメントできるのか」といったことが市場での価値を高める要素になっているのです。

(2) 管理職によるマネジメントとはどういうものがあるか

図表32は本来、組織の管理監督者が果たさなくてはならない基本的機能（マネジメント機能）を整理したものです。従来の会社組織では、Bで示したような職場における「業務運営・管理」が特に重視されていました。「余計なトラブルを出さないで整然と仕事、業務を遂行、運営すること」が特に求められていたのです。

ところが最近では、会社経営に積極的に参加してもらい、刻々と変化する社会ニーズの変化に敏感に対応できる経営目標や戦略を立案するというような機能が求められてきています。さらに社員育成に関しては、今までのような労務管理的な部下の面倒を見るといった観点から、より会社の役に立つ人材育成を早期に成し遂げるように求められているのです。時代が大きく変化したことの証でしょう。

(3) 社会福祉法人における複線型階層組織の構築

社会福祉法人においてはどのように階層組織を構築していけばよいのでしょうか。図表33は各部門・職種ごとの階層組織を体系的にまとめた「複線型昇格体系図」というものです。介護職や看護、事務といった各部門・職種ごとに、新入社員から始まり、部長・施設長といった上位クラスに対して期待する仕事・役割までを役職と連動する等級でランク分けしたものです。ご覧のとおり、2等級や4等級からスタートしている職種（看護師、ケアマネジャーや相談員、栄養士）もありますが、これはスタート段階である程度の資格や経験、能力を必要とする職種であることを示しています（本来、そうした職種であることを意味しているといってもよいでしょう）。実際、試験に合格しただけで経験もないスタッフに生活相談員が勤まるはずがない

8．経営コアミッションを部門、個人のコアミッションにどのように落とし込むか(3)

図表32　管理監督者の役割

これからの管理者の果すべき役割

A　経営管理

- □ 会社経営計画策定への参画
  ＊会社のポジショニング認識＆市場動向の把握
- □ 自部門としての事業計画の立案、策定
  ＊自部門の組織的役割認識、戦略立案
- □ 事業計画のP・D・C・A管理
- □ 他部門との十分な連携（部門最適から全体最適へ）

B　業務運営・管理

- □ 部門事業計画の全体目標設定
- □ 部門目標を職員個々人の等級別考課目標へ
- □ 部門＆人事考課目標のP・D・C・A管理
- □ 日常業務のスムーズな運営管理
  ＊業務全体の十分な把握、仕事の精通
  ＊業務分担と責任の明確化（分掌規定、決裁規定）
  ＊業務体制の形成、必要なローテーション実施
  ＊業務方法・内容の見直し、改善
- □ 職場・労働環境の整備（職場アメニティ、労働負荷等）
- □ 利用者、会社、職場間のパイプ役

C　部下指導・育成

- □ 部下を知り、己を知る（お互いの自己認識）（職歴、短所・長所、キャリア要望）
  ＊部下との十分なコミュニケーション
- □ 部下の成果、能力の的確な把握
  ＊人事考課結果の十分な把握と分析
- □ 部下の育成計画の作成、提示
  ＊部下の育成目標の明示
- □ 部下との信頼関係の醸成
  ＊部下の人間性の尊重
  ＊押し付けでない上下関係

図表33　社会福祉法人昇格体系例（特別養護老人ホーム）

職種別の昇格ルートイメージ図

ケアワーカー／事務		看護師／ケアマネジャー、相談員／栄養士			調理
8　施設長					
7　副施設長	7　事務長				
6　課長	6　課長	6	6	6	
↑	↑	↑	↑	↑	
5　主任	5	5	5	5	5
4　副主任	4	4	4	4	4
3	3		3	3	3
2　一般	2		2	2	2
1	1				1

わけですから、相談員という職種は2等級からスタートするということになります（その間は、介護職などの現場で実務を経験してもらうことになるでしょう）。一方、見て分かるように、すべての職種が青天井で施設長になれるというようには昇格設計していません。ケアマネジャー、看護師、相談員などの昇格コースは、6等級の課長クラスで昇格を制限しています。これは、生活介護課以外の職種で特別養護老人ホームの施設長になるには、老人ホームの基幹職種ともいえる「生活介護課」においてマネジメントスキルを磨く必要があることを示しています。職員スタッフを多数抱え、収益の基盤を担っている職種を経験することなく、施設長になることは問題とさえいえると考えます。複線型昇格体系図は、今までの一本調子の単線型昇格構造の反省を踏まえ、またこれからの時代背景も考慮し、職種別「専門職」の育成に必要な昇格構造として提示したものです。この複線型昇格構造は、福祉分野のみならず医療分野や研究・技術開発分野など、より一層の専門性を重視する組織において今後一般化していくことでしょうし、ホワイトカラーといわれる事務部門においても取り入れられていくでしょう。

9．個人別コアミッション（人事考課目標）の設計・構築

〈仕事等級基準書作成を通して〉

　「部門別目標の設定」と「組織階層と複線型昇格構造」によって、個人別コアミッション（人事考課目標）を作成することになりますが、その基本フレームともなる「仕事等級基準書」（介護職）と呼ぶフォーマット例を図表34に示しました。この「仕事等級基準書」が個人コアミッションを策定する際の「基本フレーム」となります。

　この仕事等級基準書は、職員にとっての人事考課目標の方向性を具体的に明示したものです。職員が仕事に取り組む際の評価フレームで、日々行っている仕事の中で、どのような業務内容が評価の対象となるのかを役職等級ごとに明示しています。そのため、職員に対する意識付けといった面からも、人事考課制度を導入実施する際には欠かせないものです。従って「仕事等級基準書」の作成は、職員全員をカバーできるように全職種、部門ごとに作成する必要があります。ここで事例としてあげた介護職以外に「事務職」、「相談員職」、「ケアマネジャー職」、「調理・栄養士職」、などについても策定することが必要となりますので、今まで述べてきたプロセスを参考にしていただき、ぜひ皆さんも「評価フレーム」を作成してみてください。

　この「仕事等級基準書」の策定に至るまでには、「法人としての経営計画の構築と経営目標の構築」から始まって、「事業部別・部門別・目標の策定」、そして「組織階層と複線型昇格構造の構築」、「役職等級別仕事・役割の明確化」など、さまざまなプロセスを通して行う必要があることを述べてきました。

　個人別コアミッションを構築するために「なぜそこまでしなくてはいけないのか」と疑問を感じられる方々もおられると思いますので、ここで今一度、筆者が提唱する「ミッションマネジメント・システム」における個人別コアミッション（人事考課目標）と人事考課制度との位置付けを説明します。

(1) 個人コアミッションと人事考課目標との連動

　一般的に行われてきた人事考課制度とは、「定められた期間の中で職員が遂行した業務内容や仕事への取り組み姿勢などを把握、評価した上で、人事処遇（賃金や昇進昇格処遇）につなげ、仕事に対する動機付けを図るための仕組み」といえるでしょう。従ってそこでの問題は「何を、どう評価するのか」ということになります。しかし、人事考課表や規定が明確に整備されていない会社や法人では、施設長などの経営管理者の私的な価値基準（人物評価の基準が主になるようです）が、人事考課や評価の判断基準になることが多く、実際今でもそのように運用されている会社や法人が多いといわれています。

　このように経営管理者の価値基準で職員を評価・処遇し、職員を納得させ、動機付けさせる

図表34 仕事等級基準書例（一部）

仕事等級基準書 生活介護課（介護職）

		一般		副主任	主任	課長
		1等級	2等級	3等級	4等級	5等級
統括イメージ		施設の方針を理解でき、上司からの指示のもと定型的介護業務を誠実に遂行できるクラス	施設の方針をよく理解し、主任補佐として部下をまとめ自らの業務は迅行し部下指導が行えるクラス	施設の方針をよく理解し、主任補佐として部下をまとめ自らの業務は遂行し部下指導が行えるクラス	部門の中核として部下をよくまとめ、施設方針の徹底とその目標達成に向けて貢献が期待できるクラス	部門管理の直接的責任者として全体の運営に気を配りの部門目標達成に向け十分な成果を期待できるクラス
成果・業績項目	利用者満足度の向上	1. 利用者の希望や好みを引き出して把握することができる。 2. 利用者の求めに対してできるだけ待たせずに対応できる。 3. 利用者の話を傾聴し、笑顔で接することができる。 4. 利用者に明るく笑顔を引き出す対応ができる。	1. 利用者の希望や好みに応じた介護を実践するために、業務改善にあたり、利用者の家族から積極的に情報収集して利用者や家族の希望や意向を把握できる。	1. 利用者の希望や好みに応じた介護を実践するために、業務改善にあたり、利用者の家族から積極的に情報収集して利用者や家族の希望や意向を把握できる。	1. 利用者や家族に不満がないか常に気を配り、必要と判断したときには、即座に業務改善や部下への指導を行うことができる。 2. 利用者の希望を実現する企画を提言することができる。	1. 利用者や家族に不満がないか常に気を配り、満足度を調査したときには、即座に改善計画の策定や部下に指導ができる。 2. 満足度向上させる観点から事業計画の立案ができる。
	稼働率向上への貢献	1. 次期入所者に向けて速やかにベッドや居室の準備ができる。 2. 急な入所者の状態に応じて連絡して情報の共有化を図ることができる。	1. 次期入所者に向けて、速やかに居室とベッド位置の決定や居室移動等の準備ができる。 2. 入院等で空床になる可能性のあるベッドについて、受付担当者に報告相談できる。	1. 次期入所者に向けて、速やかに居室とベッド位置の決定や居室移動等の準備ができる。 2. 入院等で空床になる可能性のあるベッドについて、受付担当者に報告相談できる。	1. 次期入所者の準備について、速やかにフロア間の調整をすることができる。 2. 入院等で空床になる可能性のあるベッドについて、受付担当者に相談して前もって準備しておくことができる。	1. 入所希望者への連絡・面接等、受付担当者との連携ができる。 2. 稼働率向上の方策を検討し取組みを受付担当者や部下に指示できる。
	経費削減の推進	1. 電気・水道等のこまめな消灯や止栓を実施して無駄のない使用ができる。 2. 消耗品や備品を丁寧に扱える。 3. 経費削減について1年に1件以上提案できる。	1. 消耗品や備品の使用が無駄なくできるように、管理できる。 2. 経費節減の提案について、まとめて上司に提言できる。	1. 消耗品や備品の使用が無駄なくできるように、管理できる。 2. 経費節減の提案について、まとめて上司に提言できる。	1. 消耗品や備品の発注に当たって、経費削減を考慮した選定ができる。 2. 経費削減計画の実行、部下への指示ができる。	1. 経費削減目標に向けた経費把握をして、経費削減計画の立案ができる。
	個別ケアプラン作成とその実践の徹底	1. 担当の利用者や家族に日常的に接触して意向を聴取して、上司や他の職員と相談の上でアセスメントと具体的対応策の素案を作成して提出し、ケース会議の準備ができる。 2. ケース会議で他の出席者と活発に意見交換して具体策作成に貢献できる。 3. 他の職員へのケアプランの周知徹底を図り、変更が必要となったときは上司に提言できる。	1. 自己の担当するケースに関して、左記の対応ができるとともに、担当フロアのケアプラン全体についての周知、徹底、変更の指導ができる。 2. ケース会議の資料となる素案について、部下に指導できる。	1. 自己の担当するケースに関して、左記の対応ができるとともに、担当フロアのケアプラン全体についての周知、徹底、変更の指導ができる。 2. ケース会議の資料となる素案について、部下に指導できる。	1. 自己の担当するケースに関して、左記の対応ができるとともに、全フロアのケアプランについての周知、徹底、変更の必要性のチェック等の指導ができる。 2. ケース会議に出席して、全体を把握する立場からの意見が言える。 3. ケース会議の資料となる素案について、部下に指導できる。	1. ケース会議に出席して、全体を把握する立場からの提案と意見の表明ができる。 2. ショートステイのケアプラン立案とケアプランの周知と徹底、変更の必要性のチェックができる。

ことができるのならば、まだそれでもよいといえます。しかし、職員の就業意識や仕事に関する価値観の変化、さらには会社・法人の置かれた厳しい経営環境といったさまざまな時代背景などを考えると、そうした場当たり的な手法では期待するような効果が得られないばかりか、職員の離職にもつながるといわれています。実際、人事制度改定を行った法人で職員ヒアリングをしてみると、職員は賃金の多寡よりも「自分は法人や利用者からどのように見られ評価されているのか。自分の行っている仕事は法人に対してどのような貢献を果たしているのか」を知りたがる職員は多いのです。特に有能な職員ほど自分の適正な評価を求める傾向が強いようです。

「職員モラールはどの経営機能によって影響を受けるか、組織診断をする必要がある」ことはすでに述べてきましたが、昨今入職する若手職員スタッフのモラールは、人事制度機能における「人事考課(評価)」結果に強く影響を受ける傾向があるようです。何度も申し上げますが、職員満足度の向上なくして利用者満足度の向上や経営の健全化は図れません。職員と利用者、経営者の三者を調和し、ウィン・ウィンの関係にするためには、ミッションの共有化が最も重要です。職員は自らに課されたミッションの達成が、自分の処遇評価に適切につながっていくことが、モラールを高め維持させていくために必要なことだと考えています。すなわち、職員に対する個人別ミッションを人事考課目標と連動させることで、ミッションの達成と職員モラールの向上が果たせる仕組みこそが、「ミッションマネジメント・システム」の大きなねらいの１つといえるのです。

従って、これからの人事考課制度は、こうした背景を考慮に入れた上で設計することが必要です。前述しましたが、昨今では「目標管理方式」(MBO)を取り入れた「人事考課制度」や、1990年前後から欧米企業のホワイトカラーの評価手法として注目されるようになった、コンピテンシー評価(会社が職員に対して求める「行動規範・基準」を「人事考課目標」に取り入れた「人事考課制度」)が流行になっているようです。

特にコンピテンシー評価は比較的容易に考課目標を設定できると思われがちなので、最近注目されているようですが、本来は経営計画や目標との連動、求める職員像の構築など、周辺環境整備を進めてから目標構築する必要があります。

一方、この「ミッションマネジメント・システム」は法人としての「組織目標」を職員個々人の業務上の「個人目標」に落とし込んで、それを「人事考課目標」にしようという試みを取り込んだシステムといえます。しかし、それを実現するためには法人組織を再構築することが必要となるので、その整備・構築の考え方や手法を今まで述べてきました。いわば組織管理の手法ですので、読者の皆さんにとってはあまりに馴染みが薄いものかもしれません。ただこれから日本の超高齢化社会を支える拠点としての福祉施設を考えると、その経営基盤は強固で磐石なものとする必要があるのは言うまでもないことですから、筆者が述べてきた組織づくりの手法や観点は法人経営のいずれかの場面で必ずや参考になるものと思っています。

(2) 人事考課表（仕事等級考課表）作成事例とその考え方

さて、最後の手順として人事考課表の作成が残っています。図表35に特別養護老人ホーム介護職(副主任クラス)の人事考課表(仕事等級考課表と呼んでいます)を例示しました。ご覧になって分かるように、仕事等級考課表は役職等級ごとに分かれており、評価は５段階のポイ

図表35 人事考課表・仕事等級考課表（例）

（職種）介護課

部署名	生活介護課	役職名		副主任	氏名		
入所年月		等級ランク	3等級	査定区分	昇給・賞与	対象期間	／ ～ ／

		考課項目	主な考課理由	一次考課	二次考課
成果考課		1. ベッド稼働率の向上		（S-A-B-C-D） 16-14-12-10-8	（S-A-B-C-D） 16-14-12-10-8
		2. 利用者満足度の向上（苦情受付対応の充実）		14-12-10-8-6	14-12-10-8-6
		3. 予算管理、経費節減の徹底		14-12-10-8-6	14-12-10-8-6
		4. リスクマネジメントの確立		12-10-8-6-4	12-10-8-6-4
		合計点		/40	/40
プロセス考課	コンセプチャルスキル	1. 個別ケアプランの充実		（S-A-B-C-D） 12-10-8-6-4	（S-A-B-C-D） 12-10-8-6-4
		2. 介護関連業務の改善改革		9-7-5-3-1	9-7-5-3-1
		3. 前日業務の振り返りと当日業務の内容確認		9-7-5-3-1	9-7-5-3-1
	ヒューマンスキル	1. 迷惑をかけることない勤怠の自己管理		10-8-6-4-2	10-8-6-4-2
		2. 利用者との良好なコミュニケーション		12-10-8-6-4	12-10-8-6-4
		3. 社会人としてあるべき礼儀マナーの習得		10-8-6-4-2	10-8-6-4-2
		4. 地域ボランティアとの連携とその育成		9-7-5-3-1	9-7-5-3-1
	テクニカルスキル	1. 介護技術の向上		20-15-10-5-1	20-15-10-5-1
		2. 資格・知識の取得		11-9-7-5-3	11-9-7-5-3
		合計点		/60	/60
		総合計点数		/100	/100

一次考課		二次考課		最終考課	
考課者印	印	考課者印	印	考課者印	印
	/100		/100		/100
考課点数＆コメント		考課点数＆コメント		考課点数＆コメント	

（標語の意味） S：上位等級に匹敵する優れた成果をあげた　A：期待以上の成果をあげた
B：期待どおりであった　C：期待に満たずやや不満　D：まったく期待に満たず下位等級レベル

図表36 「カッツ理論」による能力区分イメージ

B／S的評価要素の区分例

上位等級 ↕ 下位等級

コンセプチャルスキル / ヒューマンスキル / テクニカルスキル

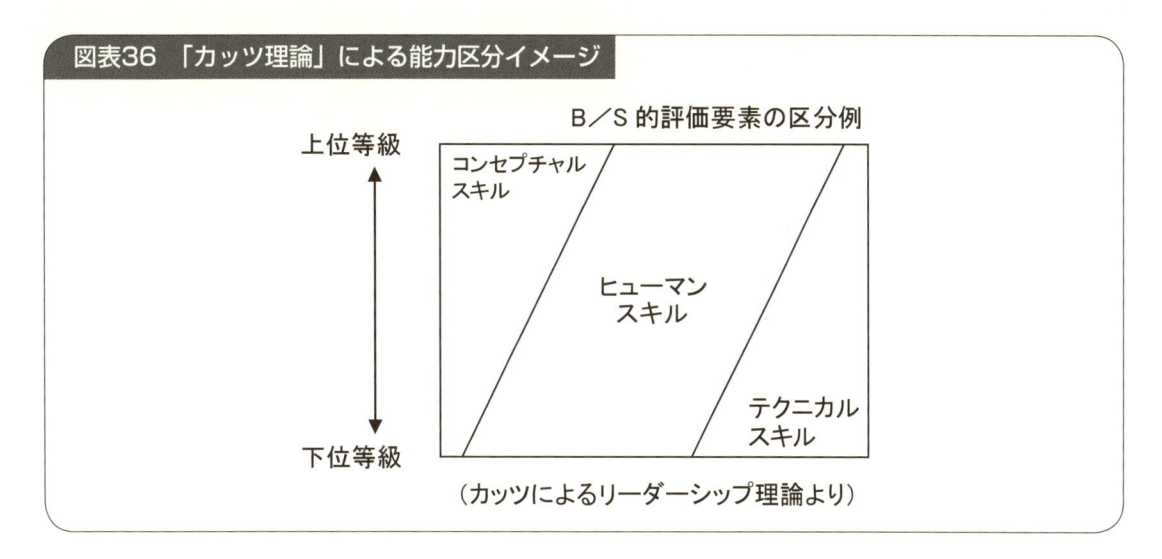

（カッツによるリーダーシップ理論より）

ント制にしています。また、各評価項目は「成果項目」と「プロセス項目」（これに「仕事姿勢項目：積極性、責任感、協調性を入れることもある）といった2つの大項目で評価構成するようにしました。

「ミッションマネジメント・システム」では成果項目は「P/L」（プロフィット＆ロス）項目とも呼んでいるように、法人の「短期損益」に直結するような重要な評価項目を配置したものとなっています。

一方、プロセス項目は「B/S」（バランスシート）項目とも呼び、法人の資産形成に関する評価項目で構成するようにしました。具体的には介護技術・知識や資格といった項目や、部下育成項目、ケアプランの理解と実践といった能力項目も法人資産として評価項目に入れ込んでいきます。

なおその際に、知識・能力項目を便宜的に「カッツ理論」（リーダーシップ理論）に基づいて区分化しています。こうすることによって評価要素の漏れを防ぎます。図表36に「カッツ理論」による能力区分イメージ表を例示しました。こうして構成された評価項目を、それぞれSからDまでの5段階（S-A-B-C-D）の評語で評価し、それぞれに評価ポイントを配分した構造にしています。評価ポイント配分の考え方は、すべての評価項目で「B」（普通）考課を得た職員の評価総合計ポイントが100ポイントになるように設計しているほか、職員の等級ランクによって2大評価項目（成果項目およびプロセス項目）の合計配点に差をつけるようにしています。もちろん、全項目が「B」評価として、成果項目＋プロセス項目＝100ポイントになります。例えば、経験が浅くて成果発揮の難しい初級等級クラスは、プロセス項目の配点を成果項目より高く配分しています（成果項目合計：30ポイント、プロセス項目合計：70ポイントなど）。一方で、主任、課長など等級ランクが高く、法人として成果を期待するクラスには成果項目合計をプロセス項目合計より、より高く設計するなどして等級間にポイント差をつけるように配慮しています。

こうして等級ランク別に評価された総合計ポイントが職員の評価点数となります。この評価点数をもとに職員の評価を確定していくことになります。

今一度これらを整理してみますと
① 「仕事等級基準書」（自分たちが日々行っている仕事の中で、どのような業務内容が評価の

対象となるのかを各職種、役職・等級ごとに明示したもの）に基づいて考課目標が設定され、その目標の達成度を持って人事考課する「目標管理型」であること。「仕事等級基準書」で示される内容は、法人事業計画・目標や部門に対して組織的に期待されている基本的役割・機能、各役職者の役割・責任などと連動して記載されることが必要となります。

②⑴「成果項目」〜「P/L」（プロフィット＆ロス）項目とも呼んでいるように、法人の「短期損益」に直結するような重要な考課項目と、⑵「プロセス項目」〜「B/S」（バランスシート）項目とも呼び、介護技術・知識や資格といった項目や、部下育成、ケアプランの理解と実践といった能力項目など、法人の資産形成に関する考課項目、この２つの大項目で構成される「成果＋プロセス対応型」であること。必要に応じて、積極性や協調性、責任感などの「仕事に対する姿勢」を評価対象にする場合もあります。

③考課目標の達成度を５段階の評語（例：S－A－B－C－Dなど）で評価し、評語ごとにあらかじめ設定したポイントの総合計ポイントを持って評価するという、絶対評価型（一部、部門・等級間調整が必要）であること。

これら３つが特徴であることを述べてきました。法人は、こうして作成された人事考課表をもとに、人事考課制度の運用を行っていくことになります。

(3) 人事考課（仕事等級考課）の運営方法とその課題

仕事等級考課においてポイント制にしたのは、評価はできるだけ「絶対評価」に近づけたいと考えたからです。従来のような「相対評価」では、職員と職員を比べる「人物評価」になりかねないからです。すべての評価項目で「B」（普通）考課を得た職員の評価総合計ポイントが100ポイントになるように設計していますが、例えば90ポイントから110ポイントを得た職員には総合評価を「B」、75ポイントから89ポイントまでを「C」、111ポイントから120ポイントまでを「A」などとして評価確定し、賃金に反映するということになります。もちろん賃金は、その評価を受け入れられるように、あらかじめ賃金構造を変えておかなくてはなりません。「ミッションマネジメント・システム」では、賃金構造の中に階層別・等級別に設定された「仕事給」という成果対応の給与項目を設けていますので、職員評価の結果は、主にこの「仕事給」に反映されることになります。ちなみに図表37に仕事給制度の概要を示しました。

このようにポイント制を導入することは、評価がより客観的になり、職員にとって納得感の高い評価・処遇につながると思いますが、課題がないわけではありません。まず課題の１つとして「等級ごとの評価項目や評価内容が適正、妥当であるか」、第２に「評価者（介護課長などの管理職）の評価スキルが十分備わっているのか」といったことがあげられます。

その、「等級ごとの評価項目や評価内容が適正、妥当であるか」を検証するためには、あらかじめ設定した「仕事等級基準書」が妥当であるかどうかにさかのぼることになります。例えば、介護職に対して期待する仕事役割・目標が現状の仕事内容に比べてあまりに乖離している場合は（評価目標が高い場合は）、介護職全体の評価結果は100ポイントから下がる職員が多数出てくるものと想定されます。そうなれば、介護職員の評価結果は通常の「B」評価から「C」や「D」などに下がる職員が出てくるわけで、結果的にマイナスに賃金反映されることになります。「本来行ってもらうべき介護業務の質が低いのだから、賃金がマイナスになってもよい」と経営判断して押し進めていくことも可能でしょうが、強引な制度移行は職員の理解を得られ

図表37　新しい賃金制度の設計イメージ

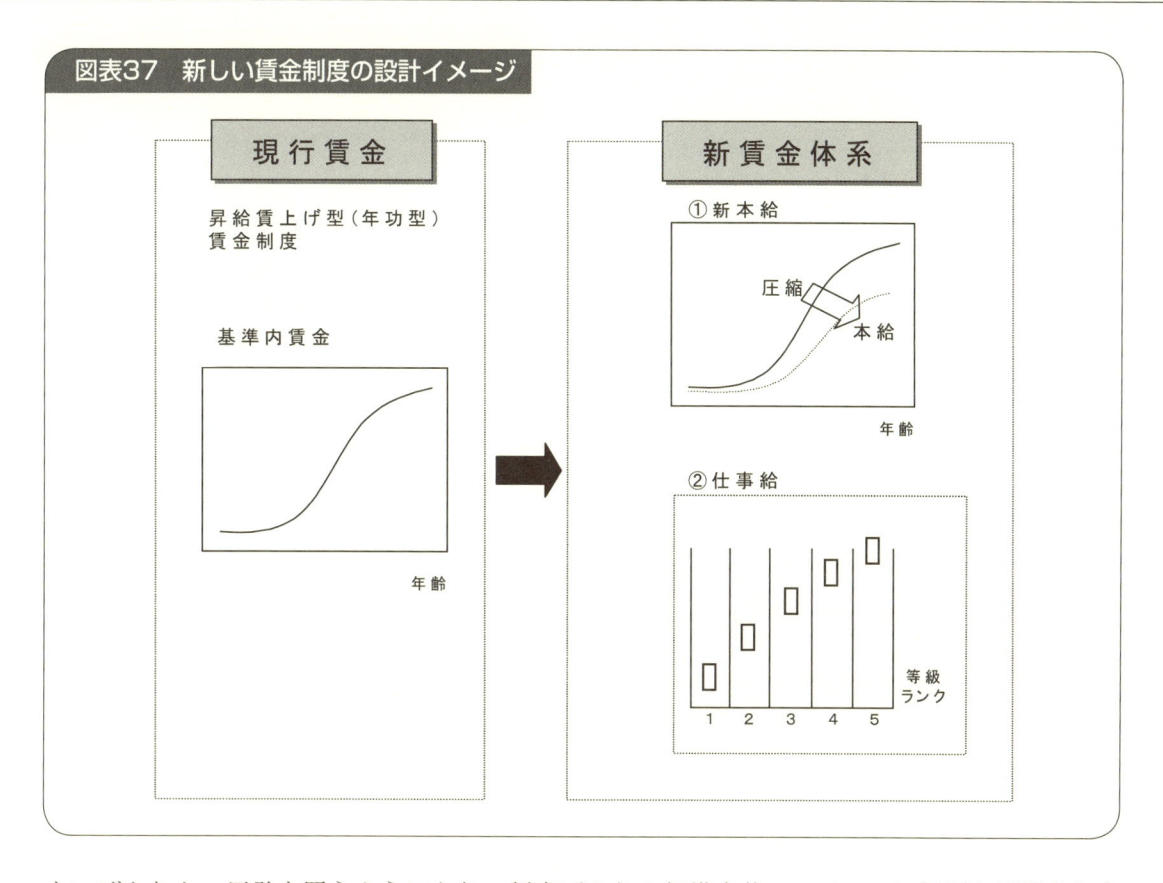

現行賃金
昇給賃上げ型（年功型）賃金制度
基準内賃金
年齢

新賃金体系
① 新本給
圧縮
本給
年齢

② 仕事給
等級ランク
1　2　3　4　5

ないばかりか、反発を買うようになり、制度ばかりか組織全体のモラールに深刻な影響を与えかねません。制度移行は今までの経緯を踏まえて、緩やかに進めていくことが、特に人事制度改定に関しては肝要です。一般的には制度改定から2～3年は法人事務局等において評価結果のバランス調整をすることが必要となります。従って、制度改定当初は職員意識に大きな変化が出にくいものなので、その旨、了解しておくことが必要です。2～3年かけて制度改定と職員の意識改革をしていくという姿勢、戦略性を経営者は持つ必要があるでしょう。人事というのは長年培われてきた組織風土と直結していますので、それを理解した上での制度改定が必要となるのです。

(4) 人事考課制度運用の課題

　それでは、人事考課制度運用上の最大の課題ともいえる、評価者による評価スキルの向上という課題について述べます。
　言うまでもないことですが、人事考課制度の運用は、あくまでも人事権、評価権を有している経営補佐職としての本来の管理職が中心に行うものであることを理解した上で、そのための環境づくりを怠らないことです。
　法人・施設によっては管理職とは名ばかりの「主任クラス」に評価責任を押し付けたまま、十分な考課者訓練や研修を行うこともなく人事考課を実施しているところもあると聞いています。施設の主任クラスは組織階層からいえば「監督層」と位置付けられ、経営補佐職としての管理職ではなく、一般職員の区分に入ります。これでは一般職員がそれ以下の一般職員を評価

するといった構造になりますので、法的に問題がないとはいえません。法人としてはどの職員がどの管理職（課長以上）に評価されるのかといった、明確な指揮命令系統を組織図の中に示さなくてはなりません。その上で考課担当となった管理職に対して考課者訓練を実施することになります。しかし一般的にいわれることは、管理職がきちんと評価できる対象人数は10人前後ですので、介護現場で30人前後を抱え、現場実務を持っている介護課長にとっては荷が重過ぎます。そのような場合には「考課補助者」として主任クラスを任命し、職員評価につながる「評価情報の取得」を主な役割として指示するなどにより、介護課長の負担を軽減させることができます。ただし、あくまでも評価権は直属上司である介護課長にあることを「考課補助者」に徹底することが大切になります。

　このように人事考課を運用していくためには、まず、考課者たる管理職を明確にし、この考課者は誰を評価するのか、といった「考課者」×「被考課者」との関係を整理することから始めます。ですから指揮命令系統を明確にした組織図が必要になるのです。

(5) 人事考課者訓練の実際

　「考課者」×「被考課者」との関係がはっきりしたら、実際に人事考課運用に入っていくことになります。ミッションマネジメント・システムにおける人事考課制度は、前述したように「目標管理型」ですから、最初に始めることは、期初に行う「1年間の仕事目標の設定」になります。目標管理を導入している会社ではよく分かっていることですが、この「目標設定」があいまいで抽象的なものであると、その後の適切な人事考課はほとんど期待できません。どれだけ具体的で定量的に近い考課目標が設定できるかによるのです。従って、「考課者訓練」においてまず行わなくてはならないことは「目標設定研修」となります。

　筆者が実際に行っている研修方法は、法人に在籍する各等級ランクごとの職員をモデルに、どのような目標を職員に設定し納得させ、その目標に沿った仕事をしてもらうのかといった実地研修を行うことにしています。現場管理職には短時間で即戦力を身に付けてもらわなくてはならないので、基本的な考え方を理解してもらってから、すぐに実践的な研修に入るようにしています。この「目標設定研修」は毎年継続していかなくてはなりません。少なくとも2～3年は継続しないと、管理職のスキルとして身に付けることができないでしょう。

　さらに目標設定をし終わった後は、日々の仕事の中でどのように仕事目標を果たしているのかを、観察することが必要となります。この仕事観察を行うのが、課長のほかに「考課補助者」として任命した「主任クラス」となります。「考課補助者」は職員の仕事ぶりを観察し、仕事目標にかかわる成果や問題を発見した際に、「仕事観察シート」という「考課補助シート」に日々記載していくことになります。こうして積みあがった考課資料こそが、期末に職員を考課する際の重要な基礎資料となるのです。昇給評価や賞与評価などの評価時期が近づくと、そうした資料を持ち寄って考課者会議・研修を行います。なおその際には、施設長、事務長ほか考課担当課長と考課補助者である主任クラスも同席した中で実施します。この際にも、人事考課の意味や考え方などの基本を再度徹底した上で、各部門ごとに中堅クラスを抜き出して、仮の評価を行うことにしています。もちろん、仮評価の対象者が誰であるかは会議参加者には伏せます。

　この仮評価、考課者会議・研修は、あくまでも実践研修の1つとしての位置付けですが、全部門が参加して自部署に在籍する職員の仮評価を発表するため、いかに自分の評価が甘いのか、

あいまいな目標設定がされているのかを肌で学ぶことになるので、研修効果はかなり高いと思います。

(6) 法人の将来を担う人材（管理職）の育成が急務

以上のような考課者研修の手順を述べていくと、「自分の法人に、このような研修に応えられる管理職が育っているだろうか」といった悩みや疑問にぶつかるものと思います。実際こうした研修に耐えられず、管理職を辞退して主任に戻るといった職員が出たこともあります。また、こうした考課者研修は自分の仕事ではなく、自分は介護の現場で利用者サービスをするのが仕事であると公言してはばからない課長も出てきます。法人としては「人事考課制度」といった人事制度の導入を通して、管理職の適性を今一度判断し、再評価しなくてはならない状況に直面していくものと思います。この例を見るまでもなく、日本の高齢化を支える社会福祉法人や医療法人にとって、これから持続可能な組織的経営をしていくためには、職員の定着・育成、さらには幹部候補生の育成がどれほど重要なことなのか、ということを少しでも理解してください。

今まで述べてきたことは、振り返れば組織や諸システムの整備、理念構築とその明確化などを通して、「法人・施設にとって必要な人材をいかに定着させ育成していくか」、ということに尽きると思います。人事諸制度の構築導入はそのための1つの手段でしかありません。法人の経営者・幹部は人材育成の明確な想いと理念を持ち、長期的なビジョンを持って人材づくりにまい進していってもらいたいものです。

10. ミッションマネジメント・システムにおける人事考課制度の特徴とねらいと総括

　「ミッションマネジメント・システム」における人事考課制度について、今一度ここで振り返ってみます。

　今まで述べてきたミッションマネジメント・システムにおける人事考課制度は、この人事考課表を構築、導入するまでの事前プロセスとして、まず法人としての組織基盤（機能別組織図の整備、法人・部門事業計画・目標策定、業務分掌規定や役職権限規定などの組織管理規定）の再整備が必要となります。人事考課制度が持つ本来のねらいや職員に与える影響力、これからの安定的経営確保と継続性などを考えますと、法人として不退転の決意で導入を図る時期にきているのかもしれません。

　もちろん、そのためには何度も述べたように、職員に対する「明確な人間観」や「人材育成観」を持つことが必要になります。法人はどのような職員を育成していきたいのかといった具体的な「人材像」を持つことが必要なのです。育成すべき「人材像」を持ったら、その後はそうした人材を育成するための方策や仕組みをつくり上げることが大切です。書面にして人材像を明示し、施設内に掲示したというだけで、ほかに何も取り組みをしないようでは、それこそ「絵に描いた餅」になりかねません。ここははっきりと経営責任として具体的な取り組みを行うことが肝要なのは言うまでもありません。その具体的な取り組みの要となるのが「人事制度（人事考課制度、賃金制度など）の改革」といえます。職員の意識改革や法人風土の刷新などに対して、最も強力で影響力ある取り組み手段です。

　従って人事制度設計に際しては、それなりの事前準備と環境整備が必要なので、簡単な道のりではないとの覚悟を持って制度改革に当たることが必要です。

　余談ですが、昨今になって医療機関を中心にした看護師の定着があまりよくないということから、「キャリアパス」という仕組みを導入するよう行政から働きかけがあるようです。看護師の職務キャリアを適正に把握、評価した上で人事処遇と連動させて、看護職員の育成と定着を図ろうというものだと思います。病院看護部門では新人看護師に対して、看護基礎技術の段階習得を目的に「クリニカル・ラダー」といった研修システムを導入してきましたが、結果的には看護師の育成・定着には十分つながってこなかったのかもしれません。これからは単なる研修目的から、適正な評価を通して人事処遇と連動させて職員育成を図ることが求められているといえるでしょう。

　このように人事評価とそれに連動した人事処遇は、職員に対する働く意欲や職場定着に強い影響を与えるものだといえます。皆さんも人事考課制度導入などの人事制度改革に当たっては、時代の変化、職員意識の状態、経営風土のあり様などをしっかりと把握した上で、施設独自の制度設計と導入に当たっていただきたいと思います。

　なお、この人事制度の設計に関しては、第2部で改めて詳しく述べることとします。

(1) 人事考課制度の設計・導入・運用に際しての主な留意点

「人が人を評価する」という人事考課制度を適切に運用していくことは、ある意味永遠の課題であるといえるかも知れません。筆者の経験から言えば、人事考課制度導入に当たって初期のねらいに沿った運用がなされるまでには3年〜5年かかるといえます。制度の設計に1〜2年、その後の実際の運用に2〜3年はかかるでしょう。

もちろん施設が抱える人材の質によってその期間は異なりますが、導入に際してはそれだけの期間がかかることをあらかじめ了解して制度導入に着手する必要があるでしょう。外部コンサルタント会社に制度設計を依頼し、1年間そこそこで制度をつくって事足りる、としている施設の例を見聞きすることがよくあります。しかし、そうした法人のほとんどはその後の運用に悩まされ、機能しないままに制度だけが一人歩きしているように感じます。ここでまとめとして、人事考課制度の設計・導入・運用に当たっての留意点を確認しておきます。

第1に法人・施設としてどのような人材を育成したいのか、といった明確な「人材育成理念」を持つことです。人事考課制度などの人事諸制度は、あくまでもそうした理念を実現するための1つの「ツール、システムであり、手段である」ということを十分認識することが必要です。そうでないと本来のねらいを果たせないままに制度の運用に振り回されて、徒労感を持ちかねません。そもそも制度・システムというものは時とともに変化するものなので、いつまでも主体であり続けることはありません。第2に、人事制度・システムは組織管理のためのオープンシステムの一部ですから、運用するに当たっての組織的環境（指揮命令系統が明確な組織体制や各部門の機能を明示した職務分掌規定の策定、管理職の役割や責任を明確にした役職権限規定の作成など）を整備しておくことが必要です。経営者などの一部の者のために、恣意的に隠れて運用されるものではまったくないということです。

(2) そもそも人事制度とは何か

医療・福祉の現場で日々利用者、患者の生命にかかわる大変な仕事をしている皆さんにとっては、おそらく人事制度といわれてもピンとこないのではないでしょうか。「人事とは一体どういうものなのか」、「人事制度とは何を指すものなのか」と聞かれても答えられないのは無理もありません。さらに施設の事務管理部門で働いているスタッフの皆さんにとっては、人事だけを専門に行っているわけでもありません。ですから人事制度に関して明確に答えられる人はそう多くはないと思います。

ところが「毎年度行われる定期昇給が一体いくらになるのか」、「同僚と差があるのかないのか」、「毎月口座に振り込まれる給与額は、社会一般に比べてどうなのか」など、関心を持っている職員は多いでしょう。または、自分の行っている仕事が利用者や同僚・上司などからどのように思われ評価されているのかを気にしている職員はかなりいるのではないでしょうか。

こうしたこと以外にも、「自分はいつになったら主任になれるのか」、「主任や課長になったら何をしないといけないのか」、「新たな資格を身に付けるために最新の教育研修を受けたいが、どうしたらよいのだろう」といった疑問や要望を、日々仕事の合間に感じている職員は多いと思います。実は、このように皆さんが仕事をしていて切実に感じることがらのいくつかは、人事制度にかかわることなのです。図表38は「人事制度の3本柱」といわれている、(1)賃金制度、

図表38 人事制度の3本柱

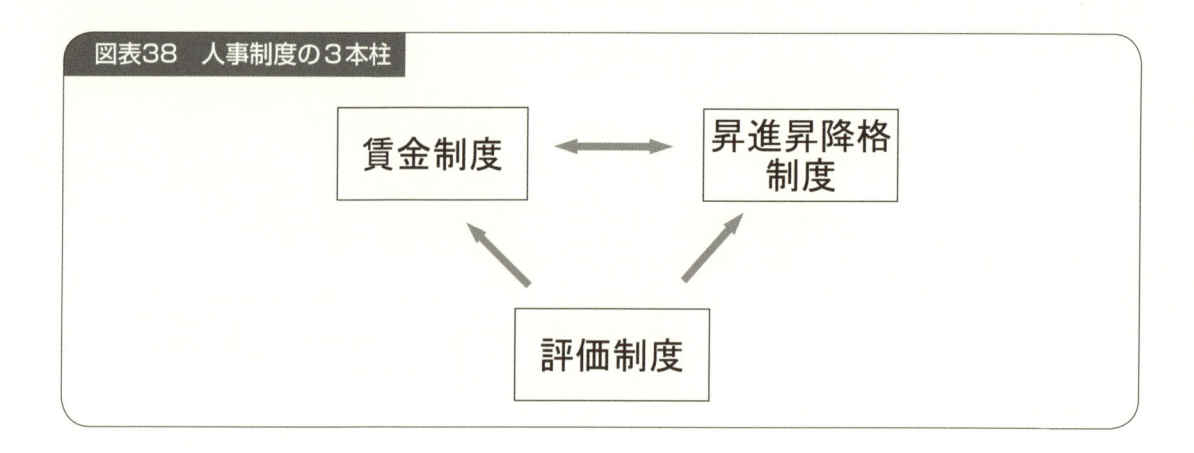

賃金制度 ⟷ 昇進昇降格制度

評価制度 → 賃金制度
評価制度 → 昇進昇降格制度

(2)昇進昇降格制度、(3)評価制度について整理し、その関係性を示したものです。人事制度を新たに導入構築しようと考えている法人にとっては、本来この3つの制度を同時に、そして体系的に改定し導入しなければ、人事制度の本来のねらいが十分果たせません。それほど、この3つの制度は深い関係性を持っており、人事管理の基軸を成しているのです。ここで、それぞれの制度について簡単に説明しましょう。

まず、(1)賃金制度とは、「そこで働いている職員に対して支払うべき給与額の決め方や昇給の仕方、給与の支払い方法や手順」などを明確にして規定化（賃金規定）したものです。

(2)昇進昇降格制度とは、「職員はどのようにすれば組織上の資格等級が上がるのか、または下がるのか。そして、その資格等級に合わせてどのような役職に就けるのか」といったルールや決まりを明示し、規定化したものです。

例えば、資格等級が上がるためにどのような人事評価を受け、勤続年数は何年必要か、どのような資格が必要か、面接やレポートや筆記試験はあるか、などが示されています。また、最近、資格等級は、人事評価が連続して低かったり懲罰を受けた場合は下がる仕組みにしています。

さらに(3)評価制度とは、「人事評価の対象を、職員が有している能力要素（潜在能力、あるいは顕在能力）にするか、または学歴や年齢、勤続年数といった年功や属人要素にするのか、それとも業務目標の達成度・成果といった業績・成果要素にするのかなどを明らかにし、それらをどのような仕組みの中でいつ、どのように、誰が評価するのか」といったルールや決まりを明確にして規定化したものなのです。

特にこの3番目の「評価制度」は、狭義では「人事考課制度」ともいわれますが、「人事考課」の結果がそのまま賃金制度における昇給や賞与、「昇進昇降格制度」における管理職昇進といった直接的な人事処遇のための基礎資料ともなるものなので、人事制度3本柱の中の要ともいえます。

最近では「人事考課」の結果を職員にフィードバックしたり、考課結果から見て不足している業務能力の開発目標を明示したりすることで、職員本人の育成を図ったり、仕事に対する動機付け・モチベーションとして活用したりするなど、職員育成・定着の手法の1つとして注目されつつあり、その重要性が増しています。

一方どちらかというと人事制度3本柱の中でも最も影の薄い存在が、「昇進昇降格制度」といえます。実際、今まで多くの社会福祉・医療法人の人事制度改革に携わってきて感じること

ですが、この「昇進昇降格制度」の設計構築に深い関心を持って取り組んだ法人は見当たりません。この点が一般民間企業と際立って異なる点だといえます。

理由はいくつか考えられますが、まず1つに「昇進意欲を持って仕事に取り組んでいる職員が少ない」ことがあげられます。女性や資格者を中心とした福祉・医療の現場では、行っている仕事の専門性や利用者に喜んでもらうことを第一義として仕事に携わる方が多いためでしょう。主任や課長に昇進して組織の中で良いポジションを得て、組織内でリーダーシップを発揮するような仕事をしたいと考える職員はそう多くないようです。従って、むしろ福祉・医療の現場では職種ごとの専門職処遇のための「昇進昇格ルート」を構築していくことが重要であると考えています。

さらに、組織構造的に見ても多くの役職者を出せるほどには管理職ポストをつくれないということです。施設規模にもよりますが、100床前後のベッド数を有している特別養護老人ホームを例にとれば、配置基準を考えて正職員は60人前後です。施設長以下の課長が3人もいれば多いほうだといえます。現状はほとんどの役職者が主任クラスであり、民間会社でいう「監督者層」が中心の管理組織形態となっています。そのため、管理職としての決裁者は施設長が行うことになるために、施設長の業務が現場実務よりとなってしまいます。

しかし、これではいつになっても施設長の後を次いでくれるような有能な経営者・管理者は育ってきません。そして、現場のマネジメントも十分行えず、常に現場トラブルが絶えない状態が続いていくのです。

賃金制度や評価制度（人事考課制度）の構築ももちろん必要ですが、現場マネジメントを考えると、福祉・医療の現場に沿った、昇進昇降格制度の構築も重要な課題であることを認識しなければなりません。

(3) 人事管理の一環としての人事制度

さて、前述した人事制度3本柱に加え、人事制度に関連する諸制度はほかに、「教育・研修制度」、「福利厚生制度」、「採用・雇用管理制度」、「就業管理制度」、「提案制度」など多様なものがあり、一覧で示すと図表39のようなります。

この図表39は「人事管理体系図」といわれるものですが、民間企業では、こうした人事管理体系に則って人事管理が行われています。この体系図を見て分かるように人事制度（賃金、評価、昇進昇格）は人事管理の一部（直接的労働管理政策の一部）であり、それ以外にも間接的労働管理としての「福利厚生」、「労働安全衛生」、「社会保険管理」、「小集団活動・提案活動」といった制度、政策が組み合わされて体系的に人事管理がなされてきています。

これに加え経営者と労働者双方がともに良い協力関係をつくり上げ、調和ある経営活動を推進していくことが人事管理の大きな目的です。

(4) 人事制度設計に当たって留意するポイント

人事管理、あるいはそのための諸制度の設計を行っていくためには、明確な「人間観」、「組織観」を、経営者、あるいは制度設計者が持つことが必要です。「あそこがやっているから」、「人に言われたからやる」というのでは「魂の抜けた形だけの仕組み」になりかねません。自

図表39　人事管理体系図

- 賃金・評価・昇進昇降格
- 雇用管理（採用、配員）
- 就業管理（労働時間、規律）
- 教育管理（層別、機能別教育）

労働能力管理

↕

人間性の向上　生産性の向上　公平性の維持

↕

労働力維持管理

- 福利厚生（文体、住宅、一般）
- 安全衛生（健康診断、産業医巡視）
- 社会保険（健保、年金、労災、雇用保険）
- 小集団活動、QC・提案活動

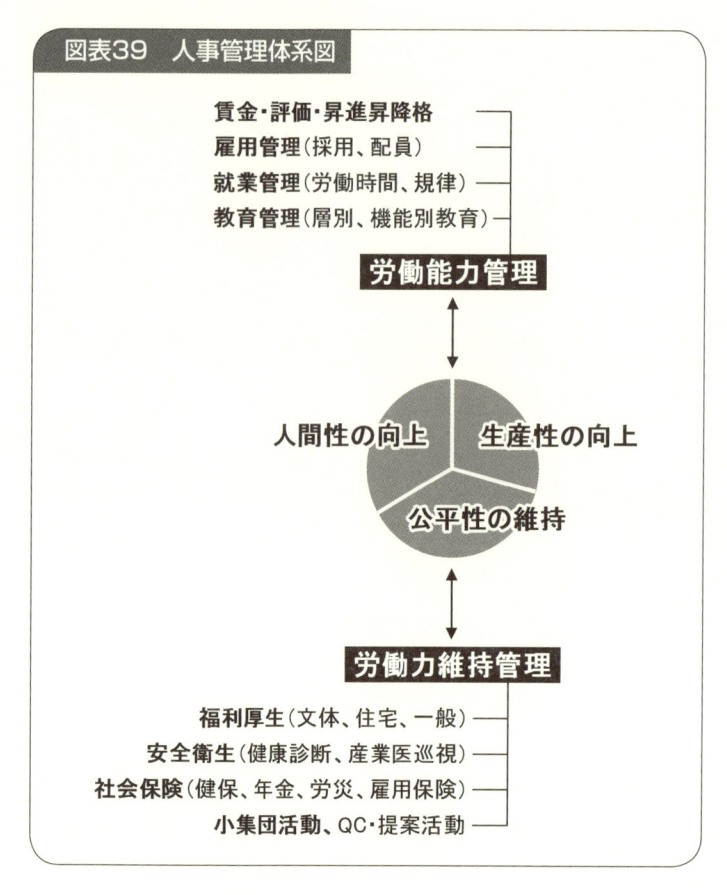

分の法人では「どのような職員を必要としているのか」、「そのためにどのように職員育成していくのか」、「職員にはどのような姿勢で仕事に取り組んでもらいたいか」、「どういう仕事内容を法人として評価していきたいのか」、「法人と職員との関係をどのように考えていくのか」などといった考え方や理念（人材育成理念）を明確にしていくことが大切です。

人事制度の設計や運用を行おうとする法人関係者の皆さんに、ぜひ理解しておいていただきたいのは、まず「制度ありき」といった制度中心的なものの考え方を横において、「私たちの法人は制度を利用して、どのような職員を育て、どのような組織風土をつくり上げていくべきなのか」、「そして結果としてどのような法人にしていきたいのか」といった将来構想や目的、理念を明確にしていくことから始めていただきたい、ということです。

制度設計というものは、そうした目的や理念を実現する「道具」、「手段・ツール」として活用すればよいのです。「制度」の設計はあくまでも「目的や理念」を補完するものなのです。最近いくつかの法人から、「人事制度を導入したがどうもうまくいかない。余計な負担が増えた割には機能していない」といった声を耳にすることが多くなりました。こうした声だけで単純に判断することはできませんが、どうも「人事制度を入れたら何もかもがうまくいく」という錯覚を持っている法人が多いのではないかと危惧しています。何回も申し上げますが、「制度」はあくまでも手段にすぎません。その「制度」を生かすも、殺すも法人運用者の明確な思いや目的、そして強固な人材育成理念があって、初めて成し遂げられるものです。

筆者は多くの福祉・医療法人の人事制度改革に携わりましたが、その効果が目に見えて現れてくるのは、制度設計に着手してから早くて3年はかかります。今まで10年以上前から継続されてきた、仕事の進め方や考え方などの職場風土、職員の育成や評価の考え方、本来、部下指導を行うべき管理監督者層のマネジメント力の実情などを考えれば、「人事制度」を導入してすぐさま効果を求めようとするのは無理があります。また、制度が定着するまでの途上には思わない反動もあるものです。それでも継続し続ける強い決意と想いがあるのかどうかが問われます。「城は一夜にして成らず」の例えではありませんが、特に新たな人事制度を導入し、そのねらいや目的を果たそうとするのであれば、一喜一憂することなく、焦らず一つひとつ着実に積み重ねていくことが大事だと理解してください。

11.「個人としてのミッション」を明確にすることが重要

　今まで、組織的経営においてはまず、法人の経営理念を初めとして目指すべき経営方向や目標（コアミッション）を明確にし、その目標を各部門および職員スタッフが共有化することが重要な視点であると述べてきました。
　そのようにミッションを軸として組織経営していく手法・システムをミッションマネジメント・システムと呼びますが、ミッションマネジメント・システムのねらいには、もう１つの視点があります。それは前述したように、そこで働いている職員スタッフと組織の双方が、ミッションを軸として、調和した経営協働体を構築していくことです。すなわち福祉・医療分野においては、そこで働く職員スタッフがどのような想いと気持ちを抱いて仕事を通した使命を発揮しているかどうかということを、最も大事にしなくてはならないと考えているのです。
　図表40、並びに図表41は、想いや心を失った繰り返し「作業」を、どのようにしたら想いや心のこもった「仕事」へと転換できるのかを図式化したものです。生活の糧を得るためだけの職場を考えれば、世の中には多くの職場があります。しかし、その数ある中から福祉・医療業界で働くことを選択した背景を考えると、人によってはさまざまな事情があると思いますが、その大きな要因となるのは「人のために尽くしたい」という崇高な「想い」であり、「使命感」だと思います。
　実際、職員ヒアリングなどの際に施設入職の動機を聞くと、幼いころに親御さんやおじいさん、おばあさんなどが病気や事故を負った際に人から優しくしてもらっているのを見て、自分も将来は「人の役に立ちたい」と強く心に感じたり、想いを持った、というような職員スタッフが多いということに驚かされます。福祉・医療業界に入職してくる職員は多かれ少なかれそうした「初心」を抱いてくるのですが、何年かたつと夜勤を含めた変則勤務、十分とはいえない人事処遇や教育訓練、３Ｋといわれるような職場環境など、さまざまな原因でその想いは次第に忘れ去られてきます。そして使命を持った「仕事」は次第に、毎日毎日マンネリ的に繰り返し続けられる「作業」へと変質していきます。利用者の命をつなげ、支えているはずの「仕事」がそうしたプロセスを経て「作業」に変質してくるということは、すなわち、利用者に対するサービスが形だけのサービスになってくるともいえます。また同時に、「繰り返されるマンネリ化した作業」は、働いている職員の気持ちや動機を萎えさせてきます。いうなれば「心のエンジン」が消耗し萎えてくるともいえるでしょう。その結果、職場において医療・介護事故を頻発させる原因になったり、職員にとっては仕事に疲れ、疲弊し利用者に対する想いや未練を残しつつも職場を去っていく原因になるのです。福祉・医療の職場で働いている職員の定着率の悪さや、退職率の高さは、そうしたことを裏付けていることの証左の１つとも

いえるのではないでしょうか。

そうした職員を支えていくためには、法人組織としてハード、ソフト面双方で職場環境の整備をしていくこと、すなわち、健全なマネジメント体制を整備するなどが重要であることは今まで綿々述べてきました。

ここでは、職員自身が入職時に強く抱いていた想いや使命感を自ら復活させ、さらに質の高いサービス提供をしていくためには何が必要なのかを述べていきます。

図表42は福祉・医療法人とそこで働く職員との関係性を図式化したものです。図表のように、福祉・医療法人で働く職員は、人としての優しさや使命感のみを持って仕事に取り組むのではなく、現在行っている仕事を生涯を通した自己実現を果たすべき仕事・目標と位置付けて取り組むことで、法人と対等な関係性を構築していくことが大切であることを示しています。つまり、高い専門性を持って、仕事に取り組む福祉・医療分野のスペシャリスト（「専門職」）としての意識と気概を持って、仕事に取り組むことで法人組織と対等な関係性を確保できるのです。

一方で図表43は、組織として何ら必要な手を打つことなく職員の想いや使命感に依存し、職員もまた、生活の糧に必要な雇用関係の維持のみに依存しているという、相互の「もたれあい・依存構造」を図式化しています。言うまでもないことですが、職員と法人とがもたれあいをしている組織風土は、よどみ、活力を失ったものになります。当然ながら質の高い利用者サービスは期待できないでしょう。

生き生きとした活力ある風土と質の高い利用者サービスを提供し、地域からも評価される価値ある法人となるためには「職員の心の復活」が必要といえるでしょう（図表44）。

図表40　「作業」から「仕事」へ

職員価値創造に必要な、職員自らの自己認識〜「作業」を「仕事」に転換し価値を高める

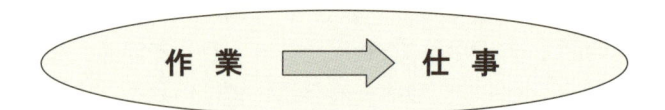

作　業　⇒　仕　事

・「仕／事」とは本来「（神）事に仕える」ことであり、そこには強い使命性や想いが込められているもの（ベルーフ（独）、ジョブも同様）

・今行っている仕事は本当に「仕事」になっているか問うことが必要

・何年たっても変わらない「作業」の繰り返しでは、仕事のマンネリ感が強く、仕事が終わっても満足感がなく、仕事を通した自分の成長もおぼつかない

11.「個人としてのミッション」を明確にすることが重要

図表41 「作業」から「仕事」へ転換

☐ ただ責任感、義務感に迫られて、朝早くから夜遅くまで、一生懸命に働けばよいというのではなく、常に知恵と創意工夫を持って仕事に取り組み、必要とあれば仕事の見直しも進んで行う気持ちを持つことが大切〜人的生産性の意義を知ることが大事

☐ 人の生死に直接かかわる仕事を選択した「強い想いや使命感」、そして社会的貢献性の強い仕事を選択した「自己の役割認識」とそこで見いだそうとする「自己の存在意義」、といった初心の想いに息吹をかけてやることで、「作業」を「仕事」に再度転換させていく

☐ ただ単に生活の糧としての賃金を得るためだけに行っているものなのか、あるいはそれを通して自己の成長、生涯キャリアを獲得しようとして行っているかによって、それは「作業」ともなるし「仕事」ともなる

図表42 人事・組織の戦略的アプローチ①

これからの社会福祉・医療法人における「個と組織との関係」
〜新たな関係づくり

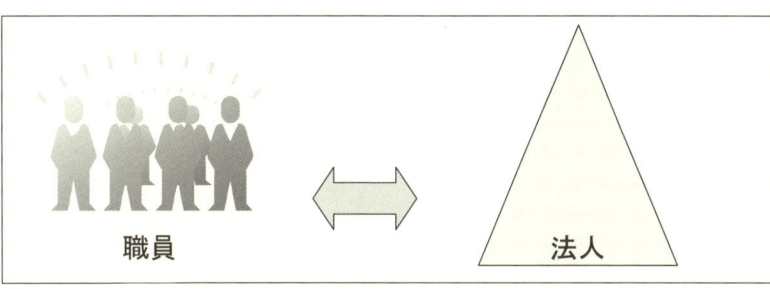

職員 ⇔ 法人

視点1：やさしさや想いだけでなく、1人の個人としての自己成長・実現を明確に求める時代
視点2：仕事の専門性や貢献度を通した法人の利用者サービス向上と経営効率改善

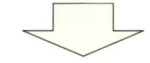

＜仕事を通した個と組織との対等な関係＞

図表43 人事・組織の戦略的アプローチ②

社会福祉・医療法人における「個と組織のもたれ合い関係」の図式

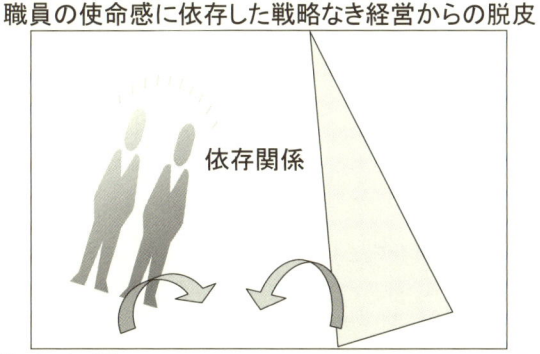

職員の使命感に依存した戦略なき経営からの脱皮

依存関係

疲弊しきった職員　　希望も展望も与えられない法人

第1部　経営人事マネジメントの策定

```
┌─────────────────────────────────────────────┐
│  図表44　新たな福祉サービス価値の創造へ      │
│                                              │
│    ＜Calling　care　spirits，Saving　care　value＞  │
│                                              │
│                    ↓                         │
│                                              │
│      職員の心の復活（職員価値の創造）を通した │
│        新たな福祉サービス価値の創造へ         │
│                                              │
└─────────────────────────────────────────────┘
```

(1) どのようにして心の復活を遂げるのか～職員の自己改革の必要性

　それでは、どのようにして「職員の心の復活」を遂げればよいのでしょうか。図表45は福祉・医療業界で働く職員が、心の復活を遂げるために取り組むべき自己改革の方向性を表しています。

　1つは仕事に対する姿勢を見直すこと。つまり、仕事に対する想いや使命感にこだわりすぎて自己犠牲的に仕事に埋没してしまうような姿勢を転換して、自らの自己実現の手段の1つとして今の職場や仕事を活用していこうという、主体的な姿勢を持って仕事に取り組むことが必要であることを示しています。

　第2として、今の仕事を生涯を通した自分自身のキャリア形成の一環としてとらえるということです。そもそも本来のキャリア形成とは、生涯を通して形成していくものですから、まず、自分自身がどのような人生目標を持って仕事に取り組むのかを明確にする必要があるのです。つまり、きちっとした人生観を持って仕事に取り組んでいくことが大切なのです。一時期の想いやきっかけだけではなく、生涯を通した想いや目標を、できれば明確な形で持つことが必要だといえます。

　筆者の経験では、こうした視点で職員スタッフを見ると、残念ながら明確な人生観や目標を

```
┌─────────────────────────────────────────────┐
│  図表45　福祉・医療職員が取り組むべき自己改革 │
│                                              │
│        福祉・医療職員が取り組むべき自己改革   │
│                                              │
│ □仕事に対する取り組み姿勢の見直し            │
│   想いや使命感にこだわり、自己犠牲として自己を仕事に埋没させるのではなく、自己実現を果 │
│   たすための手段の1つとして仕事や職場を活用する │
│ □自分のキャリアの的確な把握と、生涯を通した自己実現目標の構築 │
│   キャリア形成とは人生の一時点を指すのではなく、生涯を通した自己実現のためのものと位置 │
│   付け、明確な人生目標を構築するとともに、今有しているキャリアはどのようなもので、外で │
│   も十分通用するものなのか、あるいは今後自己の生涯キャリアを形成する上で適切なものなの │
│   か、を現在までの職務歴や実績などを通して客観的に把握する │
└─────────────────────────────────────────────┘
```

持って仕事に取り組んでいる職員は少ないようです。一方で明確な人生目標や明確な人生観を持っている職員は、少々の問題や事態が生じても動揺することはありません。長い人生を見通した心の「軸」を持っているからといえます。多少の困難も、長い人生での必要な出来事、経験として鳥瞰でき、困難に遭遇しても自らの肥やしとしてとらえるすべを知っています。そうした職員の行っている仕事や利用者サービスは、その人ならではの価値や質を伴っているものです。

(2) まず自身の想いやキャリアを棚卸してみる～外的キャリアと内的キャリアとのバランス診断をする

　自らの生き方や人生観、人生目標を明確にしていく1つの方法として、自分自身を棚卸してみるという考え方があります。何を棚卸するかというと、自身が今まで生きてきたキャリア（内的キャリア、外的キャリア）を棚卸しし、再確認するということです。これを筆者は「キャリアバランス」を診断するといっています。図表46はキャリアバランスを診断する診断構造を図式化したものです。ご覧になって分かるとおり、キャリアを診断するのは、「市民軸」、「仕事軸」と「主体軸」との3軸で診断するようにしています。筆者が述べる「市民軸」と「仕事軸」とは、この2つを統合した、「経験」をもとに築かれた外的キャリアです。また、「主体軸」とは経験から得た内的気付きやインスピレーションによって人生の意味を概念化してきたことの総称です。また、それぞれの診断軸の意味するところを図表47で示しました。このキャリアバランス診断（内的キャリアと外的キャリアのバランス診断）の考え方や仕組みは筆者が何年もの経験の中で独自に構築したものです。図表48にキャリアバランスが崩れている様子を模式的に示してみました。この状態をあるビジネスマンを例にとって、簡単に説明します。

　この被診断者の内的キャリア（縦に立っている主体軸）は大きく「仕事軸」に傾いており「市民軸」とのかかわりがほとんどないことが分かります。また「主体軸」の大きさもか細くなっ

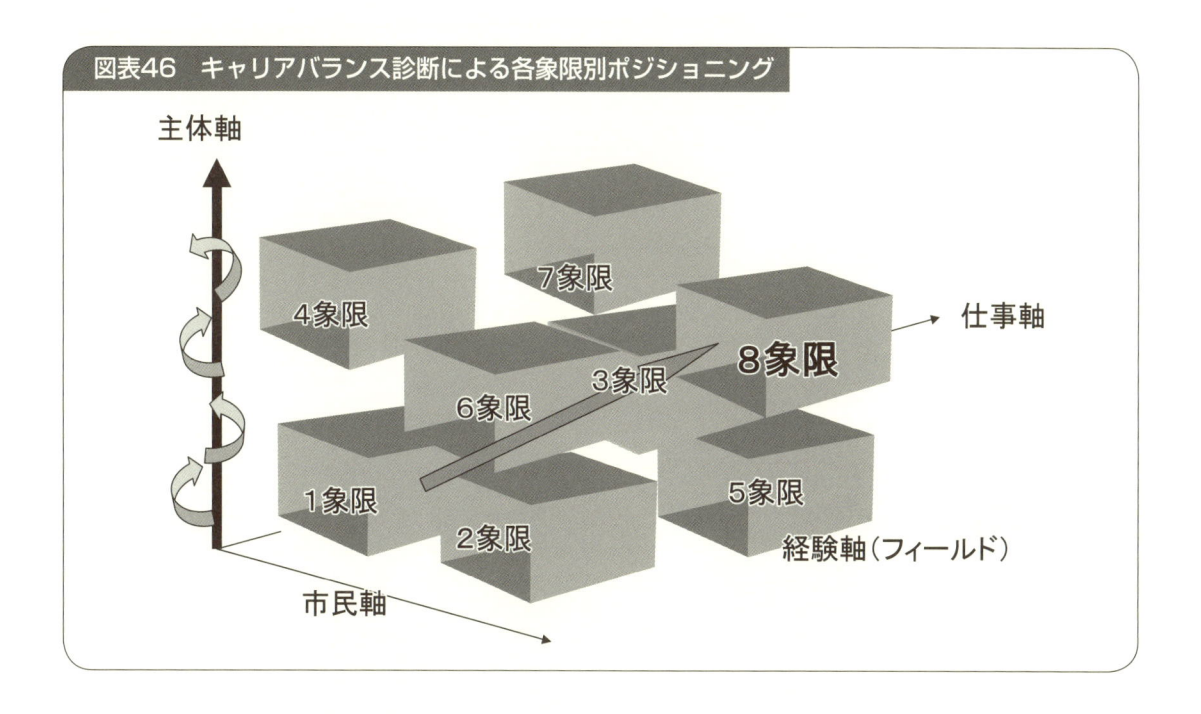

図表46　キャリアバランス診断による各象限別ポジショニング

図表47　キャリアバランス評価３軸の構成要素

	専門性 （エグゼキュート）	貢献性 （ウィン・ウィン）	協働性 （チーム）
仕事軸	能力開発に努め、独自の専門性を持って仕事の達人となっているか	会社業績を必達し、市場・顧客・社会の期待に十分こたえることで自身の成長を遂げようとしているか	他者と積極的にかかわり協働の成果、相乗の効果を志向しているか

	公共人 （プリンシプル）	家庭・地域人 （プライベート）	社会人 （パブリック）
市民軸	公共のルールや社会規範を共有化し、準拠して行動しようとしているか	家族の成長を喜ぶとともに、近隣地域の人々、地域団体と積極的にかかわろうとしているか	ボランティア精神のもと、自然保護や省エネなど、新たな社会価値の育成に関与しようとしているか

	生涯発想度 （ポジティブシンキング）	使命感 （ミッション）	価値基準 （バリュー）
主体軸	人生に対して前向きの姿勢や抱負を持ち、人生を享受しようとしているか	生きていくことの意義や社会的役割を深く追求し、自らの使命を自覚して生きているか	健全な自分独自の人生観や世界観を持ち固有の存在性を確立しようとしているか

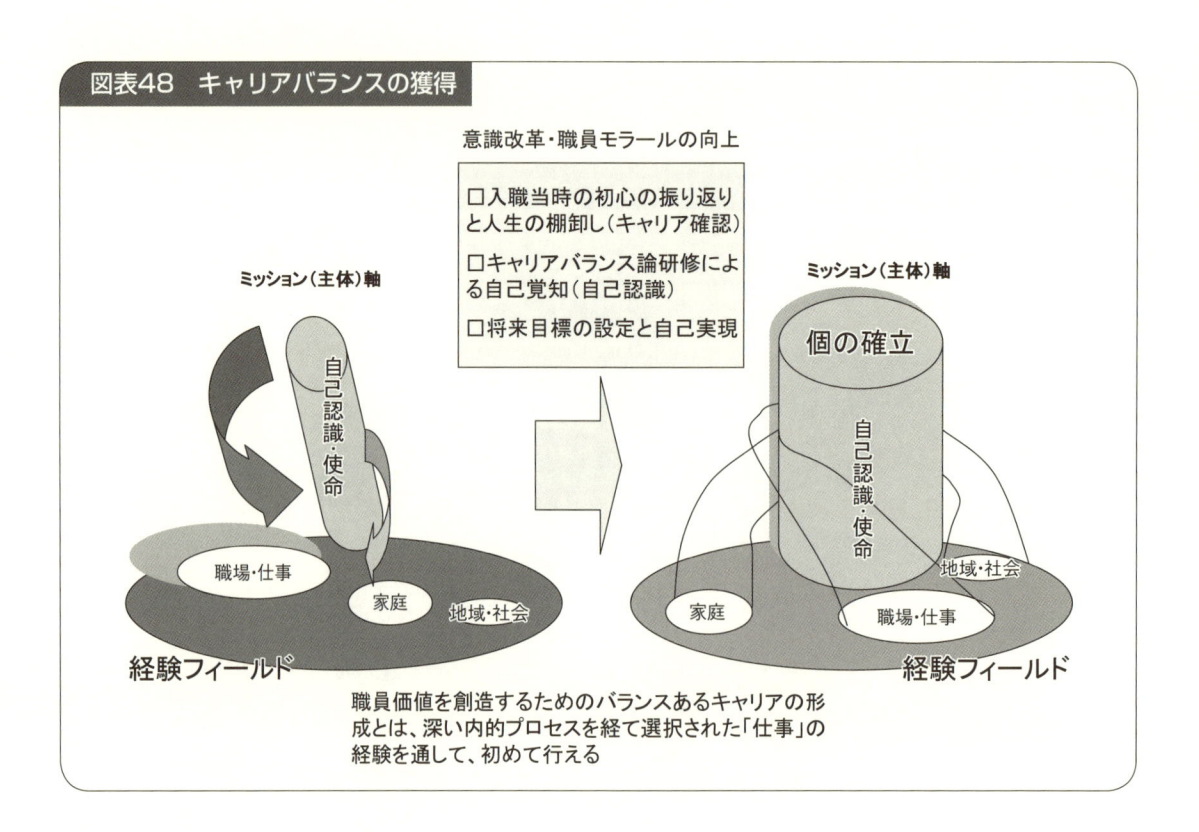

図表48　キャリアバランスの獲得

意識改革・職員モラールの向上
- 入職当時の初心の振り返りと人生の棚卸し（キャリア確認）
- キャリアバランス論研修による自己覚知（自己認識）
- 将来目標の設定と自己実現

職員価値を創造するためのバランスあるキャリアの形成とは、深い内的プロセスを経て選択された「仕事」の経験を通して、初めて行える

ていて、内的キャリアの密度が希薄であることを示しています。

　この該当者はいわゆる「会社人間」と言われた人で、家庭や地域を顧みることなく仕事一筋で生きてきたビジネスマンなのです。ご存じのとおり、今企業は年功主義的な人事制度を捨てて、成果主義的な風土をつくり上げることで会社再生を図ろうとしています。この社員はこうした風土の中でいわゆる「リストラ」対象になっている社員なのです。成果主義人事において社員に求められるものは「自由な発想」と「創造力、独創力」であり、前例を打破できる強い意欲と使命感を持った社員なのです。そのためには閉鎖的な組織ともいえる会社から一歩距離を置き、会社べったり人間から、地域社会に広く関心を向けられる伸びやかな発想を持った社員となることが求められているといえるのです。つまり「キャリアバランスがとれている」社員こそが今求められているといえるでしょう。

　従って、どのようにしたらキャリアバランスが獲得できるのかといったことが大きなテーマ・課題になるのですが、それについては本書の目的からはずれますので、機会があればまた別途お話ししたいと思います。

(3) まとめ

　今皆さんにこうして示しているキャリアバランス診断は、実はビジネスマンに対する自己改革研修プログラムとして作成したのですが、近年感じることはこの考え方はすべての業種、職種に当てはまるものだということです。今の日本は、誰もが目標を喪失した中でさまよっているとしか思えないことが多く発生しているように感じます。一心不乱に目指してきた高度成長が終焉し、どう本来の人間らしさを取り戻して人生を謳歌していくのか。単なる物的、金銭的な経済的成長ではなく、心や精神の発展や成長をどのように復活させ、獲得していくのかが求められている時代だといえるでしょう。

　福祉・医療の現場で働く職員は、大変な時代を駆け抜けてきた高齢者の方々を支える役割を担っているのですが、ただ一時期の使命感や想いだけで支えることは、もはや限界といえるでしょう。法人組織のしっかりとした体制整備はもちろん、職員一人ひとりが確固たる人生観や目標を獲得した上で利用者サービスにまい進されることを望みます。

第2部

制度構築編

人が育つ人事制度の仕組みを
どのように設計するか

1. 人事制度の変遷

日本における人事制度の変遷とその特徴

　日本の高度成長期に主流を成してきた人事制度の1つとして「職能資格制度」があります。この制度は戦後から今日に至るまで人事制度の主流を成してきました。

　職能資格制度は能力主義制度ともいわれていますが、その特徴はまず各部門、職種で遂行されている課業・業務内容を詳細に棚卸し、分析した上で（課業の洗い出し、職務調査などと呼ばれる）、それぞれの単位職務を遂行するために必要な能力要素、要件を難易度別に整理・区分化することにあります。それに併せて難易度別に「職能資格等級・ランク」と呼ばれる組織昇格上のポジション・職位を設定し、定義化していきます。職員は保有する能力によって職能資格等級・ランクに格付けされ、これを軸に人事制度の運用が始まります。図表1にA病院の職能資格等級・ランクの定義を示しました。

　この職務洗い出し作業は、かなりの時間がかかる作業で、職能資格ランクを設定するための前段階として、必要な部門別・職種別の職能要件書（職務遂行能力要件書）を作成したところで力尽きてしまう会社や法人が多く見られます。これだけで数年をかけるところもあると聞いていますが、「職能資格制度」はこの職能要件書や職能資格等級を基本に人事制度が成り立っているのです。

　今少し、この「職能要件書」について述べてみます。

　『部署別、職種別に現在職員が行っている業務を棚卸し、細分化した上で、その業務を遂行するために必要な能力要素を「企画力」、「交渉力」、「文書作成能力」などといったように整理・洗い出します。その上で、難易度別に等級ランク化しながら能力要素ごとの職務要件を整備、区分化された書式』とでもいえるでしょう。各職員はその保有している能力に基づいて職能資格等級に格付け・ランク付けされ人事処遇の基礎とされるのです。

　人事処遇には賃金処遇や昇進昇格処遇がありますが、この制度下での賃金や人事考課、昇進昇格といった各種制度の内容や運用はこの能力主義的人事を進めていくために、工夫されながら体制整備がなされていきました。

　図表2は職能資格制度を導入していた社会福祉法人が使用していた賃金表で、専門的には「範囲賃率表（レンジレート）」といわれるものです。この賃率表の賃金額や積み上げの仕方は、法人によってさまざまに工夫されているようです。例えば、評価の結果とピッチの数とを連動させて賃金積み上げをしたり、評価はせずに毎年一定数ピッチを積み上げるなどしています。いずれにせよ、毎年ピッチを上方に積み上げることに変わりはなく、下方に下げていくことはありません。これを「下方硬直的」といいますが、この仕組みこそが日本の高度成長期における人事制度において年功積上げ型の人事処遇、賃金処遇制度の主流でした。

図表1　職能資格等級表（A病院）

資格	定　義
J-1	1　細部的な指示、もしくは定められた手続きに従い、補助的、見習的な仕事や定型的繰り返し的な仕事、または特別の熟練を必要としない単純軽易な作業を行う職位。
J-2	1　普通程度の知識と経験に基づいて、具体的な指示を受けながら仕事を行う単位 2　定められた手続きに従い、日常の事務もしくは技能的な作業または単純繰り返し的な作業の指導あるいは技術的な補助業務を行う職位。
S-1	1　比較的高度の知識と経験に基づいて業務処理の方針ならびに手続きの要点については指示を受けるが、通常は自己の創意と判断に基づいて業務の計画、調整、もしくは比較的複雑な専門的業務を単独または補助者を指導しながら上級監督者を補佐する職位。
S-2	1　一般的な監督の下に、一定範囲の業務について具体的な処遇計画を立て、その遂行に当たるとともに部下を指導監督して、日常業務の遂行について実質的な責任を有する職位。 2　極めて高度の熟練と技術に基づいて単独または補助者を指導しながら複雑な専門的分野の仕事を行う職位。
M-1	1　所掌業務の政策的な事項については、指示を受けるが、日常の業務については、権限規定に定められた範囲で自主的に業務の実施運営に当たり、部下を指導監督するとともに、実施上の事務的技術的な面において実質的な責任を有する職位。 2　極めて高度な熟練と技能に基づいて一定部門の作業を行い、もしくは責任を持つ職位。
M-2	1　病院運営の基本的方針に基づいて、その運営に当たるとともに、経営スタッフとして、直接経営幹部を補佐し、病院運営の基本的方針の策定に参画する職位。

　このように「職能資格制度」は、職員の能力に基づいて職員を格付けし、人事処遇しようという制度で、「能力主義制度」と呼ばれ長期的に職員の能力育成を図っていくことをねらいとした制度といわれています。

　次に、職能要件書ができた後の制度運用の仕方についても簡単に述べておきます。まず、作成された職能要件書をもとに職員と面接することで個別に職務基準（職員のチャレンジ目標）を作成します。その際のチャレンジ目標は職員と課長とで話し合いながらつくるのですが、会社や法人によっては、チャレンジ目標の件数は決められておらず、さらに目標設定の仕方も本人が該当する等級基準より下位、あるいは上位の目標であってもそれを認めているところもあるようです。

図表2　範囲賃率表

平成11年度職員給与公私格差是正事業適用給料表

行　(一)

級号数	1級 給料月額	2級 給料月額	3級 給料月額	4級 給料月額	5級 給料月額	6級 給料月額	7級 給料月額	8級 給料月額
1	—	152,700	166,600	209,700	—	239,900	—	310,0
2	—	158,500	173,600	218,400	—	249,000	—	321
3	—	164,700	182,100	227,300	238,600	258,200	279,500	32
4	140,100	171,700	190,600	236,400	247,700	267,500	289,200	
5	144,700	180,100	199,200	245,500	256,900	277,000	299,000	
6	150,200	188,500	207,800	254,600	266,200	286,700	309,100	
7	155,900	197,000	216,500	263,800	275,700	296,500	319,500	
8	162,000	205,600	225,300	273,000	285,200	306,500	330,200	
9	168,300	214,100	234,300	282,300	294,900	316,800	341,200	
10	176,400	222,600	243,300	291,600	304,700	327,200	352,300	
11	184,700	231,000	252,300	300,700	314,800	337,600	363,600	
12	193,100	239,300	261,200	309,800	325,100	348,100	374,900	
13	201,700	247,600	270,000	318,800	335,400	358,600	386,100	
14	210,100	255,700	278,700	327,600	345,700	369,200	397,30	
15	218,400	263,800	287,300	336,400	355,800	379,600	408,50	
16	226,700	271,100	295,800	㊡344,900	365,800	390,000	419,5	
17	234,900	㊡278,400	304,100	353,000	375,700	400,200	430,0	
18	242,600	285,400	312,300	360,700	384,800	410,200	441	
19	250,200	292,200	320,100	368,200	㊡393,900	㊡419,400	450	
20	257,300	299,000	327,800	374,900	402,400	426,400	㊡40	
21	㊡263,700	305,700	㊡335,500	380,800	㊡408,800	432,700		
22	269,600	312,200	342,200	385,600	414,700	438,500		
23	275,400	317,500	348,800	390,100	419,200	443,400		
24	281,000	322,900	353,800	393,700	423,400	447,700		
25	286,500	327,000	358,100	396,500	427,100	451		
26	291,800	330,300	362,000	399,000	430,000			
27	296,900	333,200	364,500	401,300	432,800			
28	300,600	336,000	367,000	403,500	435,6			
29	304,000	338,100	369,200	405,600	43			
30	305,600	340,000	371,100	㊧407,700				
31	㊧307,200	341,900	372,900	409,800				
32	308,800	㊧343,600	㊧374,700	411,900				
33	310,400	345,300	376,500	414,0				
34	312		378,300	41				
35								

　そうして作られた目標の達成度を「成績考課」で行い、職員の保有している能力や知識・技術の度合い（習熟能力、修得能力など）を「能力考課」で、また、仕事に対する取り組み姿勢を「情意考課」で評価し、職員の昇給や賞与支給、上位等級への格付け（昇格）などにつなげることになります。

　現在、この制度を導入し運用している１つの例として、図表３のＡ病院の人事考課表を見てください。この人事考課表は説明によると、「成績考課」と「情意考課」とを組み入れた考課表で、６カ月ごと年に２回行うべきものとあります。これに加え「能力考課」というものがあり、これは１. 修得能力：知識、技術と、２. 習熟能力：判断力、企画力、折衝力、指導力といった考課要素があり、この「能力考課表」は年に１回、昇給評価の際に実施する、となっています。

図表3 人事考課表（A病院）

所属		氏名		採用日	大正 / 昭和　　年　　月　　日	所属長	総務課長
職種		生年月日	大・昭　　年　　月　　日	評価期間	自 平成　年　月　日　至 平成　年　月　日		

評価要素		一次評価 二次評価	評価の根拠	S	A	B	C	D	計	勤怠度	合計	評価段階
成績	仕事の質　仕事の誤りなさと出来栄え	一次										一次
		二次										
	仕事の量　仕事の段取りと処理の速さ	一次										二次
		二次										
情意	規律性　服務規律に関する行動　規律を守ろうとする精神	一次								適性所見		
		二次								現職に最適である		
	協調性　チームワーク上望ましい行動　協調的にやろうとする精神	一次								現職に適している		
		二次								どちらともいえない		
	積極性　改善・提案・自己啓発に関する行動、積極的姿勢	一次								現職に不適である		
		二次								評価者所見（職務実績含む）		
	責任性　自分の守備範囲内での行動　責任を守ろうとする意志	一次										
		二次								所属長　最終確認印		

日本における人事制度の変遷～今日的課題

　この「職能資格制度」の特徴は、職員の保有する知識・能力で職員を格付け処遇し、長期的観点で見た職員の能力開発、育成などにつなげようとする仕組みで、高度成長期の当時の日本では、終身雇用、年功序列といった人事慣行を支える仕組みとして各社こぞって導入を図ったものでした。しかし、高度成長期が終焉し、先が見通せない経営環境が到来した現在、短期間に成果をあげることを至上命題とする外資系企業の日本参入などもあって、人事のねらいも大きく変化し、制度そのものを根本的に見直そうとする企業が20年ほど前から現れ始めました。

　こうした時代の流れの中、「職能資格制度」は求められるニーズや変化に応じてその都度、見直し運用されてきたり、制度の一部修正、解釈の見直しなどを行うなどによって次第に制度が複雑化してきました。

　こうした見直しの大きな流れとして、「職務基準」(チャレンジ目標の設定)と呼ぶ、いわば「目標管理」の仕組みが取り入れられてきています。職務基準の設定に際して最近では、「経営方針や事業計画の共有化」といった要素を加えた上で、チャレンジ目標の設定をするようになっているようです。しかし、目標設定の際に、本人の該当する職能要件に見合う業務が今の仕事の中にない場合、下位特級の目標であっても認めるという「あいまいさ」を持たせているため、多少の混乱を来しているといわれます。

　このように、職員を職能要件に沿って格付け処遇をしているにもかかわらず、その能力を発揮しないままに下位等級の仕事をしていても、そのまま該当資格等級の賃金がもらえるというのは腑に落ちないという職員が多いようです。本来、その資格等級に値する業務が行われていないのなら、それに値する業務、仕事をつくり出すのが上司たる「管理職」の役割だといえます。特に今のように経営環境が大きく変化している中で、法人は新たな経営計画や目標、方針を示しているのですから、部門の長である課長はそれに沿って、自部署の「業務分掌」を変更し、さらなる新たな戦略業務を組み入れ、今までとは異なった高度な業務内容をつくりこみ、部下に指示していくことが必要となります。そのようにしていけば自分より下位の等級の仕事をするなどというようなことは起こらないはずです。

　過去から継続的に行われてきた、習慣化・ルーチン化した業務の中から目標を設定するという姿勢を変え、業務そのものを新たに見直し、再構築する中で本人の等級にふさわしい高度な目標を設定することが大切だといえるでしょう。法人はそうした組織管理、業務管理できる組織経営型管理職を育成していくことが今求められています。

　実際、最近の職能資格制度の手引書には「この時代変化の中では、会社業務は4～5年で変わるので職能要件はその都度見直しをしなくてはならない」と記してあります。

　時代の変化がすさまじい今、「現在行っている職務、業務はもう既に陳腐でマンネリ化したものになってはいないだろうか」と、自己点検する必要があります。

本来もっと力を入れなければならない業務内容が無視され、おろそかにされてきてはいないか、見直さなくてはいけないでしょう。また、まったく今までになかったような新たな業務内容を組み込む必要も出ています。そういう意味ではこれと同時に、業務組織の再構築もしなくてはいけない時代になったということです。

　「職能資格制度」という人事制度をいつまで維持し続けていくのでしょうか。有能な職員の処遇はきちんとしなければ、法人に定着しません。変化の多い経営環境の中では法人と職員とが、ともに成長発展できる新たな仕組みが必要です。「職能資格制度」を導入している会社・法人では勤続を積み上げた高齢の一般職員の賃金のほうが、課長などの管理職よりはるかに高いといった逆転現象が多く見られています。これが若年層のやる気の低下や、人件費負担による経営圧迫などといった現実に直面しています。職員の保有能力を基本としているので、上位等級に格付けされても就くべき役職ポストの適性がなければ、必ずしも課長などの役職に就かなくてもよく、遂行している仕事や役割の割には高賃金化しているといった会社・法人は多いようです。

　「職能資格制度」について、ずいぶん批判めいたことをいろいろ書き連ねてしまいましたが、人事制度や組織マネジメントの仕組みは、その置かれた時代の変化（経営環境や人間観の変化）に対応して進化を遂げるものだと考えています。今の時代はある意味では人事制度にとっても黎明期ともいえる時代で、「これが本命」といえるような人事制度はこれからを待たなければいけないかも知れません。

人事管理のこれからの方向性

　それでは、これからの時代に適応した人事管理制度とはどのようなものなのでしょうか。図表4はこれからの時代の人事管理に期待される役割や機能について、前述した人事管理に、本来期待されている経営管理的機能と、1950年代から台頭してきた経営組織論における新たな人間観（アージリスを代表とする）とを併せ考え、さらに、戦後日本の主流を占めていた年功積み上げ的な人事管理への反省を踏まえてまとめたものです。ここで示した人事管理の方向性をざっくりというならば、「会社に定年になるまで永年にわたり滅私奉公させた上で、会社貢献を果たさせようとした旧来の人事のねらいから、従業員一人ひとりが果たすべき仕事の成果・達成度でもって会社貢献をしてもらおう」という考え方に大きく変わってきたということです。

　もう少し細かくいうならば、まず1つに「会社業績を上げていくための経営目標を明確にした上で、経営目標を従業員一人ひとりの仕事・目標に落とし込みながら、その達成を図っていく」といった経営管理的側面を持っているのです。これは従来現場でのマネジメント用に行われてきた「MBO：目標管理」そのものの考え方といえますが、これを人事管理システムと連動して運用することが求められています。つまり「従業員一人ひとりに落とし込まれた仕事・目標」はそのまま従業員に対する「評価目標（人事考

図表4　人事管理のこれからの方向性

（ねらい）会社、個人の生産性の向上

年齢・年功軸から「仕事・役割」を軸とした人事管理への移行

従来のように社員の年齢や勤続年数などの属人的要素を基本軸とした人事管理制度から、社員それぞれの果たすべき仕事・役割を基本軸にして評価・処遇する人事管理に移行することが必要

会社の経営目標を社員一人ひとりの目標に落とし込める人事管理システムの導入

会社の経営目標を達成するためには、社員一人ひとりがそれぞれのポジションに応じた目標に置き換えて、業務遂行することが極めて重要

（ねらい）社員個人の能力開発と個の確立

社員に対するキャリア形成・将来育成の方向の明示

社員を将来どのように育成し、生涯にわたるキャリアをどう身に付けてもらうのかを会社として明確にし、具体的に社員に明示することが必要

仕事を通した真の専門職（プロフェッショナル）の育成

本来、果たすべき付加価値の高い仕事内容を各職群、各等級ごとに整理、構築し、それをもとに社員の教育、ローテーションに活用することで社外でも通用する専門性の高い社員の育成につなげることが必要

課目標）」とし、そうして設定された目標の達成度を測定することによって、従業員を評価し処遇につなげていくという仕組みを構築することが必要だということです。その中ではもはや年功序列といった概念はありません。会社に長くいたから人事考課・評価が高くなるのではなく、与えられた仕事・目標をどこまで達成したのかが問われるようになるのです。

　さらに2つ目の視点は、「従業員を一個の人格を持った人間として尊重し、その成長と自己確立を図るための支援をする」といった人材育成の側面です。会社業績に貢献してもらうことはもちろんですが、それを通して従業員自身も社内・外で通じるような専門性を持ったスペシャリストとして育ち、生涯を通した自己実現を図ってもらいたいというねらいがあるのです。昔のように年功序列の人事慣行の中で育ち、「役員や部長ならできるけど、経理事務や人事管理といった専門性などは特に持っていない」ということでは、もはや社外では通用しません。会社にいる期間だけがそのヒトの人生ではなく、

会社を辞めても「個」としての人生は継続します。「個」としての長い生涯を通したキャリア形成こそが自己実現に向けた道といえるでしょう。これからの人事政策は、社内の閉鎖されたクローズドな中で従業員のキャリアを考えるのではなく、生涯を通した育成をも視野に入れた仕組みをつくることが必要になっています。ある大手重電機メーカーでは「インナーキャリア」といった考え方で人材育成、人事管理を進めていると聞いています。一時的、外形的な職歴ではなく、長い期間を通した心の形成、人格の形成こそがキャリア形成として必要と考えているのです。そういう時代になってきたということです。高度成長期における人材育成、人事管理の実態を考えると隔世の感があるといえます。

「年齢軸」から「仕事軸」の人事管理へ 年功積み上げ型人事制度の抱える構造的課題

　このように人事管理のあり方や方向性は、時代とともに大きく変わってきていますが、今の変化を、「年齢軸から仕事軸への転換」と言いたいと思います。図表5はこれからの日本において、人事制度を運用していくための基本となる軸が、「年齢（年功）」から「仕事（役割・目標）」に大きく移り変わってきていることを表したものです。実はこの単純な図表の中にこそこれからの人事管理の方向性が示されています。

　戦後間もない日本では、産業復興のために労働者の確保と育成は欠かせないものでした。しかし、復興期にある企業経営者にとって資金的余裕はむしろ生産財の仕入れや、生産設備の導入などに振り分けねばならず、人件費に配分できる余裕があまりなかったと考えられます。一方で、労働者を確保・育成するためには、労働者や労働組合が納得できるような賃金の支払いをする必要もありました。そうでなければ従業員は退職し、生産維持もできなかったのでしょう。そうした背景の中で生まれてきたのが従業員の「年齢」にリンクした賃金支払いの方式であったと考えられます。

　18歳前後の若年労働者が、生活していける程度の賃金を最初に設定し、その後年齢が増えるに従って、賃金もそれにスライドして上がっていく（毎年昇給していく）という仕組みです。さらにこれに加え、従業員の学歴や年齢、勤続年数などに応じて役職ポストを用意したり、定年まで会社のために頑張って仕事をしてくれた従業員には、手厚い退職金でこれに応えてやるなど、従業員のやる気やモチベーションを維持し、「愛社精神」や「帰属意識」を持たせ、いつまでも会社のために働いてくれる従業員を育てていこうという風潮、風土が次第に醸成されていきました。この仕組みは若年層の多い新興の会社組織では、当初は人件費負担が少なくてすむわけですし、年ごとに企業が成長・拡大していくものと仮定すればそれにつれて人件費の支払い余力も増すので、従業員の年齢が高くなって次第に高賃金化してきても十分対応できるものと考えられていました。

　しかし、この仕組みは将来にわたって企業が右肩上がりに成長を続けていくという前提があってこそ、成立する仕組みであったのです。では、このように年齢とともに賃金

図表5　人事制度運用の基本軸転換

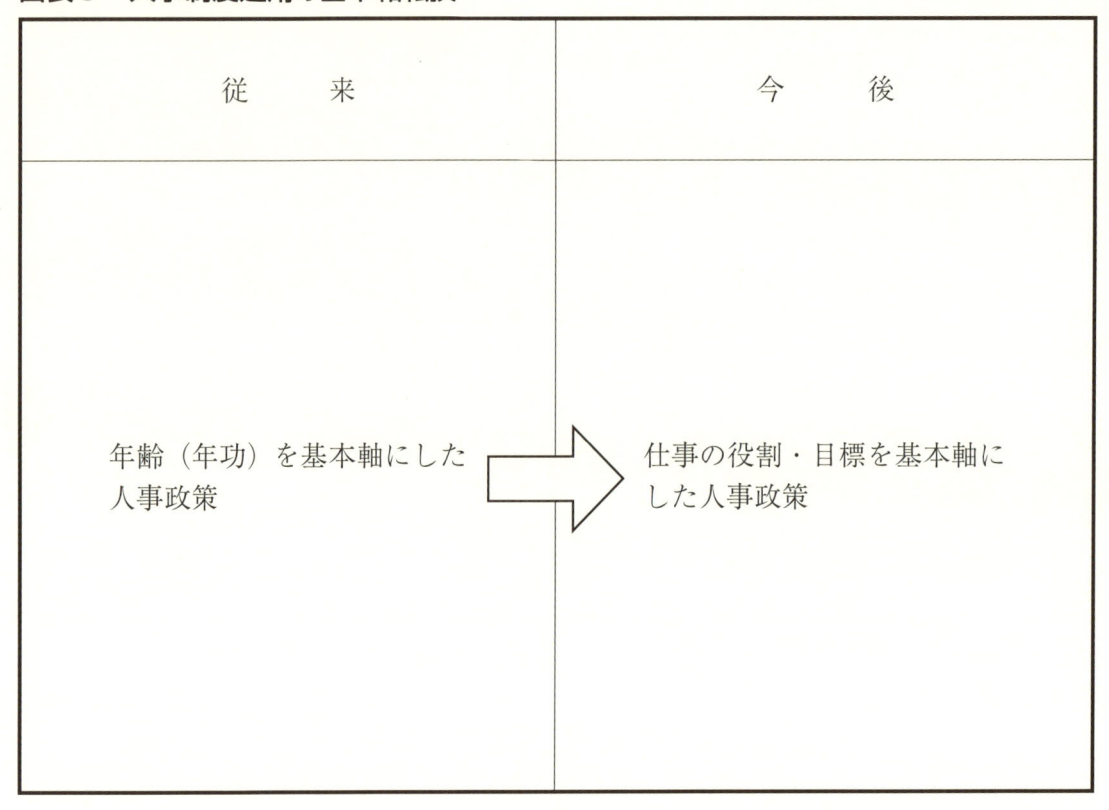

従　　来	今　　後
年齢（年功）を基本軸にした人事政策	仕事の役割・目標を基本軸にした人事政策

を積み上げ、役職昇格させていく際に人事評価（人事考課）はどのように行われていたのでしょうか。当時は人事評価・考課という言い方よりは「査定」と言ったようです。「上位のものが下位の"あるもの"を調べて決めること」が査定と言われていますが、その"あるもの"とは、当時は、「会社や仕事に対する勤務態度」を指していました。

「遅刻もせず急な欠勤もなく、指示されたことをきちんと時間までに仕上げ、余計なことをせずに問題も起さない」といった従業員が職場では必要とされ、高く査定された時代でした。今でもこうした考えを持って人事考課している企業・団体もあると聞いています。このように、当時の賃金に対する考え方は「仕事の対価」としての報酬というよりは、従業員の会社に対する「滅私奉公」（身を粉にして会社のために一生懸命に働くこと）への見返りとしての賃金であり、従業員の生活を生涯保障するための賃金という色彩が強かったといえるでしょう。こうした人事制度の仕組みやあり方は、今もなお会社組織やそこで働く従業員の意識に深く浸透しており、これが実は今の時代にさまざまな問題を投げかけているのです。

図表6は、ある社会福祉法人が従業員に支払っている月毎の給与額を従業員の年齢ごとにプロットしたもので、「年齢別賃金プロット表（分布表）」と言います。このプロット表は横軸を年齢に、縦軸を月例基準内賃金（残業などは入らない月額の固定賃金）として図表化し、その中に職員一人ひとり（職種別、中途入社者別、管理職別）に分けてプロットしたものです。

この社会福祉法人は180床を有する特別養護老人ホームで、12年ほど前に「職能資格

1．人事制度の変遷

図表6　賃金プロットにおける年功積み上げ型の人事制度の特徴—職能資格制度例

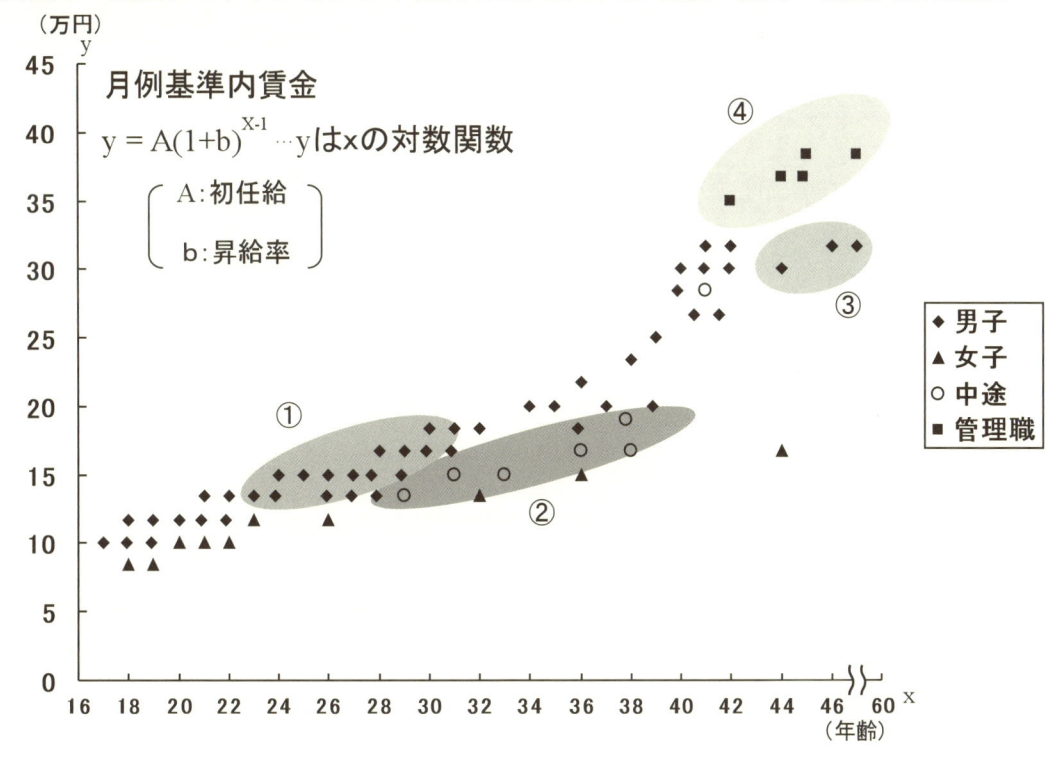

（万円）

月例基準内賃金

$y = A(1+b)^{X-1}$ …yはxの対数関数

A：初任給
b：昇給率

◆ 男子
▲ 女子
○ 中途
■ 管理職

x（年齢）

参考　賃金カーブ修正イメージ
　　　仕事等級制度における仕事給を中心とした賃金構築の視点

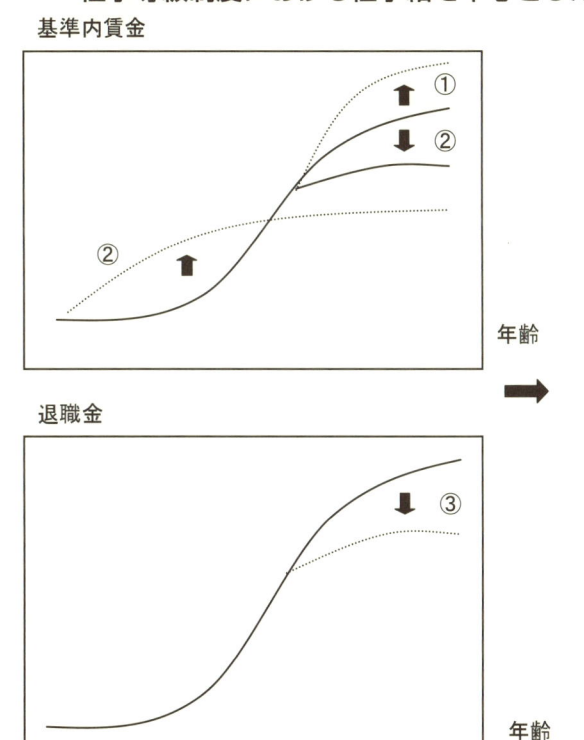

基準内賃金

年齢

退職金

年齢

①それほどの仕事はしていないのに勤続を積み上げただけで膨らんだ人の賃金をなんとかしたい

②法人に貢献してくれている人にはそれなりに報いたい

③法人の高齢化が進み、このままでは退職金倒産もしかねない。今のうちに退職金を抑制しておきたい

④その他

・専門職が本当に活かされる処遇制度を構築したい

・仕事の成果が処遇にきちんと反映されるチャレンジャブルな風土をつくりたい

・法人の考えている資格処遇のモデルを従業員に明示したい

制度」という人事制度を3年かかってようやく導入しました。このプロット表は、まず、18歳から60歳にかけての賃金カーブが「S」字型になっているというのが見て取れると思います。このように、「S」字型になって年齢とともに、賃金カーブが上がっていくというのがこの賃金制度の特徴です。こうして「年齢」を軸に年ごとに賃金や昇格処遇を積み上げていくという人事制度は、俗に「年功積み上げ型人事制度」と呼ばれます。年功積み上げ型の人事制度を導入している企業・団体は、そのほとんどがこうした「S」字型賃金カーブを描いています。実はこうした日本独特の仕組みや特徴を持った人事制度が今大きな曲がり角に立たされているのです。この賃金カーブの中で、4つの楕円で囲まれている部分がありますが、この楕円で囲まれた部分がこの制度が構造的に抱える今日的課題を含んだ個所なのです。この楕円で囲まれた個所を順番に一つひとつ見ていきますと次のとおりになります。

①の数字で示してある楕円で囲まれた部分

ここは20歳台後半から30歳台前半にかけての中堅職員層を示しており、昇給額は全体に比べて相対的に低く、俗に「昇給が寝る」という構造を持ちます。積み上げ方式を取っていると、この部分が一時横ばいになるという構造的な課題を持っているのです。ちなみに縦軸の月額固定賃金をYとし、従業員の勤続年齢をXに、そして従業員が入職したときの初任給をAに、その後の昇給率をbとしてYとXとの関係を関数方程式で表すと$Y=A(1+b)^{x-1}$という対数関数になります。この層は法人にとっても一般会社にとっても働き盛りの層ですが、一方で結婚、子育てといった生活費がかさむ層でもあります。ところが昇給額が寝てしまうために、生活が苦しくなり、より高い賃金を出してくれるところを求めて退職してしまう、といった危険をはらんでいる層でもあるのです。従って、この層の定着率はほかの層に比べて悪いといわれています。実際、どこの会社、法人を見てもこの層が薄くなっていて、経営上の課題になっているところが多いようです。

②の数字で示してある楕円

この層は中途入職者を中心とした層で、中途入職者の処遇上の課題を示しています。中途入職者の賃金は、勤続を重ねてきた正職員に比べると一段低いところで賃金処遇されているのが分かります。これは年齢が同じでも、中途で入職する際には既入職者の同年の従業員より1ランク落とした賃金テーブルを使って初任給を決めて雇用するのが一般的であることが大きく影響を与えています。また、その後の昇給は中途入職者がどんなに優秀な評価を得ても、賃金テーブルの構造上（範囲賃率表という積み上げ賃金テーブルを使用していることが多い）、1年や2年ではとても挽回できない構造になっているので、勤続年数が少ない中途入職者には不利といえます。従って中途入職者は、既入職者の同年齢の従業員に追いつき追い越すことが難しく、低く処遇されることが多いのです。

③の数字で示した楕円

この層はどちらかというと勤続は長いものの、勤務実績や能力などの査定がほかの従業員に比べて相対的に低く、管理職などのポストに就けず、そのまま一般従業員のままで勤続を重ねている層だといえます。かつてのバブル崩壊の時代では、リストラ対象になった層です。この層が在籍者の中で多くを占めることは法人、会社にとって望ましいことではなく、人件費率の肥大化、職場モラールの低下などを来し、組織活力の低下を招きかねないといえるでしょう。

④の数字で示した部分

この層は管理職が多い層ですが、管理職といっても能力差のある管理職が混在する場合が多く見受けられます。誰が見ても管理職にふさわしいという人は意外に少ないものです。平均的な従業員であっても、それなりの年齢と勤続を重ねれば、管理職ポストが空けば、管理職に昇格させる場合が多いようです。本人も法人も管理職適性がなく専門職向きと思っている場合でも、管理職として任用する単線の昇格コースしかないために、仕方なく管理職として任用するという場合が多いようです。福祉・医療の分野には専門職が多く、また従業員本人も専門性を高めていきたいと希望する人が多いので、今後の人事制度（特に昇進昇降格制度）においてはラインマネジャーになるしか道がない、「単線型の昇格コース」だけではなく、専門職や専任職などとして昇格処遇できる「複線型の昇格コース」を設けていく必要があるでしょう。

成果主義人事の台頭

昨今の時代的現象として「成果主義人事」という言葉がはやり始めました。簡単に言えば、旧来からの年功というしがらみを取り除いて、仕事の成果を持って従業員の評価・処遇を行う、という制度ですが、今まで年功序列に慣れてきた従業員や経営者にとっては運用が容易ではなく、どうしても過去の慣行や慣習にとらわれて人事を行いがちになります。今でも「成果主義人事」をどのように導入していけばうまくいくのか、とか「成果主義人事」は機能しないのではないか等々、いまだ人事管理の方向性が定まっていないように感じますが、もうこの流れは後戻りしないでしょう。恐らくはこれからは今までの日本の良き人事管理の慣行の一部（従業員の成長・育成を目指した企業内教育の継続、ならびに終身雇用の維持など）を生かしつつも、一方で仕事の成果も重視していくといった、いわば日本式人事管理と欧米流の人事管理とが合併したような仕組みを持つ人事管理制度が主流をなしていくのではないかと考えています。

2. 人事制度の設計

人が育つ人事制度の仕組みをどのように設計するか　その1
～ミッションマネジメント・システム(MMS)における人事制度～

「会社・法人として創業時に掲げた使命を果たしつつ、併せて会社・法人が永続的に存続するために必要な経営目標を明確にした上で、経営目標を従業員一人ひとりの仕事・目標として落とし込み、その達成を図っていくことで会社・法人も職員も共に成長を遂げていく」といった経営管理ならびに職員育成の両側面を、これからの人事制度は担うことが必要です。つまり、従業員一人ひとりが果たすべき仕事・目標を持つことで、自らの役割と責任を認識し、その目標の達成度を持って会社貢献をしてもらうことがこれからの人事制度に期待される機能に大きく変わってきたということです。

図表7（再掲）　MMSシステムのP・D・C・A管理サイクル
ミッションマネジメント・システムにおけるP・D・C・Aサイクル

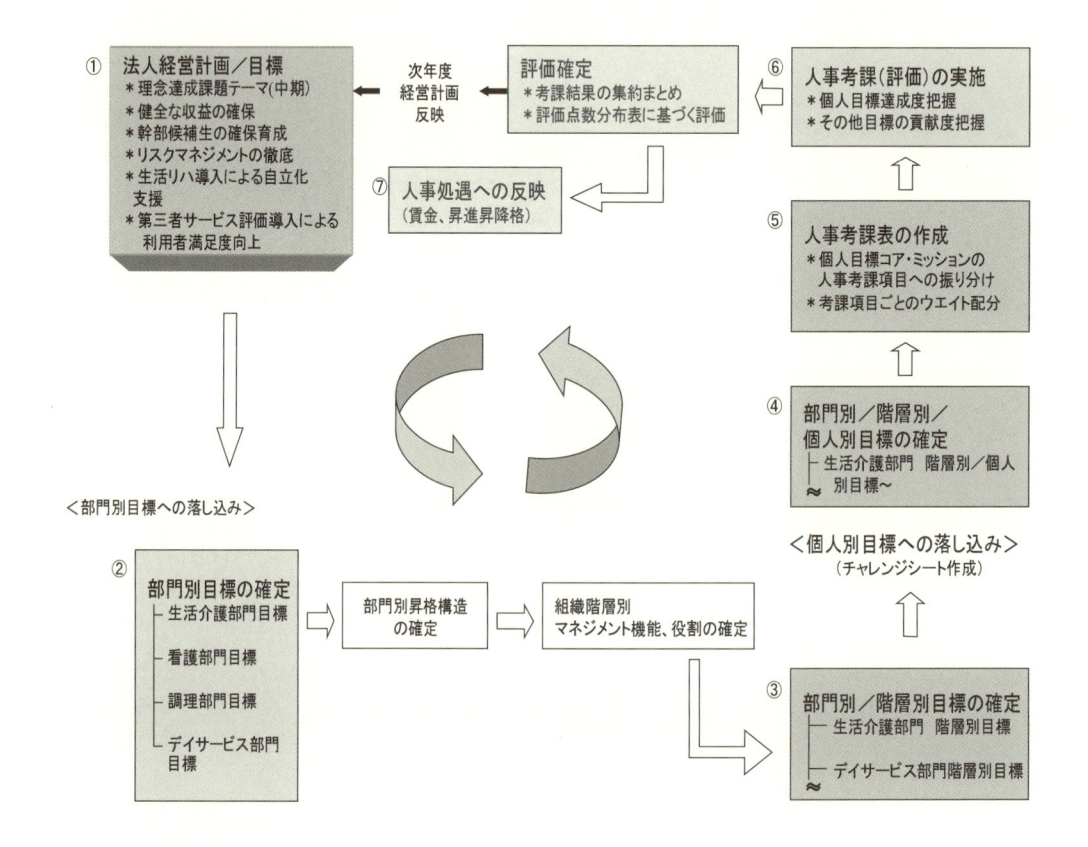

①法人経営計画／目標
* 理念達成課題テーマ(中期)
* 健全な収益の確保
* 幹部候補生の確保育成
* リスクマネジメントの徹底
* 生活リハ導入による自立化支援
* 第三者サービス評価導入による利用者満足度向上

評価確定
* 考課結果の集約まとめ
* 評価点数分布表に基づく評価

次年度経営計画反映

⑥人事考課（評価）の実施
* 個人目標達成度把握
* その他目標の貢献度把握

⑦人事処遇への反映
（賃金、昇進昇降格）

⑤人事考課表の作成
* 個人目標コア・ミッションの人事考課項目への振り分け
* 考課項目ごとのウエイト配分

④部門別／階層別／個人別目標の確定
├ 生活介護部門　階層別／個人別目標～

＜部門別目標への落し込み＞

②部門別目標の確定
├ 生活介護部門目標
├ 看護部門目標
├ 調理部門目標
├ デイサービス部門目標

部門別昇格構造の確定 → 組織階層別マネジメント機能、役割の確定

③部門別／階層別目標の確定
├ 生活介護部門　階層別目標
├ デイサービス部門階層別目標

＜個人別目標への落し込み＞
（チャレンジシート作成）

2．人事制度の設計

　具体的に言えば「従業員一人ひとりに落とし込まれた仕事・目標」はそのまま従業員に対する「評価目標（人事考課目標）」となります。その後は設定された仕事・目標の達成に向けて職員一人ひとりが業務遂行していき、その結果、期初に設定された目標が期末にどれだけ果たせたか、目標達成度がどれだけであったのかを客観的に把握、測定することによって、従業員を評価し、処遇につなげていく、という仕組みを構築するということです。

　図表7は「法人の経営目標や方針」を受けて、各部門の「部門目標」を構築し、さらに部門の目標を受けて「職員一人ひとり（職員の組織階層ごとに）の仕事・役割の目標」にまで落とし込み、その仕事・役割の目標達成度を人事考課によって測定、把握した上で、職員一人ひとりの処遇（賃金、賞与、昇格昇進）に反映させていくというP・D・C・Aの目標管理サイクルの仕組みを概念的にまとめたものです。

　この管理サイクルで示した仕事・役割の目標をコア・ミッション（果たすべき中核的課題・目標）と定義し、コア・ミッションを軸とした「目標管理」と「人事制度」とを統合したシステムを「ミッションマネジメント・システム（MMS）」と呼びたいと思います。

人が育つ人事制度の仕組みをどのように設計するか　その2
〜ミッションマネジメント・システム(MMS)導入の環境整備〜

　前述しましたが、ミッションマネジメント・システム（MMS）における人事制度を十分機能させるためには以下のとおり組織・経営上の整備をする必要があります。

1）事業理念・使命の明確化
　まず、大事なことは事業理念・使命の明確化です。
　別の言葉で言えば「事業が存在する理由」あるいは、「事業を創業し立ち上げた創業の理念」を確認し、明確にすることです。「事業使命」や「創業理念」の明確化とその共有化は組織に命を与え、活動するエネルギーを与えてくれるのです。何も会社・法人を全体主義のように1つのところに持っていこうというのではなく、職員個々人の個性を封殺しようというのでもありません。時代の変化に動じない「芯」、「支柱」が必要なのです。「支柱」のない経営はやがて時代の荒波の中で沈没してきます。

2）自法人の経営組織課題の整理
（1）　自分の施設・法人の経営実態（ヒト、モノ・サービス、カネ、情報といった経営4大要素）についてその課題を客観的に把握・分析して、率直に現状を認識するという姿勢を持つこと

(2)　自分の施設・法人の将来像（3年〜5年先）を描き、方向性を明確にすること
　(3)　明確な方向性のもと、将来像を具体的に実現していくために、経営目標、およびそのための方策やスケジュールなどを詳細に定め、職員に明示して組織的に計画的に実行していくこと

この3点を整備することが必要です。
　これらは健全な施設・法人経営を進めていくための第一歩です。

3）法人としての経営組織体制の整備

　法人としての全体の事業方向・目標を示した後は、各事業部門（施設介護事業部門：特別養護老人ホーム、在宅事業部門：デイサービス、ヘルパーステーション、居宅介護支援事業所など）がそれを受けて各事業部としての事業目標を策定しなくてはなりません。
　そのためには法人としての事業部制組織図が必要となります。
　図表8はある特別養護老人ホームの組織図ですが、これは、施設介護事業部門と在宅介護事業部門、さらに事務管理部門といった3事業部門に分かれて組織編制され、それらの事業部を統括施設長が一元管理していることを示しています。各事業部における事業計画や目標の策定とその周知徹底、目標達成に向けた指導管理などの責任者として、施設介護事業部門では「施設長」が担当し、在宅介護事業部門では「在宅事業部長」が、事務管理部門は「事務長」が担当するということを示しています。統括施設長はそうした事業責任者がまとめた事業計画や目標、方針などを法人全体の視点で調整する役割を担うのです。
　一方、今までの一般的な社会福祉法人（特別養護老人ホーム）の組織図を見ると、施設長をトップに、その下にデイサービス、ショートステイ、生活介護課、栄養課、事務管理課などの各部署がフラットに配置されているといったものが一般的でした（図表9参照）。
　組織図の重要な機能の1つは、組織内での指揮命令系統を明確に示すものですから、施設長をトップに据えた組織では、すべての指揮命令機能を施設長が担うこととなります。従ってデイサービス、ヘルパーステーション、生活介護、栄養など各課をすべて施設長1人で統括し、その事業目標の策定から各種会議の主催、果ては職員の年休の受理から職員教育、評価、処遇まですべての決裁権限を担うこととなりますので、かなりの負担が生じるはずです。
　こうした組織体制では、将来を見越した事業計画や目標の策定はもちろん、これから制度設計していこうとしている人事考課制度の運用などできるわけがないのです。特に人事考課制度をよく理解し、職員を正当に評価できる管理職をどう育成するのかは、制度運用上の大きな課題であることは言うまでもありません。いずれにしても、人事考課制度の運用もそうですが、これから法人として事業運営、経営管理をきちんと進めていこうと考えるならば、事業部別管理ができる組織形態に編成し直すことが必要です。そして、その事業部制を通して職員を再配置し、職員の管理能力（マネジメントスキル）を向上させていくという考え方を持った法人経営が求められるのです。今述べている人事制度（ミッションマネジメント・システム）はこうした組織的整備がなされて初めて、

2. 人事制度の設計

図表8　社会福祉法人組織図（事業部別組織形態）

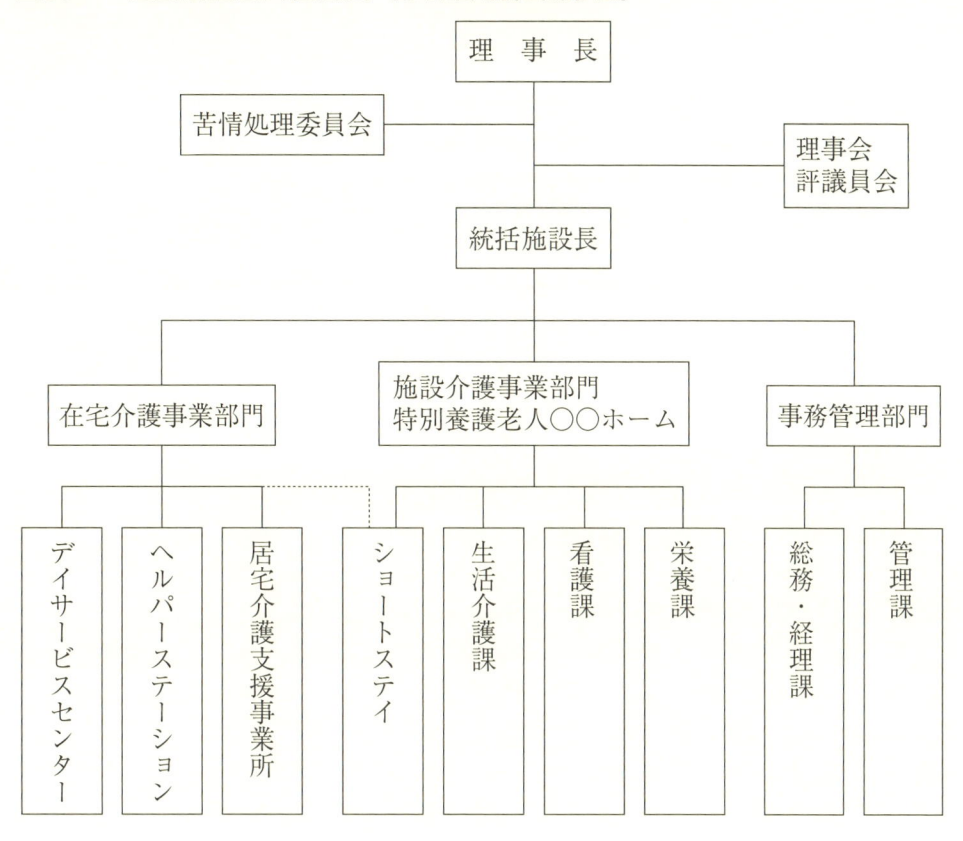

```
                           理　事　長
                          /    |    \
              苦情処理委員会    |    理事会
                               |    評議員会
                           統括施設長
          ┌────────────────────┼────────────────────┐
     在宅介護事業部門    施設介護事業部門          事務管理部門
                       特別養護老人○○ホーム
     ┌────┬────┐     ┌────┬────┬────┬────┐     ┌────┬────┐
   デイ  ヘル  居宅    ショー 生活  看護  栄養    総務  管理
   サー  パー  介護    トス  介護  課    課     ・    課
   ビス  ステ  支援    テイ  課                  経理
   セン  ーシ  事業                              課
   ター  ョン  所
```

図表9　社会福祉法人組織図（旧来のフラット組織）

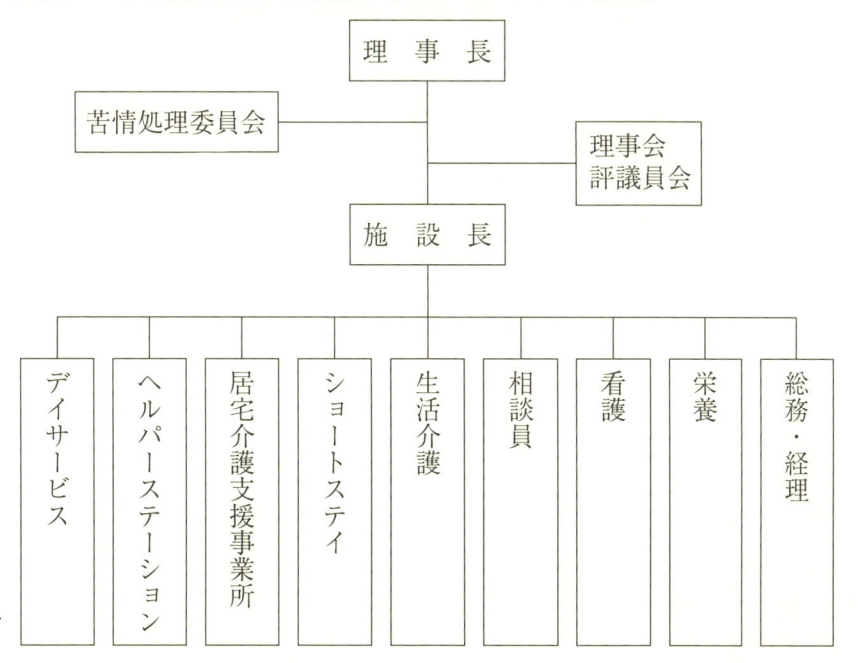

```
                   理　事　長
                  /    |    \
        苦情処理委員会  |    理事会
                       |    評議員会
                   施　設　長
     ┌────┬────┬────┬────┬────┬────┬────┬────┬────┐
   デイ  ヘル  居宅  ショ  生活  相談  看護  栄養  総務
   サー  パー  介護  ート  介護  員          ・
   ビス  ステ  支援  ステ                    経理
        ーシ  事業  イ
        ョン  所
```

ミッションマネジメント・システムにおける賃金制度改定について
成果対応型賃金要素（仕事給）の導入と設計

　これからの時代背景を考えると、今まで見てきたような年功積上げ型の賃金構造では高賃金化してしまい、制度維持はできないでしょう。ミッションマネジメント・システムでは賃金要素に「仕事給」という成果対応型の賃金要素を組み入れることが特徴です。この仕事給は、新たに格付けされた仕事等級とリンクし、人事考課結果によって昇給したり減給したりする仕組みを取ります。いうならば人事考課結果に沿った「総洗い替え方式」を取り入れた賃金制度といえます。限られた賃金原資を人事考課の結果をもとに再配分する仕組みをとっているのです。従って、仕事給の賃金テーブルは、職能資格制度で取り入れられているような「範囲賃率：レンジレート」ではなく、いわば「単一賃率：シングルレート」的テーブルによって運用されることになります。そのテーブル例を従来のレンジレートとともに図表10に例示しました。

　また、参考までに現行の年功積上げ型賃金制度から仕事給を軸とした制度に変更するための流れを図表11に概念的に示しました。

　これは、今までの年功的色彩の強かった賃金要素を「年功賃金」としてひとまとめにし、その年功賃金を特定の比率で圧縮して、新たな賃金要素「本給」に移し替え、残った給与残額を職種別、等級別に定めた「仕事給」に振り分けることを示しています。

　この過程で重要なことは、今まで支給してきた各種手当をすべて見直し、それが手当として、今でもきちんと機能しているのか、あるいは形骸化しているのかを判断し、場合によっては手当を移行の際の原資に組み込んで、新たな制度で手当をなくしてしまうということも必要だということです。「精勤手当」といった過去の遺物的手当や、「特別手当」といった、採用時の調整手当的な賃金要素はすべて移行原資として組み込んでしまうのが妥当です。

　新賃金への移行は、新たに職員を格付けした上で行いますので、従来の制度で格付けが低い割に高賃金化していたような職員は、新賃金では現行よりもマイナスになることがあります。しかし、給与や退職金などの基本的な労働条件を、理由なく職員にとって不利益に変更することはできませんから、マイナス部分を補てん、是正する処置を取らなくてはなりませんので注意が必要です。

　以上のような賃金改定はいつでも行えばよいというわけではなく、通常は４月の人事年度のスタート時期に行うのが一般的です。制度改定に伴う必要原資を予算処置できるのが４月ですし、職員に対して意識付けするという意味でも新年度からスタートさせるほうがスムースな移行ができるといえます。従って、制度改定のスケジュールを立案する際には次年度４月をめどとして行うとよいでしょう。

図表10　賃金テーブル例（単一賃率）

等級	役職	区分	金額
7	施設長	S A B C D	162,000 160,000 156,000 152,000 150,000
6	事務長 副施設長	S A B C D	147,000 145,000 141,000 137,000 135,000
5	課長	S A B C D	133,000 131,000 127,000 123,000 121,000
4	主任	S A B C D	119,000 117,500 114,500 111,500 110,000
3	副主任	S A B C D	109,000 107,500 104,500 101,500 100,000
2	一般	S A B C D	99,000 97,750 95,250 92,750 91,500
1	一般	S A B C D	90,250 89,000 86,500 84,000 82,750

＊全職種共通のテーブルとして作成しています

図表11　賃金移行概念図

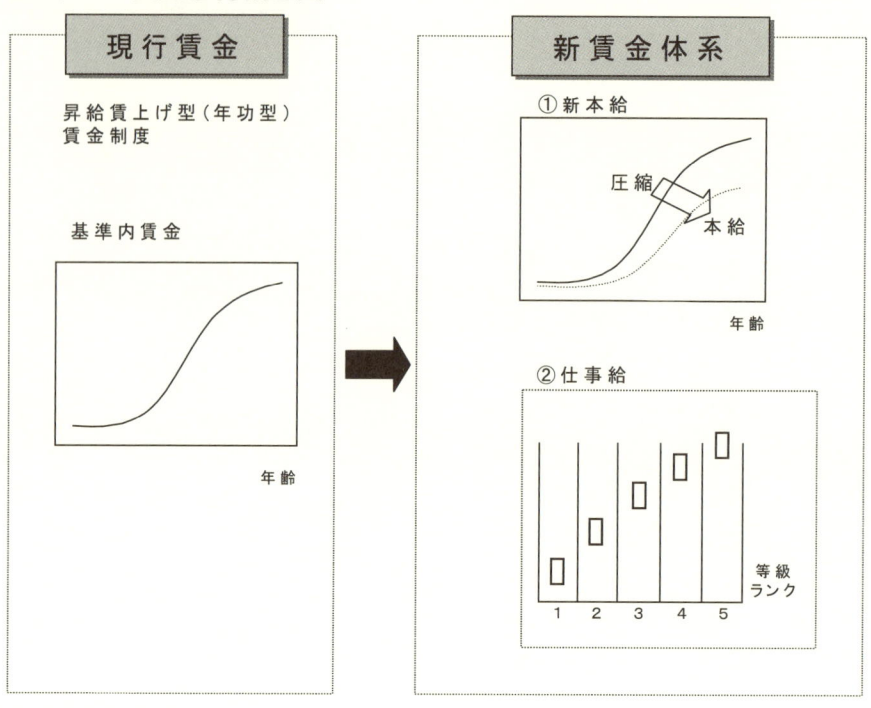

ミッションマネジメント・システムにおける昇進昇降格制度の構築

~組織階層（ヒエラルキー）の整備の必要性~

　職員スタッフ一人ひとりの個人目標（人事考課目標）をつくりこむためには、組織階層上（ヒエラルキー）の課長、主任、副主任といった役職者の基本的役割・機能を明確にしなくてはなりません。そのためには組織階層とリンクする昇進昇格構造の構築が必要となります。

　なぜなら同じ生活介護課といった同一の部署に在籍する職員であっても、課長、主任、副主任、一般といった役職・階層ごとに組織運営上から見た期待される役割はおのずと異なるからなのです（図表12）。

　施設入居者に対する生活の支援として介護サービスを実践するのは生活介護課のミッション（仕事・役割）の1つといえますが、介護サービスを行うに当たっては課長も一般職員もまったく同一のサービスを期待するというわけにはいきません。組織上の階層が上がるにつれて組織管理上、期待される役割が異なるのです。いうならば上位に上がるにつれて「マネジメント」という役割と機能を期待されるからなのです。ところが、

図表12（再掲） 管理監督者の役割

―社会福祉法人　管理監督者の基本的役割（概念図）―

A　経　営　管　理
- □ 法人事業計画策定への参画
    - ＊高齢者福祉事業ニーズ＆市場動向の把握
- □ 自部門としての事業計画の立案、策定
    - ＊利用者、職員の満足度把握と分析、戦略立案
- □ 事業計画のP・D・C・A管理
- □ 他部門との十分な連携（部門最適から全体最適へ）

B　業　務　運　営・管　理
- □ 部門事業計画の全体目標設定
- □ 部門目標を職員個々人の等級別考課目標へ
- □ 部門＆人事考課目標のP・D・C・A管理
- □ 日常業務のスムーズな運営管理
    - ＊業務全体の十分な把握、仕事の精通
    - ＊業務分担と責任の明確化（分掌規定、決裁規定）
    - ＊業務体制の形成、必要なローテーション実施
    - ＊業務方法・内容の見直し、改善
- □ 職場・労働環境の整備（職場アメニティ、労働負荷等）
- □ 利用者、法人、職場間のパイプ役

C　部下指導・育成
- □ 部下を知り、己を知る（お互いの自己認識）
    - （職歴、短所・長所、キャリア要望）
    - ＊部下との十分なコミュニケーション
- □ 部下の成果、能力の的確な把握
    - ＊人事考課結果の十分な把握と分析
- □ 部下の育成計画の作成、提示
    - ＊人事考課目標とは別の育成目標の明示
    - ＊部下の人間性の尊重
    - ＊押し付けでない上下関係

こうしたマネジメントの概念が十分理解され組織的に機能している福祉・医療法人は残念ながら多くはありません。

　マネジメントという機能を担う人がいなくては、組織としての維持ができないのです。ただ同じような仕事を好き勝手にこなしている集団、群集がいるだけになってしまうで

図表13 複線型昇格体系図

〈社会福祉法人高齢者系　複線型昇格体系図例〉

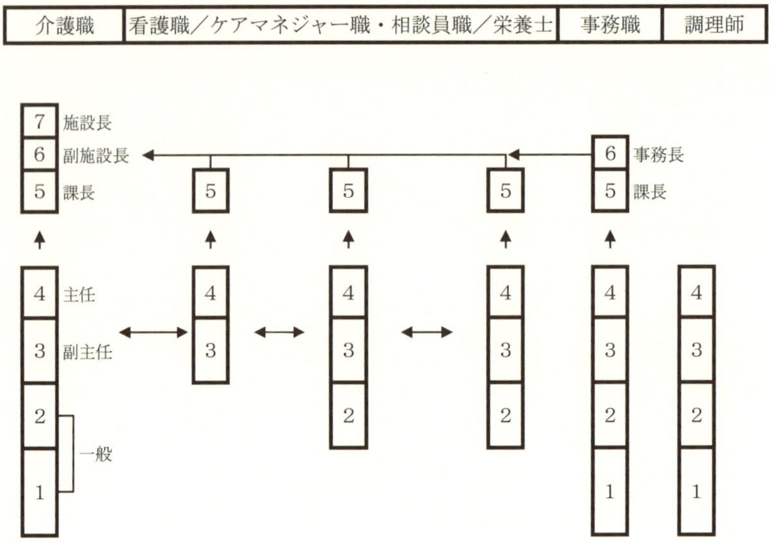

| 介護職 | 看護職／ケアマネジャー職・相談員職／栄養士 | 事務職 | 調理師 |

```
7 施設長
6 副施設長 ←――――――――――――――――――― 6 事務長
5 課長        5         5         5           5 課長
  ↑          ↑         ↑         ↑           ↑
4 主任       4         4         4          4         4
3 副主任 ↔   3    ↔    3    ↔    3          3         3
2 ┐         4         2         2          2         2
1 ┘一般                                      1         1
```

　しょう。組織としての必要なルールや規則、決まりごとを守らせ、入職したばかりの新人を指導・育成したり、職員スタッフを人事評価したりするのは現場マネジャー（管理監督者）の役割なのです。

　さてそれでは、社会福祉法人においてはどのように階層組織を構築していけばよいのでしょうか。図表13は、各部門・職種ごとの階層組織を体系的にまとめた「複線型昇格体系図」というものです。介護職を施設長にまで昇進昇格できる基幹職種として設定し、看護、事務といった各部門・職種ごとに、組織上期待する仕事・役割（コアミッション）ごとに等級ランク化したものです。

　図に示すとおり、2等級や3等級からスタートしている職種（看護師、ケアマネジャーや相談員）もありますが、これはスタート段階で、ある程度の資格や経験、能力を必要とする職種であることを示しています。本来、そうした職種であることを意味しているといってもよいでしょう。実際、試験に合格しただけで経験もないスタッフに生活相談員が務まるはずがないわけですから、相談員という職種は介護職などの現場経験を経た後に、2等級からスタートするということになります。一方、すべての職種が青天井で施設長になれるというようには昇格設計していません。ケアマネジャー、看護職、相談員などの昇格コースは6等級の課長クラスで昇格を制限しています。これは例えば、生活介護課以外の職種で特別養護老人ホームの施設長になるには、老人ホームの基幹職種ともいえる「生活介護課」においてマネジメントスキルを磨く必要があることを示しています。職員スタッフを多数抱え、収益の基盤を担っている職種を経験することなく、施設長になることは問題です。このように複線型昇格体系図は、今までの一本調子の単線型昇格構造の反省を踏まえ、また、これからの時代背景も考慮し、職種別「専門職」の育成に必要な昇格構造として提示したものです。

ミッションマネジメント・システムにおける人事考課制度の構築

(1) ねらいと仕事等級基準書

ミッションマネジメント・システムにおける人事考課制度は、
① 職員にとって一貫性があり、納得性の高いシステムであること。
② 事業目標や部門目標の明確化およびそれと連動する職員一人ひとりが果たすべき仕事・役割（コアミッション）を具体的な人事考課目標として明示すること。
③ 職員一人ひとりの仕事・役割（人事考課目標）の達成度を測定し、賃金処遇と連動させることにより、やりがいのある職場づくりと、一人ひとりの生産性の向上を図ること。
④ 職種ごと等級ランクごとに、職員が果たすべき仕事・役割の方向やその内容を明確化すること。

これらをねらいとして制度設計しますが、その基本となるのが仕事等級基準書となります。

この仕事等級基準書は前述したように。自分たちが日々行っている仕事の中でどのような業務内容が評価の対象となるのかを各職種、役職・等級ごとに明示したものであり、法人事業計画・目標や部門に対して組織的に期待されている基本的役割・機能、各役職者の役割・責任などと連動して作成されたものです。

「ミッションマネジメント・システム」では人事考課表を作成する前段階として、「仕事等級基準書」を作成します。これは人事考課目標の方向性を具体的に明示したもので、職員に対するキャリアの方向も意識付けできることから、人事考課制度を導入実施する際には欠かせないものと考えています。

介護職の業務分掌事例を図表14に示しますが、それ以外に「事務職」、「相談員職」、「ケアマネジャー職」、「調理・栄養士職」、などについても策定することが必要となりますので、第4部参考資料編（4．仕事等級基準書・仕事等級別考課表例）を参考に各法人施設で作成してみてください。

(2) 人事考課表（仕事等級考課表）の作成

ミッションマネジメント・システムにおける人事考課表（仕事等級考課表）はいくつかの特徴がありますのでそれぞれについて簡単に説明しておきます。

まず第1に
1) 人事考課要素を「成果項目：P／L要素」と「プロセス項目：B／S要素」との2つの考課要素に区分化し、法人としての考課対象を明確化していることです。施設によっては必要に応じ「姿勢項目」といった情意要素を評価対象に加えているところもあります。「ミッションマネジメント・システム」では成果項目は、「P／L」（プロフィッ

図表14（再掲） 生活介護課分掌規定例

介 護 職 業 務 分 掌 項 目

1 （部署共通項目）年度事業計画に関すること
　① 昨年度の振り返りと反省
　② 法人年度事業計画の確認
　③ 生活介護課の事業計画立案および策定
2 （部署共通項目）年間業務スケジュールに関すること
　① 年度計画に則った年間業務スケジュールの策定
　② 月間、週間業務スケジュールの策定、班別（早、中、遅）策定
3 利用者サービスに関すること
　① 利用者満足度向上のための日常業務改善計画の立案、策定
　② 業務改善課題の遂行
　③ 利用者との面談、相談、利用者カルテの作成・メンテナンス等、利用者状況の把握
　④ 利用者やその家族等からのクレームの受付、対応その連絡と処理
　⑤ ○○会の月間予定表の作成
4 ケアプランに関すること
　① ケアプランに基づいた介助業務の実践
　② 介護実績の把握と管理（OAインプットやケアチェック記録の実施）
5 居室ベッドの有効活用に関すること
　① 空きベッドをつくらないための入居者の健康状態の把握と管理
　② 利用者退去後の迅速な居室整備と入居準備
6 業務の効率化と経費削減に関すること
　① 年度経費予算の立案と策定
　② 経費予算の進捗管理とその報告
　③ 介護関連業務に関する効率化の立案と実施
7 利用者の金銭管理に関すること
　① 利用者からの小口預かり金の管理
　② 利用者の小遣い払い出し表の管理と手続き
8 日常業務管理に関すること
　① 業務日誌の作成と必要な申し送り
　② 施設および介護関連器具の維持管理
9 リスクマネジメントに関すること
　① 事故報告書、ヒヤリハット報告書の作成
　② 事故防止対策の立案実施
10 入所受け入れに関すること
　① 新入所ケアカンファレンス
　② 判定会議
　③ 受け入れ入所準備

図表15　人事考課対象となる仕事・役割と実績

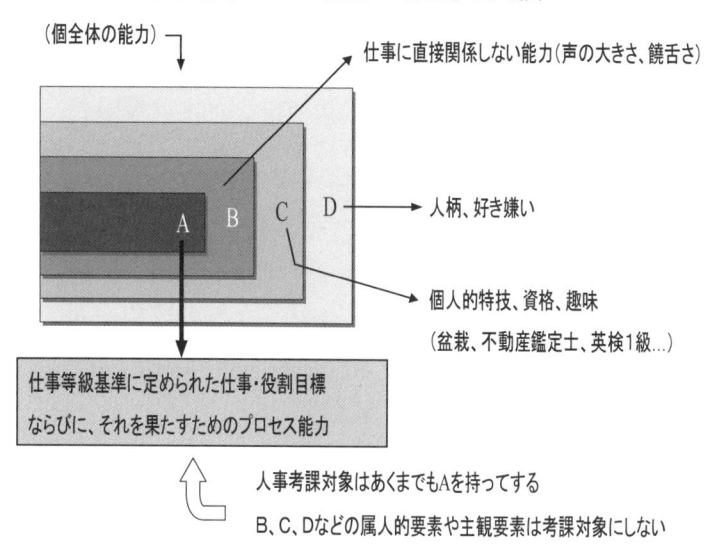

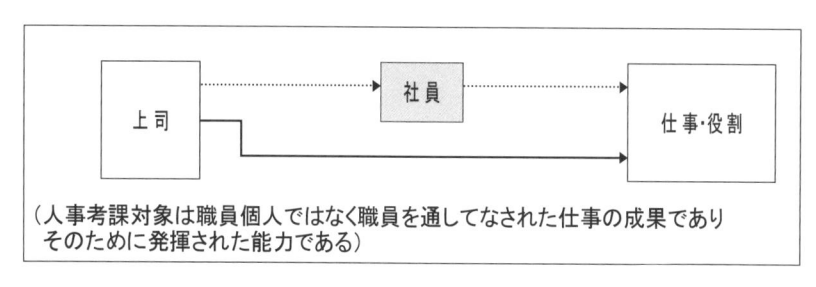

（個全体の能力）
- 仕事に直接関係しない能力（声の大きさ、饒舌さ）
- 人柄、好き嫌い
- 個人的特技、資格、趣味（盆栽、不動産鑑定士、英検1級…）

A：仕事等級基準に定められた仕事・役割目標ならびに、それを果たすためのプロセス能力

人事考課対象はあくまでもAを持ってする
B、C、Dなどの属人的要素や主観要素は考課対象にしない

上司 → 社員 → 仕事・役割

（人事考課対象は職員個人ではなく職員を通してなされた仕事の成果であり
そのために発揮された能力である）

ト＆ロス）項目とも呼んでいるように、法人の「短期損益」に直結するような重要な評価項目を配置したものとなっています。一方、プロセス項目は「B/S」（バランスシート）項目とも呼び、法人の資産形成に関する評価項目で構成するようにしました。具体的には介護技術・知識や資格といった項目や、部下育成項目、ケアプランの理解と実践といった能力項目も法人資産として評価項目に入れ込んでいきます。なおその際に、知識・能力項目を便宜的に「カッツ理論」（リーダーシップ理論）に基づいて区分化しています。こうすることによって評価要素の漏れを防ぐためです。なお「カッツ理論」については前述しましたので参照ください。このように考課対象となるのはあくまでも職員を通して発揮された成果であり、その際に必要とされるプロセス能力です。職員が有している能力や知識、資格などはあくまでも人事考課目標を達成するためのものであって、それ以外の知識や能力は評価の対象にはなりません。図表15に人事考課対象について概念図をまとめてみました。

第2として

2）考課表はポイント制にしていること。これは人事考課をできるだけ「絶対評価」に近づけたいと考えたからです。従来のような「相対評価」では、職員と職員を比べる「人物評価」になりかねないと思っています。

　具体的には、「成果項目：P／L要素」と「プロセス項目：B／S要素」とで構成された評価項目を、それぞれSからDまでの5段階（S－A－B－C－D）の評語で

評価し、それぞれに評価ポイントを配分した構造にしています。評価ポイント配分の考え方は、すべての評価項目で「B」（普通）考課を得た職員の評価総合計ポイントが100ポイントになるように設計しています。

また、これに加え、職員の等級ランクによって、2大評価項目（成果項目およびプロセス項目）の合計配点に差をつけるようにしています。もちろん全項目が「B」評価として、成果項目＋プロセス項目＝100ポイントになります。例えば、経験が浅くて成果発揮の難しい初級等級クラスは、プロセス項目の配点を成果項目より高く配分します。例えば、成果項目合計：30ポイント、プロセス項目合計：70ポイントなどとします。主任、課長など等級ランクが高く、法人として成果を期待するクラスには、成果項目合計をプロセス項目合計より、より高く設計するなどして等級間にポイント差をつけるように配慮しています。こうして等級ランク別に評価された総合計ポイントが職員の評価点数となるわけです。この評価点数を基に職員の評価を確定していくことになります。

なお、ポイント制を導入することは評価がより客観的になり、職員にとって納得感の高い評価・処遇につながると思います。しかし、課題がないわけではありません。まず課題の1つとして、「等級ごとの評価項目や評価内容が適正、妥当であるか」、第2に「評価者（介護課長などの管理職）の評価スキルが十分備わっているのか」といったことがあげられます。

まず、「等級ごとの評価項目や評価内容が適正、妥当であるか」を検証するためにはあらかじめ設定した「仕事等級基準書」が妥当であるかどうかにさかのぼることになります。例えば、介護職に対して期待する仕事役割・目標が現状の仕事内容に比べてあまりに乖離している場合は（評価目標が高い場合）、介護職全体の評価結果は100ポイントから下がる職員が多数出てくるものと想定されます。そうなれば、介護職員の評価結果は通常の「B」評価から「C」や「D」などに下がる職員が出てくるわけで、結果的にマイナスに賃金反映されることになります。「本来行ってもらうべき介護業務の質が低いのだから、賃金がマイナスになってもよい」と経営判断して押し進めていくことも可能でしょう。しかし、強引な制度移行は職員の理解を得られないばかりか、反発を買うようになって制度ばかりか組織全体のモラールに深刻な影響を与えかねません。

制度移行は今までの経緯を踏まえて、緩やかに進めていくことが、特に人事制度改定に関しては肝要です。一般的には制度改定から2～3年は法人事務局などにおいて評価結果のバランス調整をすることが必要となります。従って、制度改定当初は職員意識に大きな変化が出にくいものなので、その旨了解しておくことが必要です。2～3年かけて制度改定と職員の意識改革をしていくという姿勢、戦略性を経営者は持つ必要があるでしょう。人事というのは長年培われてきた組織風土と直結していますので、それを理解した上での制度改定が必要となるのです。

第3に
3）人事考課結果（評語確定結果）を、そのまま仕事給という成果対応型の賃金テーブルに反映させることになります。もちろん賃金はその評価を受け入れられるようにあらかじめ賃金構造を変えておかなくてはなりません（第3部参考事例編ミッションマ

図表16　人事考課表例（仕事等級考課表）
（職種）介護課

部署名	生活介護課	役職名		副主任		氏名		
入所年月		等級ランク	3等級	査定区分	昇給・賞与	対象期間	／　〜　／	

		考課項目	主な考課理由	一次考課	二次考課
成果考課		1. ベッド稼働率の向上		（S-A-B-C-D） 16-14-12-10-8	（S-A-B-C-D） 16-14-12-10-8
		2. 利用者満足度の向上（苦情受付対応の充実）		14-12-10-8-6	14-12-10-8-6
		3. 予算管理、経費節減の徹底		14-12-10-8-6	14-12-10-8-6
		4. リスクマネジメントの確立		12-10-8-6-4	12-10-8-6-4
		合計点		/40	/40
プロセス考課	コンセプチャルスキル	1. 個別ケアプランの充実		（S-A-B-C-D） 12-10-8-6-4	（S-A-B-C-D） 12-10-8-6-4
		2. 介護関連業務の改善改革		9-7-5-3-1	9-7-5-3-1
		3. 前日業務の振り返りと当日業務の内容確認		9-7-5-3-1	9-7-5-3-1
	ヒューマンスキル	1. 迷惑をかけることない勤怠の自己管理		10-8-6-4-2	10-8-6-4-2
		2. 利用者との良好なコミュニケーション		12-10-8-6-4	12-10-8-6-4
		3. 社会人としてあるべき礼儀マナーの習得		10-8-6-4-2	10-8-6-4-2
		4. 地域ボランティアとの連携とその育成		9-7-5-3-1	9-7-5-3-1
	テクニカルスキル	1. 介護技術の向上		20-15-10-5-1	20-15-10-5-1
		2. 資格・知識の取得		11-9-7-5-3	11-9-7-5-3
		合計点		/60	/60
		総合計点数		/100	/100

一次考課		二次考課		最終考課	
考課者印	印	考課者印	印	考課者印	印
考課点数＆コメント	/100	考課点数＆コメント	/100	考課点数＆コメント	/100

（標語の意味）　S：上位等級に匹敵する優れた成果をあげた　A：期待以上の成果をあげた
　　　　　　　　B：期待どおりであった　C：期待に満たずやや不満　D：まったく期待に満たず下位等級レベル

ネジメント・システム構築のための参考事例「3-1〜3-3.賃金制度改定事例」参照）。

「ミッションマネジメント・システム」では、賃金構造の中に職種別・等級別に設定された「仕事給テーブル」という成果対応の給与項目を設けていますので、職員評価の結果は主にこの「仕事給」に反映されることになります。このように賃金は、毎年行われる評価結果をそのまま賃金テーブルに反映させますので、前回がA評価で今回がC評価となった場合は仕事給はマイナスになります。こうした運用を「総洗い替え方式」といいますが、職能資格制度などで取り入れられている「積み上げ方式」とは一線を画すことになります。

以上の考えで作成された人事考課表をもとに、人事考課制度の運用を行っていくことになりますが、人事考課表の作成事例については図表16に再度掲示しました。

(3) 人事考課制度の運用
〜人事考課者訓練と考課規定、マニュアル作成

「考課者」×「被考課者」との組織上の指揮命令系統関係がはっきりしたら、実際に人事考課運用に入っていくことになります。ミッションマネジメント・システムにおける人事考課制度は前述したように「目標管理型」ですから最初に始めることは、期初に行う「1年間の人事考課目標の設定」になります。目標管理を導入している会社ではよく分かっていることですが、この「目標設定」があいまいで抽象的なものであると、その後の適切な人事考課はほとんど期待できません。どれだけ具体的で定量的に近い人事考課目標が設定できるかによるのです。

従って、管理職に対する「考課者訓練」においてまず行わなくてはならないことは「目標設定研修」となります。筆者が実際に行っている研修方法について述べると、研修に際しては、法人に在籍する各等級ランクごとの職員をモデルに、どのような目標を職員に設定し納得させ、その目標に沿った仕事をしてもらうのかといった実地研修を行うことにしています。

現場管理職には短時間で即戦力を身に付けてもらわなくてはならないので、基本的な考え方を理解してもらってから、すぐに実践的な研修に入るようにしています。

この「目標設定研修」は、毎年継続していかなくてはなりません。少なくとも2〜3年は継続しないと管理職のスキルとして身に付けることができないでしょう。さらに目標設定をし終わったあとは、日々の仕事の中でどのように考課目標を果たしているのかを、観察することが必要となります。この仕事観察を行うのが課長のほかに「考課補助者」として任命した「主任クラス」となります。「考課補助者」は職員の仕事振りを観察し、仕事目標にかかわる成果や問題を発見した際に、「仕事観察シート」という「考課補助シート」に日々記載していくことになります。

こうして積み上がった考課資料こそが、期末に職員考課する際の重要な基礎資料となるのです。昇給評価や賞与評価などの評価時期が近づくと、そうした資料を持ち寄って考課者会議・研修を行います。なお、その際には施設長、事務長ほか、考課担当課長と考課補助者である主任クラスも同席した中で実施します。この際にも、人事考課の意味や考え方などの基本を再度徹底した上で、各部門ごとに中堅クラスを無差別に抽出した

上で、仮の評価をここで行うことにしています。もちろん仮評価の対象者が誰であるかは会議参加者には伏せてあります。

この考課者会議・研修もあくまでも実践研修の1つとしての位置付けですが、全部門が参加して自部署に在籍する職員の仮評価を発表することで、いかに自分の評価が甘いのか、あいまいな目標設定がされているのかを肌で学ぶことになるので、研修効果はかなり高いと思っています。

以上述べたように、制度運用はあくまでも現場管理職（人事権、評価権を有している経営補佐職としての本来の管理職）が中心に行うものであることを理解した上で、そのための環境づくりを怠らないということです。法人・施設によっては、管理職とは名ばかりの「主任クラス」に評価責任を押し付けたまま、十分な考課者訓練や研修を行うこともなく人事考課を実施しているところもあると聞いています。施設の主任クラスは組織階層からいえば「監督層」と位置付けられ、経営補佐職としての管理職ではなく一般職員の区分に入ります。これでは一般職員が、同じ一般職員を評価するといった構造になり、法的に問題がないとはいえません。法人としてはどの職員がどの管理職（課長以上）に評価されるのかといった、明確な指揮命令系統を組織図の中に示さなくてはなりません。その上で考課担当となった管理職に対して考課者訓練を実施することになります。しかし一般的には、管理職がきちんと評価できる対象人数は10人前後だといわれていますので、介護現場で30人前後を抱え、現場実務を持っている介護課長にとっては荷が重過ぎます。そのような場合には、「考課補助者」として主任クラスを任命し、職員評価につながる「評価情報の取得」を主な役割として指示するなどにより、介護課長の負担を軽減させることができます。ただし、あくまでも評価権は直属上司である介護課長にあることを「考課補助者」に徹底することが大切になります。このように人事考課を運用していくためにはまず考課者たる管理職を明確にし、この考課者は誰を評価するのか、といった「考課者」×「被考課者」との関係を整理することから始めます。このため、指揮命令系統を明確にした組織図が必要になるのです。

以上のような考課者研修の手順を述べていくと、「自分の法人にこのような研修に応えられる管理職が育っているだろうか」といった悩みや疑問にぶつかると思います。実際こうした研修に耐えられず、管理職を辞退して主任に戻るといった職員が出たこともあります。また、こうした考課者研修は自分の仕事ではなく、自分は介護の現場で利用者サービスをするのが仕事であると公言してはばからない課長も出てきます。法人としてはこの「人事考課制度」といった人事制度の導入を通して、管理職の適性を今一度判断し、再評価しなくてはならない状況に直面していくものと思います。この例を見るまでもなく、日本の高齢化を支える社会福祉法人や医療法人にとって、これから持続可能な組織的経営をしていくためには、職員の定着・育成、さらには幹部候補生の育成がどれほど重要なことなのかを理解してください。

運用方法については、第3部参考事例編ミッションマネジメント・システムの構築事例「4-1～4-5. 人事考課制度改定事例」などを参照ください。

また、実際の人事の現場ではこの規定以外に「人事考課マニュアル」を作成した上で人事考課運用をする必要があります。

ミッションマネジメント・システムにおける人事制度改定・導入に当たって留意するポイント

　今まで述べてきたように、ミッションマネジメント・システムにおける人事制度を導入するまでの事前プロセスとして、1）組織基盤（機能別組織図の整備）、2）法人・部門事業計画・目標策定、業務分掌規定や役職権限規定などの組織管理規定の再整備等が必要となりますので、導入には躊躇される方もいると思います。

　しかし、人事制度が持つ本来のねらいや職員に与える影響力、これからの安定的経営確保と継続性などを考えると、法人として不退転の決意で導入を図る時期に来ているのかもしれません。

　「自分が所属する法人はこれからどの方向に進もうとしているのか」、「どのような中長期的目標を持って業務推進していこうとしているのか」、「その中で自分たちの果たすべき仕事・役割（コアミッション）はどのような内容のものなのか」、「自分の将来像をどのように描くのか」、「法人は何をもって職員を評価・処遇していこうとするのか」などをまず明らかにしなくては、次に進むことができないといえます。

　今まで述べてきた「事業目標策定」とそれに至る各種プロセスは、実はそうしたことを整理・確認し、明確に文書化してもらうための手順でもあったのです。こうした手法は従来行われていた人事考課制度、例えば、職能資格制度においては、人事考課目標を設定する事前準備として、課業分析といわれる現行職務の分析によって職務遂行のために必要な能力要件を抽出し、それを人事考課目標につなげるという手法をとっています。これに比べるとかなり手法や手順が異なっており、経営管理的な視点がかなり入っているかと思います。時代の変化、推移に伴って変わってきた昨今の職員意識や組織ニーズに適合するものとして考案したのが、この「ミッションマネジメント・システム」といえます。

　最近では、「目標管理方式」（MBO）を取り入れた「人事考課制度」や、1990年前後から欧米企業のホワイトカラーの評価手法として注目されるようになったコンピテンシー評価（会社が職員に対して求める「行動規範・基準」を「人事考課目標」に取り入れた「人事考課制度」）が流行になっているようです。コンピテンシー評価は比較的容易に考課目標を設定できると思われがちなので、注目されているようですが、本来は経営計画や目標との連動、求める職員像の構築など、周辺環境整備を進めてから目標を構築する必要があります。一方、本書において筆者が提唱してきた「ミッションマネジメント・システム」は、法人としての「組織目標」を職員個々人の「個人目標」に落とし込んで、それを「人事考課目標」にしようという試みを取り込んだシステムです。それを実現するためには法人組織を再構築することが必要となるので、その整備・構築の考

2. 人事制度の設計

え方や手法を今まで述べてきたわけです。いわば組織管理の手法で、皆さんにとってはあまりに馴染みが薄く難解となってしまったかもしれません。ただ、これから日本の超高齢化社会を支える拠点としての福祉施設を考えると、その経営基盤は強固で磐石なものとする必要があるのは言うまでもないことですから、筆者が述べてきた組織づくりの手法や観点は法人経営のいずれかの場面で必ずや参考になるものと思っています。

　また、何度も述べたように、職員に対する「明確な人間観」や「人材育成観」を持つことがぜひとも必要です。法人はどのような職員を育成していきたいのか、といった具体的な「人材像」を持つことです。育成すべき「人材像」を持ったら、その後はそうした人材を育成するための方策や仕組みをつくり上げることが大切です。書面にして人材像を明示し、施設内に掲示したというだけで、ほかに何も取り組みをしないようではそれこそ「絵に描いた餅」になりかねません。ここははっきりと経営責任として具体的な取り組みを行うことが肝要なのは言うまでもないでしょう。その具体的な取り組みの要となるのが「人事制度（人事考課制度、賃金制度など）の改革」です。職員の意識改革や法人風土の刷新などに対して最も強力で影響力ある取り組み手段であるといえます。

　このように人事制度設計に際しては、それなりの事前準備と環境整備が必要なので、簡単な道のりではないとの覚悟を持って制度改革に当たることが必要です。

　「人が人を評価する」という人事考課制度を適切に運用していくことは、あるいは永遠の課題であるといえるかも知れません。筆者の経験からいえば、人事考課制度導入に当たって初期のねらいに沿った運用がなされるまでには３〜５年かかるといえます。制度の設計に１〜２年、その後の実際の運用に２〜３年はかかるでしょう。もちろん施設が抱える人材の質によってその期間は異なりますが、導入に際してはそれだけの期間がかかることをあらかじめ了解して制度導入に着手する必要があるでしょう。外部コンサルタント会社に制度設計を依頼し、１年間そこそこで制度をつくって事足りる、としている施設の例を見聞きすることがよくあります。しかし、そうした法人のほとんどはその後の運用に悩まされ、機能しないままに制度だけが一人歩きしているように感じます。

　人事考課制度などの人事諸制度はあくまでも１つの「ツール、システムであり、手段である」ということを十分認識することが必要です。そうでないと本来のねらいを果たせないままに制度の運用に振り回されて、徒労感を持ちかねません。そもそも制度・システムというものは時とともに変化するものなので、いつまでも主体であり続けることはありません。また人事制度・システムは組織管理のためのオープンシステムの一部ですから、運用するに当たっての組織的環境（指揮命令系統が明確な組織体制や各部門の機能を明示した職務分掌規定の作成、管理職の役割や責任を明確にした役職権限規定の作成など）を整備しておくことが必要です。経営者などの一部の権威者のために、恣意的に、隠れて運用されるものではまったくないということです。

人事制度導入のまとめ

　読者の皆さんの中には、かつて人事制度の改定に携わった方もおられると思いますが、まずは最初に賃金制度の改定に着手するのが一般的になっているようです。労働集約的な産業構造を持つ福祉・医療の現場にとっては人件費率の高さが深刻な経営課題となっているからでしょう。日本の独特の年功積み上げ的人事制度は、先に見たように当時としては十分な意味を持って社会に受け入れられてきたのですが、高度成長の時代が去った今では従業員の高齢化とあいまって高賃金化が進み、そうした高賃金化や年功積み上げ的な構造の改革を中心に賃金制度の改定が行われているのです。しかし、賃金改定は一時的には経営活動に対してある程度の効果をもたらしますが、継続的な従業員への意欲付けや風土改革のためには、ほかの人事制度（人事考課制度、昇進昇降格制度）との連動なくしては十分な効果は発揮できません。このことは恐らく賃金制度改定にかかわった方々なら誰しもが感じられることだと思います。

　これからは単なる研修目的から、適正な評価を通して人事処遇と連動させて職員育成を図ることが求められているといえるでしょう。このように人事評価とそれに連動した人事処遇は、職員に対する働く意欲や職場定着に強い影響を与えるものだといえます。皆さんも人事考課制度導入などの人事制度改革に当たっては、時代の変化、職員意識の状態、経営風土のあり様などをしっかりと把握した上で、施設独自の制度設計を導入してください。

　また、その効果が目に見えて現れてくるのは、制度設計に着手してから早くて3年はかかります。何年も前から継続されてきた、仕事の進め方や考え方などの職場風土、職員の育成や評価の考え方、本来部下指導を行うべき管理監督者層のマネジメント力の実情などを考えれば、「人事制度」を導入してすぐさま効果を求めようとするのは無理がありますし、制度が定着するまでの途上には、思わない反動もあるものなのです。それでも継続し続ける強い決意と想いがあるのかどうかが問われます。「城は一夜にして成らず」のたとえではありませんが、特に新たな人事制度を導入しそのねらいや目的を果たそうとするのであれば、一喜一憂することなく、焦らず一つひとつ着実に積み重ねていくことが大事だということを理解していただきたいと思います。

第3部

参考事例編

ミッションマネジメント・システムの構築事例

第3部　参考事例一覧

1．組織診断事例
　　　事例1　組織診断サーベイ例　東京都区立　社会福祉法人
　　　事例2　組織診断報告書（病院）　一般病院、精神科病院、介護老人保健施設を有する中規模医療法人

2．事業計画策定事例
　　　事例3　経営計画　社会福祉法人　特別養護老人ホーム
　　　事例4　○○年度事業計画書　社会福祉法人　知的障害者施設
　　　事例5　在宅事業計画　医療法人　慢性期病院
　　　事例6　経営計画策定資料　社会福祉法人　高齢者施設

3．賃金制度改定事例
　　　事例7　仕事給テーブル試算表例、賃金改定シミュレート例　社会福祉法人　高齢者施設
　　　事例8　新人事制度の手引き例　社会福祉法人　高齢者施設
　　　事例9　病院昇格・賃金体系モデル例・職種別モデル昇格体系　慢性期病院

4．人事考課制度改定事例
　　　事例10　高齢者福祉管理職評価表　社会福祉法人　特別養護老人ホーム
　　　事例11　人事考課表　高齢者施設
　　　事例12　介護職員としてのマナーの考課　高齢者施設
　　　事例13　高齢者社会福祉法人○○年度下半期昇給考課表例　高齢者施設
　　　事例14　人事考課マニュアル標準例　高齢者施設

5．教育制度改定事例
　　　事例15　人材育成制度　社会福祉法人

Case navigator（実践事例紹介個所）

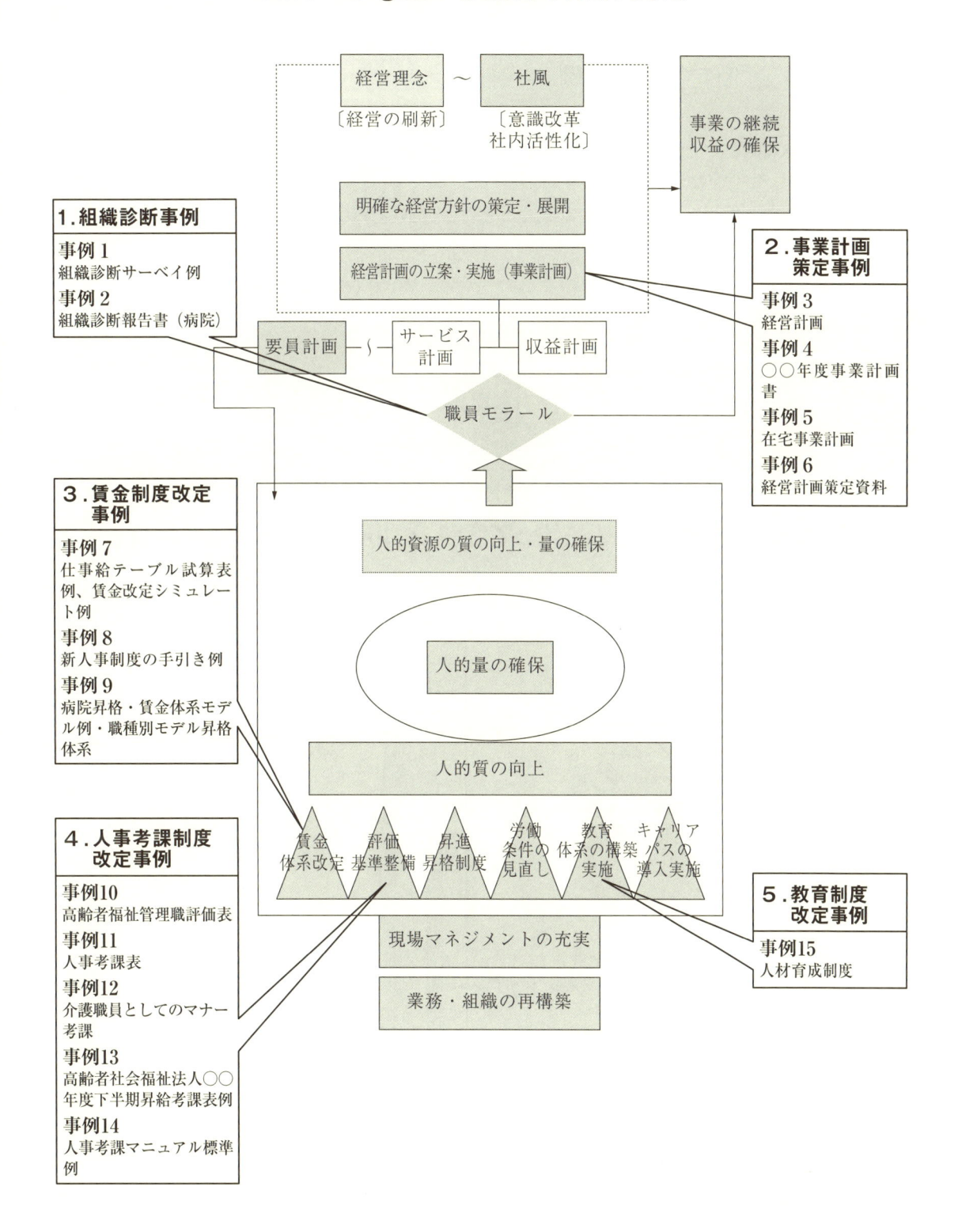

経営理念 ～ 社風
〔経営の刷新〕　〔意識改革　社内活性化〕

明確な経営方針の策定・展開

経営計画の立案・実施（事業計画）

要員計画 ～ サービス計画 ～ 収益計画

事業の継続　収益の確保

職員モラール

人的資源の質の向上・量の確保

人的量の確保

人的質の向上

賃金体系改定／評価基準整備／昇進昇格制度／労働条件の見直し／教育体系の構築実施／キャリアパスの導入実施

現場マネジメントの充実

業務・組織の再構築

1. 組織診断事例
事例1 組織診断サーベイ例
事例2 組織診断報告書（病院）

2. 事業計画策定事例
事例3 経営計画
事例4 ○○年度事業計画書
事例5 在宅事業計画
事例6 経営計画策定資料

3. 賃金制度改定事例
事例7 仕事給テーブル試算表例、賃金改定シミュレート例
事例8 新人事制度の手引き例
事例9 病院昇格・賃金体系モデル例・職種別モデル昇格体系

4. 人事考課制度改定事例
事例10 高齢者福祉管理職評価表
事例11 人事考課表
事例12 介護職員としてのマナー考課
事例13 高齢者社会福祉法人○○年度下半期昇給考課表例
事例14 人事考課マニュアル標準例

5. 教育制度改定事例
事例15 人材育成制度

1. 組織診断事例

介護保険制度下での自立経営を目指し、職員ヒアリング分析を通して組織診断を行った事例

事例法人概要

東京都区立　社会福祉法人。
複数の特別養護老人ホーム、在宅サービスを有し、数百人の職員が在籍している歴史の古い高齢者施設。

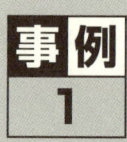

事例1　組織診断サーベイ例

1. 下記のヒアリングフレームに沿って個別・グループインタビュー調査を実施

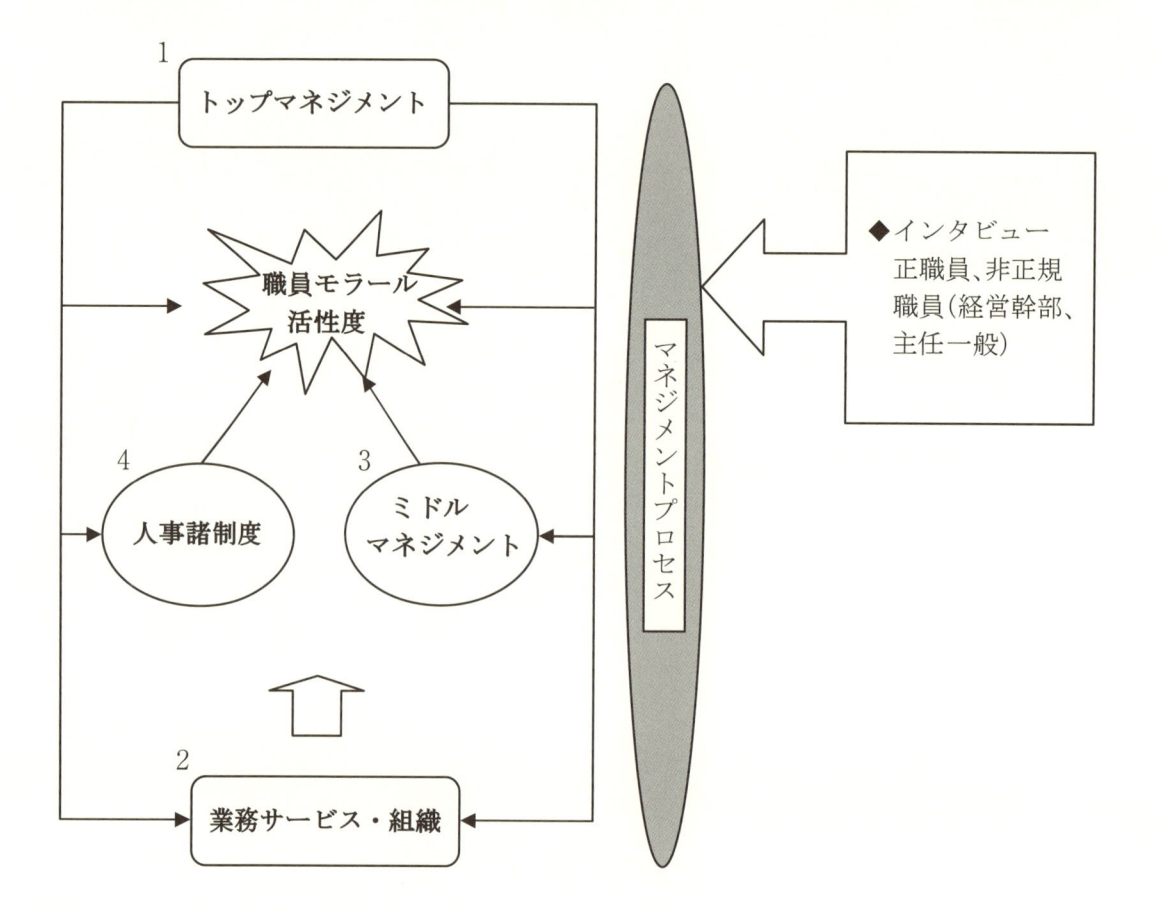

```
  1 トップマネジメント
          ↓
     職員モラール
      活性度
    ↗         ↖
  4            3
人事諸制度   ミドル
           マネジメント
          ↑
       2 業務サービス・組織
```

マネジメントプロセス

◆インタビュー
正職員、非正規職員（経営幹部、主任一般）

左記フレームにおける４大マネジメント機能について

1．『トップマネジメント機能』については以下のとおり定義する

> ① 創業時の理念や、人材育成理念を明示すること。
> ② 理念達成と経営の持続可能性を図るため明確な経営方針、目標を作成すること。
> ③ 経営目標を組織として遂行するべく、業務分掌規定などに則り、業務権限を適切に各部門に委譲すること（必要に応じ組織を再編すること）。
> ④ 必要に応じ経営人事の刷新が自ら行えること。
> ⑤ 経営者は想いや理念を言葉で言うだけではなく、自ら率先垂範すること。
> ⑥ 経営者の想いや理念、目標が職員に受け入れられるように価値共有の工夫や努力を怠らないこと。

2．『業務サービス・組織機能』については以下のとおり定義する

> ① 法人の通常業務を漏れなく合理的、効率的に推進するための組織づくりがなされていること。そのために必要な組織管理規定を作成し、そのとおり遂行すること。
> ② 経営方針・目標を達成するために、その都度柔軟に適切な組織編成がなされること。
> ③ 上記によって各部門、部署の果たすべき役割や職務内容が明確になっていること。
> ④ 利用者に対するケアサービスなど各部門の重要なコア業務が個々人の恣意的な手法によることなく、組織として共通した業務サービスとなっていること。そのために必要な業務標準化のマニュアル類が整備され周知徹底されていること。

3．『ミドルマネジメント機能』については以下のとおり定義する

> ① 職場の出退勤等の就業上ルールを管理し、職場規律を図ろうとする労務管理的役割機能。
> ② 法人や部門の経営目標を職場目標として部下に明示徹底できる経営補佐的役割機能。
> ③ 部下の仕事振りや業績を的確に把握し、評価、フィードバックすることで人材育成を図ろうという人事管理的役割機能。
> ④ 業務上の無理や無駄を排除することで仕事の生産性を上げようとする部門運営者としての経営補佐的役割機能。
> ⑤ 部下から信頼される良き上司として、公私にわたる相談相手となって職員の心のカウンセリング（メンタルヘルス）が果たせる労務管理的役割機能。

4．『人事諸制度機能』については以下のとおり定義する

> ① 職員の直接的処遇につながる、人事制度の３大骨子である、①「賃金」　②「評価」　③「昇進昇格」といった諸制度が適切にその機能を果たしていること。
> ② 人材の育成・定着、さらには将来の幹部候補生の育成を目的とした教育システム（部門別・層別教育体系）が適切に構築され運営されていること。

③ 職員が一定の規律、モラルを持って働くようにする基本機能として、就業上の規則（服装、身だしなみ、通勤方法、賞罰……）などの就業ルールが整備され管理運営されていること。
④ 労働条件（休日、労働時間……）や職場環境など、働くものが安心し納得して勤務にまい進できるように配慮された労働環境づくりが整備・管理されていること。

2．職員ヒアリング結果

1．実施日時：ヒアリング対象者（於：本部会議室）

第1回　　平成○年○月○日（火）
　　　　　◇14：00～16：00　　Aグループ　　一般職員対象
　　　　　◇16：00～18：00　　Dグループ　　主任、副主任対象

第2回　　平成○年○月○日（月）
　　　　　◇14：00～16：00　　Bグループ　　一般職員対象
　　　　　◇16：00～18：00　　Cグループ　　主任、副主任対象

2．ヒアリング結果まとめ（課題別：生の声）
　　　※文章後尾に（主）とあるのは発言者が主任・副主任を示す

施設の経営方針その他について

- ○○園としての「売り」がほしい。今は「区立」というのが売りになっているが、これからどうするのか。
- 利用者の意識（サービスを受ける意識）は介護保険が入ってから変わってきた（高くなってきた）。しかし、われわれ施設経営者や管理者がどう変わったかといわれても何ともいえない。変わっていないと思う。もっとサービス提供のプロフェッショナルになって付加価値を上げられるようにならないといけないと思うが……（主）。
- 施設によって労働条件が違うのはおかしい。昼の休みも取れず、定時で帰ることもできない施設があると聞く。法人としての統一ルールがなく、施設の管理職の裁量に任されているのはおかしい。
- 施設によって給食委託業者が違う。良いメニューのところもあるし、ひどいメニューのところもある。I施設の給食業者はひどい。刺身が薄くて夜勤者がかわいそう。給食がひどいときには、カップラーメンをすすっているときもある。
- 施設が古く汚すぎる。こちらも手入れしている時間がない。お湯を一気に使うとお湯が止まってしまうことがある。
- 施設を異動すると、福利厚生（共済会制度）も変わる。一体以前に積み立てていた共済会費はどうなっているんだろう（主）。
- K施設では紙おむつ○○円/個を守っている。なぜ課長会で統一しないのか。各施設の課長の権限の問題や出入り業者との関係もあってできないのだろうが、経費の無駄遣いになっている（主）。

施設長のマネジメントその他について

- 施設長は利用率を上げろというが、在宅部門が全体で取り組んでPRしていかないと難しい。施設長は現場を知らない人が多いのに、経営優先で物事を決めていく。しかも勝手に動いている。
- 施設長によっては意識の高い人もいて、その施設長になってから在宅の利用率が上がった。
- 前の施設長は現場に来て一人ひとりの利用者に声掛けしてくれていた。今の施設長は現場を知らなさすぎる。
- 施設長の中には、個室に入ったまま出てこない人もいる。ゴルフ三昧という声も聞く。せめて利用者と話をしてくれるだけでもよい。
- 施設長はいてもいなくても同じ。課長、主任レベルがしっかりしていることが大切。
- 下から昇進していって施設長になれるような人が出てきてほしい。
- M施設の施設長はいい。勉強させてもらっているし、職務分析などをして必要な仕組みをつくってくれる。
- 今の施設長の癖をつかみながら、うまく仕事をやっているつもりだが、その施設長からは「そんなに頑張って働かなくてもいいよ」といわれる。しかし、近々に辞めていく人はいいけど、私はこれから長い間働いていかなくてはならない……（主）。
- 主任、副主任に対してどうすればいいのか教えてあげられないような、現場を知らない施設長が多い。主任は勤務表をつくっていればいいよといわれた（主）。

課長・主任・副主任によるマネジメントその他について

- 特養は有給休暇が取れない。施設によってマチマチと聞く。有給休暇が取れるような勤務シフトをつくってくれる課長もいるし、そうでない課長もいる。統一されていない。
- この施設（○○園）は「腰が重い」。特に副主任以上になると新しいことをやるのを嫌がる傾向が強い。特に異動したことのない人は新しいことを嫌がる。
- それぞれの施設にはそれぞれ流儀、慣行があり、それを理解しないとついていけないという風潮がある。まるで怨念のような習わしがある（主）。
- 課長や主任は人を育てようという気がないし、関心が薄い。聞かないと教えてくれないし、聞くと嫌な顔をする。今まで1人で育ってきたからだと思うが……。
- 新人の指導をするのが大変で昼の休みも取れないし、残業も多くなっている（主）。
- 「副主任とは何か」、「何をするものか」も教えてもらわずにここまで来ている。勤務シフトの立て方も自分で勉強してやってきた（主）。
- 主任、副主任のあるべき「員数、ポスト」がはっきりしない。組織としての管理がない。また主任、副主任の役割もはっきりしない。人員が削減された後の「ダンパー」になっている場合もある（主）。
- ○○園は、いろいろなものを湯水のように使っている。要求すれば何でも買ってくれる。行事の際、今までのものを活用しようとして予算を少なく申請したら、「どうせだから、別のものを買おう」と主任に言われて高いシャンパングラスやコップなどを買ってしまった。予算管理は、主任や副主任には「ない」に等しい。
- ある介護課長は外では有名のようだが、職員に対しては押し付けがましい。「言われたことを黙ってやればいい」という感じで何も考える余裕もなく働かされている。また、自分の気に入っている人には甘く、嫌いな人にはきつく当たる。
- 主任や副主任の数が施設によってマチマチになっており、また与えられている権限や役割も施設

によって異なっている。こんなに主任、副主任が必要なのか。また必要なら「なぜなのか」分からない……。
- H施設の稼働率は今70％くらいのようだが、一般職員には教えてくれない。また介護主任と生活指導主任との話がうまく連携がとれていないので、誰の指示を受ければよいのか分からない。残業の付け方もあいまいで安易に付けている施設もあれば付けられない施設もある。
- 今の職場は有給休暇を取りにくい。K施設は主任が勤務体制を考慮してくれて有給休暇が取りやすくなっている。
- 仕事がうまくいっても、誰も何も言ってくれない。褒めてもくれず、結果の報告もない。
- 同じ施設に何年もいたら、「独裁者」になる。主任が「だめ」といえば、だめになる。職員がせっかく良いアイデアを出しても主任、課長止まりで法人からは何の反応もない（主）。
- O施設ではI施設から来た課長が一生懸命にマニュアルづくりなどをしていて、だんだん形になってきた。
- 看護の主任クラスの異動もするべきだ。主任クラスの看護が変わることで介護の仕方も変わるはずだ（主）。
- 課長に好かれているらしく、入職2年で副主任に抜擢された。その課長は准看護師の資格を持っているためか看護業務に対しても口出しする。T施設にいくなら辞めるという看護師が多い（主）。
- 在宅センターでは主任の改革会議をやっているようだが、その主任は会議から帰ってきても何ひとつフィードバックしていない。その人自身何の力もないのになぜ選ばれたのだろう。職員の中にはもっと素晴らしい人がいる（主）。
- 今の施設の管理の仕方は19世紀のやり方と同じ。リーダーシップを取るべき人が人の育成もできない。社会学も分からない人がリーダーなどになれるわけがない（主）。
- 結局、上司の性格や能力がすべてで、システムとしてのマネジメントは何もない。いい人に当たればいいが、だめな人に当たるともうおしまいだ（主）。

教育制度などについて
- 職員が長く勤めていけるようにするためにも、新人研修など教育はぜひやってほしい。魅力ある職場にするためにも教育は必要。
- 今の生え抜きの職員に対しては、もっと教育を強化しないといけない。世情も分からず、とにかくお金に弱い（主）。
- 施設全体に教育の仕組みがない。今は自腹をきって研修に行き、職員に教育している。それも自分の時間を割いてやっている（主）。
- 入職してきた人への教育が十分でない。変則勤務の中で1カ月の教育では少ない。人を育てるにはそれなりの期間が必要なのに「辞めたらまた採ればいいや」という雰囲気が法人全体にある（主）。
- 自分では新しいことをやりたいと思うが、1人ではできない。いくら頑張ってもみんな理解してくれない。また、理解してくれていても忙しくて（公休も取れず）対応できない。そうしているうちに、せっかく育った人が辞めていく。そしてまた、一から人を育てなくてはならない……中にはレベルが低く、教育してもしようがない人も教育しなくてはならないときがある（主）。

自己申告制度、異動などについて
- 自分は異動したばかりだけれど、5年くらいたったらまた異動したい。定期異動はこのままやり

続けてほしい。特に上司（主任、副主任、課長など）も異動をさせるべきだ。
- 仕事を自分で選べるように「自己申告制度」をつくってほしい。
- いい人材は古手につぶされることが多い。本部が調停機関となって食い止めてほしい。所属する施設長を通さないで直接本部が本人の意向を吸い取れるような仕組みをつくってほしい。自己申告などを活用してほしい（主）。
- 在宅から特養、特養から在宅への異動をもっとするべき（主）。

職員の健康管理などについて

- 職員が辞めると言っているので話を聞いたら、腰と腕を悪くしたという。もっと職員の健康管理に気を配ってほしい。
- 「こういう仕事をしているのだから、当たり前でしょう」と言われるが、職員は精神的に疲れている。職員に対するメンタルケアがぜひとも必要だ（主）。

部門間連携について

- ほかの施設の人たちとこういう話をするのは初めてだし、こういう場を持ったこともない。ほかの施設の話を聞くのは刺激になる。
- 施設間の横のつながりが、まったくないのは問題だ。主任会議はあるがケアマネジャーや相談員も横断的会議を持つべき（主）。

職員のモラール（士気）について

- ○○園はそこで働く職員にとって、次の職場（他社）へのステップの場でしかない。もっと魅力ある職場にしないと、皆辞めていく。
- 最近、日常業務（介護業務）全体が後ろにずれ込みがちだ。利用者の介護度が上がっていることや、建物の構造をうまく活用できないこと。職員スタッフの介護スキルの差が大きくなっていることなどが原因だと思う。問題があるのは分かっているけど、それに慣れてきているのが怖い（主）。
- 職員スタッフには「週末の生き方」をどうするべきか、問いかけている（主）。
- 今の若い職員は何を考えているのか分からない。意識や使命感が感じられない（主）。
- 認知症老人には教えてもらうことがいっぱいあった。自分の素直な気持ちをぶつけ合えたりして、自分が成長していると感じる。

その他

- だいぶ前にＯＡ化したけれど使いきれず、むしろ業務に支障を来すことがある。パソコントラブルが起きると使えなくなるし、バックアップ体制もない。できる人だけでやっている、という感じがする（主）。
- 非常勤の時間給が１本なのはかわいそう。もっと差をつけてもよい。非常勤を働かせておいて楽をしている職員がいる（主）。
- 施設によって業務日報の書式がマチマチで、書式そのものが違うのにびっくりした（主）。

3. ヒアリングから得られた職員の声（4大機能別）

1. トップマネジメント機能
* ホームとしての魅力や売り、特徴をもっと明確に打ち出してほしい。
* 施設全体として雰囲気が暗い。

4. 人事諸制度機能
* 新しく職員が入社してもすぐ辞めてしまう。入るとまた辞めるのではと疑心暗鬼になっている。
* 定着率を上げるには魅力と特色ある施設として打ち出す必要がある。
* 評価でもっと差をつけて、お互い競い合える組織にしたい。
* 中堅層の中途採用などで、もっと幅のある年齢構成にしたい。今は全員若すぎる。
* しっかり仕事ができる職員を、もっと評価処遇してもよい。職員への意識付けが足りない。

3. ミドルマネジメント機能
* 若い職員が多いが、きちんと指導できる管理監督者がいない。
* リーダー的に動ける職員が育たない。
* 人を育てると言いながら自分の仕事を押し付けてくる上司がいる。
* 職員同志が仲良しクラブになっている。厳しく指導できる上司がいない。
* 上（経営）と下をつなぐパイプ役がいない。上からの一方的な指示になっているように見える。

2. 業務サービス・組織機能
* 誰が何を行うのか、役割や責任が不明確。
* 何かしようとすると、行動した人が責任や取りまとめを一身に引き受けなくてはならないので、皆新しいことや改善をしようとしたがらなくなる。
* 役割責任がはっきりしていないので、仕事がナーナーになっている。
* 主任、副主任の役割がはっきりしない。
* ケアワーカー、主任、生活相談員間の連携が取れず、情報共有化ができてない。
* 食べこぼしで床が汚れたままになっているなど、基本的な清掃管理ができていない。
* 若い職員が多くなって、全体に介護力や気付きが落ちている。
* 誰が責任者か分からない状態で仕事している。
* 利用者に対する言葉遣いや態度がよくない。もっと人間的優しさを持ってほしい。

4. ヒアリング・ヒューマンマネジメントサーベイ結果に基づいた中長期的改善課題と今後の具体策

1. トップマネジメント機能の整備
〈現状の課題概念図〉

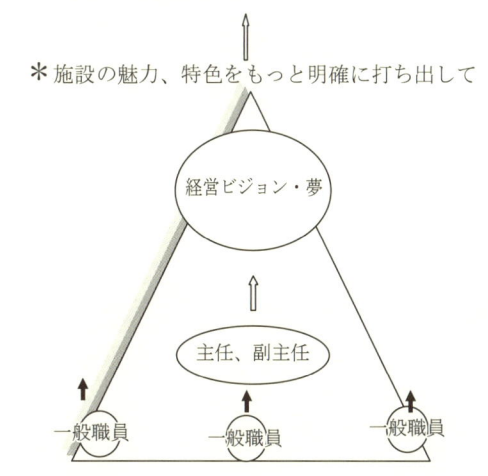

＊施設の魅力、特色をもっと明確に打ち出して

経営ビジョン・夢

主任、副主任

一般職員　一般職員　一般職員

〈課題解決のための対応策〉
＊中長期的経営計画、および単年度事業計画の立案、明示
＊夢と将来展望がある、特色ある施設方針の打ち出し

2. 業務サービス・組織の再構築と職務内容の明確化
〈現状の課題概念図〉

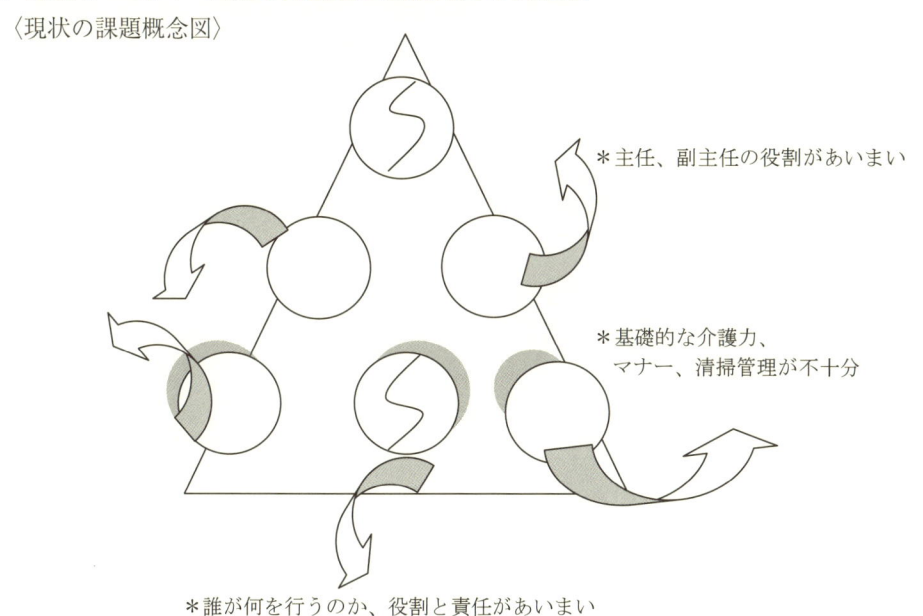

＊主任、副主任の役割があいまい

＊基礎的な介護力、マナー、清掃管理が不十分

＊誰が何を行うのか、役割と責任があいまい

〈課題解決のための対応策〉
＊各部署の業務内容など、業務分掌のさらなる徹底
＊主任、副主任の役割責任の明確化と、マネジメント力向上のための管理監督者研修の徹底
＊中堅幹部職員の育成に向けた、職員教育の立案・実施
＊新人職員の基礎教育（介護技術、マナーほか）の徹底

3. ミドルマネジメントの構築
〈現状の課題概念図〉

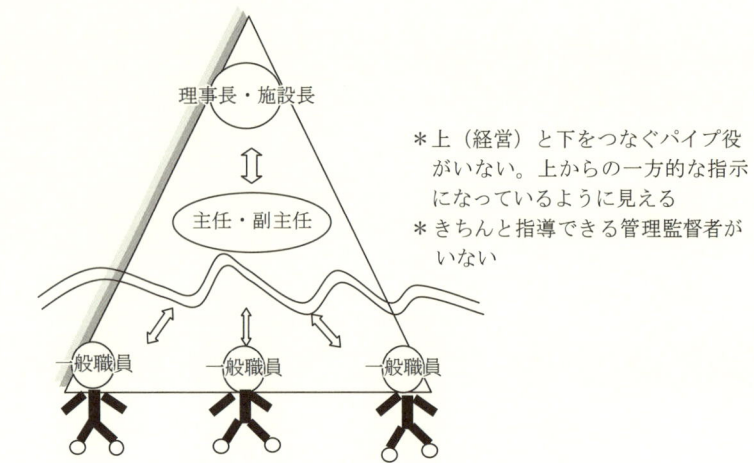

理事長・施設長
主任・副主任
一般職員　一般職員　一般職員

＊上（経営）と下をつなぐパイプ役がいない。上からの一方的な指示になっているように見える
＊きちんと指導できる管理監督者がいない

＊職員同志が仲良しクラブになっている。厳しく指導できる上司がいない。

〈課題解決のための対応策〉
＊管理監督者（主任、副主任）の役割・責任の明確化
＊管理監督者の教育、育成（管理職研修のプログラム開発と実施）
＊管理職適性の把握と管理職の見直し（管理職登用試験や適性検査の導入実施）
＊一般職員に対する組織、マネジメント研修の実施

4. 人事諸制度の構築
〈現状の課題概念図〉

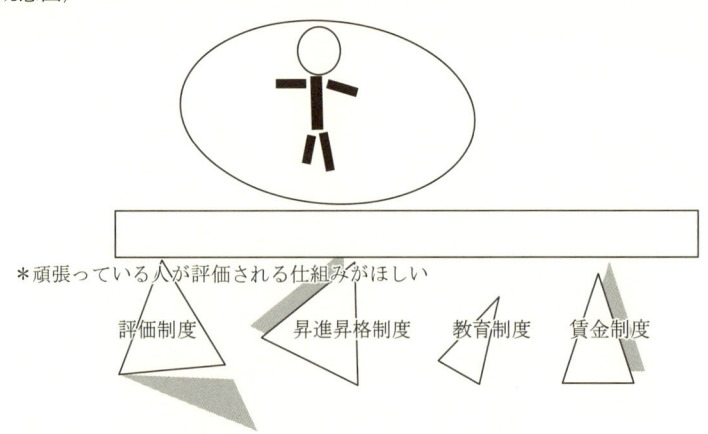

＊頑張っている人が評価される仕組みがほしい

評価制度　昇進昇格制度　教育制度　賃金制度

〈課題解決のための対応策〉
＊評価と処遇（賃金、賞与）との連動強化
＊施設としての教育体系や教育制度の見直し、充実化
＊職種間異動の促進ならびに年功を脱した昇進昇格の断行

1. 組織診断事例

組織全体の見直し、特に看護部門や事務部門の改革を目指し組織診断を行った事例

事例法人概要
一般病院と精神科病院、介護老人保健施設を有する地方の中規模医療法人。

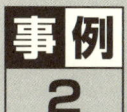

事例 2　組織診断報告書（病院）

＜経営管理システムと職員モラールとの相関図＞

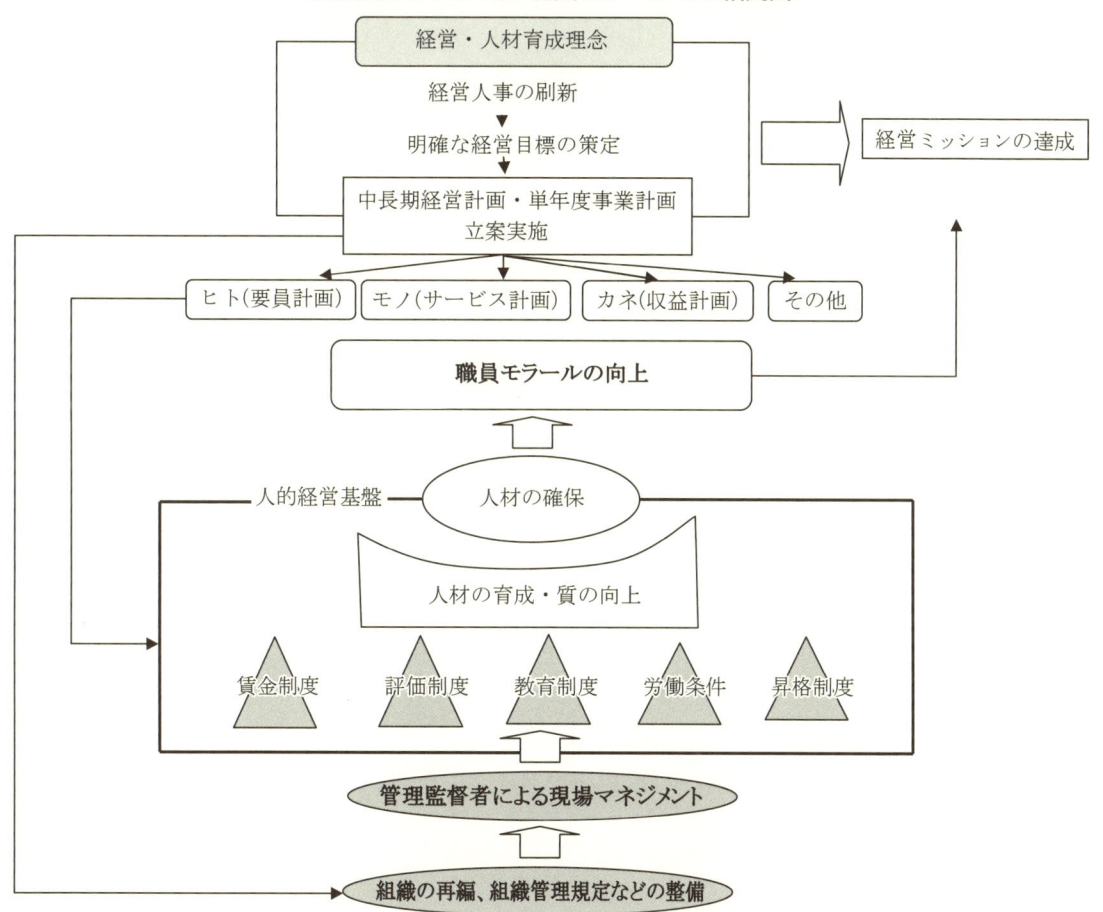

```
          経営・人材育成理念
                │
           経営人事の刷新
                ▼
          明確な経営目標の策定         ⇒ 経営ミッションの達成
                │
      中長期経営計画・単年度事業計画
              立案実施
       ┌────────┼────────┬────────┐
  ヒト(要員計画) モノ(サービス計画) カネ(収益計画) その他
                │
         職員モラールの向上
                ↑
  人的経営基盤 ─ 人材の確保
                │
         人材の育成・質の向上
                │
  賃金制度  評価制度  教育制度  労働条件  昇格制度
                ↑
     管理監督者による現場マネジメント
                ↑
    組織の再編、組織管理規定などの整備
```

129

1. 病院理事長による経営改革方針例

理事長挨拶

　ここ3期は、ここに参集された理事、評議員を始めとする職員全員の努力によって、ご案内の業績を上げることができましたが、今後は、国の医療制度の抜本改悪によって、一医療法人が従来の発想により努力しただけではいかんともしがたい状態が予想されます。

　現政権は国民の声を無視し病床を削減し、入院患者数を減らすことを政策にし、強行採決の末、可決成立させました。その結果、やっと業績が回復したとたん一服するまもなく、「生き残り、勝ち残り」に必死になって取り組まなければならない状況になりました。私が率先努力することは当然として、私に与えられた最重要課題は組織全体の強化策を講じることであり、種々取り組む覚悟ですのでよろしくご承知おきお願いいたします。

　その根幹をなすのは、従来型の発想のままでは、「生き残り、勝ち残り」は不可能であるということです。職員一人ひとりが、それぞれの立場で戦略を考え、戦術を果敢に展開していける組織にしていく所存ですが具体的行動をとるに当たり、常に博愛奉仕の理念を現出し続けることを念頭に置き、抜本的かつさまざまな取り組みを行っていきます。

　詳細については追ってご報告いたしたいと思いますが、まず、理事長を中心とした意思決定の迅速化とさらなる周知徹底と実行の新たな体制をつくります。

　そのために本年を、当法人の改革元年と位置付け、将来への勝ち残りを掛けたスローガンを「○○会2010　WIN　WIN活動」とします。これは、「2010年には○○会に働いているすべての人たちが、当法人で働いていることを喜びと誇りに思いながらクライアントに奉仕することを心からの喜びにできる体制を構築する」という意味で、この精神で抜本的経営改革に着手したいと思います。

　具体的には①　病院収益体質の改善（毎年一定の利益が出るよう、在宅診療の展開や外来患者一層の拡大、今回施行された医療制度改定に則った病院機能の振り分け、再配置などを通して病院売り上げのさらなる拡大を図るとともに、各種経費をあらゆる観点から徹底的に見直し削減を行うことで、3年後に売上高経常利益率が15％以上になることを目標とする）。②　患者満足度のさらなる向上（一層厳しくなる病院間競争に勝ち残っていくためには、クライアントから選ばれる病院にならなくてはいけない。そのためには今行っている各種患者サービス「病院へのアクセス、受付対応、待ち時間、診察時間やその内容、病状などの説明責任、病院設備の改築改修、院内環境・美化など」を医師も含めて徹底的に見直し改善する）。③　職員の育成と能力向上（病院経営は医師や看護師のほか、介護士、コ・メディカルスタッフや各種事務スタッフなど、多くの専門スタッフの努力と頑張りがあって初めて成し遂げられる。従って、当法人としては理事長自らが率先して全職員一人ひとりと徹底的に話し合い、本人の希望、要望や業務適性、専門性を明らかにし、本人の能力を最大限に発揮していただける部署や業務に再配置するなど、適材適所の人事を断行する。併せてスタッフのやる気を向上させる仕組みとして、新たな評価制度、賃金制度、昇進昇格制度、教育制度などと連動した目標管理型の人事制度を構築していく）。④　その他（各種規定類の整備や業務マニュアルの整備などを徹底することで、病院組織の近代化を推進する。できれば日本医療機能評価機構による評価受審ができるまでに整備したい。併せて院内LANを整備し、将来の電子カルテ化を見越したOA化を推進していく）。

といった、観点から経営改革を進めていきたいと考えていますが、今後はこれらを推進していくための組織・体制を新たに構築し、より具体的な戦略やスケジュールを作成しながら、逐次実践していきます。

2．アンケートによる組織診断の実施

1）用いた調査手法
　　1．アンケート調査（別添資料参照）

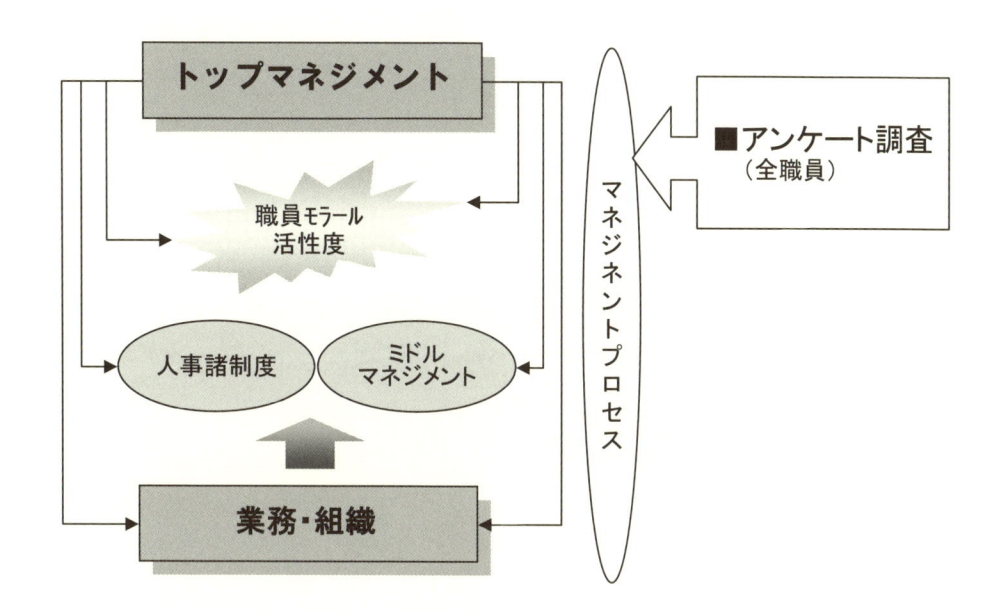

```
┌─────────────────────┐         ┌──────────────┐
│  トップマネジメント  │   マ    │ ■アンケート調査 │
└─────────────────────┘   ネ    │  （全職員）   │
       職員モラール           ジ    └──────────────┘
        活性度               メ
    人事諸制度  ミドル        ン
              マネジメント     ト
                            プ
    ┌─────────────────────┐  ロ
    │     業務・組織       │  セ
    └─────────────────────┘  ス
```

2）《アンケート調査内容》

□対象　　　病院　全職員（回答数130　有効回答数120）

□内容　　（1）トップマネジメント機能について
　　　　　（2）業務・組織機能について
　　　　　（3）人事諸制度機能について
　　　　　（4）ミドルマネジメント機能について
　　　　　（5）人的活性度（組織風土・満足度）について
　　　　　　・組織風土
　　　　　　・職員満足度

□集計単位

項　目	分　　類	該当分析分類（※印は分類）			
		全職員	所属別	職位別	年齢別
性　別	A：男性　B：女性	全対象	全対象	全対象	全対象
役　職	A：部長・事務長 B：課長・室長 C：師長・副師長 D：主任・副主任・副技師長 E：一般職員・パート職員	全対象	全対象	※ＡＢＣ ※Ｄ ※Ｅ	全対象
所属部署	A：診療部　　D：看護部 B：薬剤部　　E：給食部 C：事務部	全対象	※ＡＢＥ ※Ｄ ※Ｃ	全対象	全対象
年　齢	A：19歳以下　　F：40〜44歳 B：20〜24歳　　G：45〜49歳 C：25〜29歳　　H：50〜54歳 D：30〜34歳　　I：55歳以上 E：35〜39歳	全対象	全対象	全対象	※ＡＢＣ ※ＤＥＦ ※ＧＨＩ

《ヒアリング調査》　参考

□対象

所属部署	職　種	対象クラス	人数	実施率
診療部	医　　師	常勤	4人	100%
	パラメディカル	管理職（一部、一般職員を含む） （室長・局長・師長・主任他）	9人	36%
	相　談　室			
給食部	給　　食			
薬剤部	薬　　局			
看護部	看　護 介　護	管理職(総師長・副総師長・病棟（副）師長)	7人	100%
		管理職 （主任・副主任）	8人 (3)	80%
		一般職員 （勤続15年超）	5人 (1)	63%
		一般職員 （勤続5年〜15年）	15人 (5)	60%
		一般職員 （勤続5年未満）	15人 (7)	39%
事務部	事務・用途・管理	管理職	10人	100%
		計	73人	57%

□内容　　　・これまでの勤務を通じての感想・悩み・要望・意見等

3．アンケート診断結果の分析・まとめ

1）〈トップマネジメントについて〉

　ここでいう『トップマネジメント』とは、企業や各種団体等の組織体がその長であるところの経営者の『想い』や理念、目標に沿った方向に向かって進んでいるのかどうかを、さまざまなトップマネジメント機能に分解してその実態を社員の認識度を通して把握、診断しようとするものである。
　『トップマネジメント機能』は以下の4つとおりの機能に分けて診断する。

　① 事業計画のみならず、社員育成に関する人材育成理念を明確にしているか
　② そうした経営者の想いや理念、目標は社員に受け入れられているのか（社員共感度）
　③ 経営者はその想いや理念を言葉で言うだけではなく、自ら率先垂範しているか
　④ 経営目標を組織として遂行するべく、業務権限を適切に各部門に委譲しているか

【対象：全職員】

トップマネジメント	■					
Q7:法人の経営理念は分かりやすく、かつ全職員に受け入れられ、共感を得ていると思いますか	-0.73					
Q8:施設内で何か事を行う場合には、上司（院長、部長、師長）が率先して行う職場風土になっていますか	-0.26					
Q17:理事長・院長に権限が集中することなく、各部門や役職者に適切な権限委譲がなされていると思いますか	-0.89					
Q25:法人が求めるような職員の育成方向や人材像は明示されていますか	-0.88					
Q30:法人の将来を示す、事業計画や経営方針は作成され明示されていますか	-0.69					
平均	-0.69					

────── アンケート結果 ──────

＊当法人の『トップマネジメント機能』は全体的に見て「かなり不十分」である。
　特に、①の社員育成に関する「人材育成理念」の明確化や、②の経営理念の共感度は極めて低く、そのものが不在であるということを意味している。ただし、③の上司が率先行動については、他項目に比べて比較的優位である。これは、率先して行動で示すことがあったとしても、その手段、表現、方法などが適切でないために、その行動が経営理念の浸透に結びつきづらいことを表しているともいえる。

＊『トップマネジメント機能』が低下することによってもたらされる大きな問題点は、「職員にとって法人の将来や行く先が見えずに不安を与える」ということで、こうした状態がいつまでも続くと、有能な職員・若手職員が法人を見限り、黙って退職していくような事態になりかねない。
　さらに各部門で新たな取り組みや業務展開をしようとしても、トップの想いが不明確、または伝わらないままでは、具体的な取り組みにつながらず、重要なタイミングを失して法人として大きな機会損失を生み出しかねないともいえる。

＊一般的に経営理念や目標は、トップ自らは明確にしているつもりでいても、それが抽象的であったり頻繁に言葉を変えたりして、組織全体として十分な共有化ができないことが多い。また、トップ

は明確に理念形成していても、トップを補佐するはずの部長や師長などの管理職クラスが役割を果たさずに、部下にまで降ろさずにいる場合も多く散見される。
*いずれにせよこの『トップマネジメント機能』は、これからの不確定な時代には極めて重要で必要不可欠な経営機能となることは間違いなく、早急な改善が求められる。

2）〈業務・組織について〉
　ここでいう『業務・組織』とは、法人規則等であらかじめ定められた「業務分掌規定」に基づき設定された各部門の業務が、本来のねらいどおり部門内の一人ひとりの仕事として定着し、効率的合理的に推進されているかどうかを診断するとともに、中長期的観点からの経営目標・課題が実際に職員一人ひとりの仕事として明示され、課題達成が果たされる仕組みになっているのかを、診断しようとするものである。業務の効率化や組織全体の生産性を向上していこうとするためには、以上のような観点で仕事を構築（一人ひとりの仕事・役割として構築）することが今後ますます重要になるといえる。
　『業務・組織機能』は以下のとおり4つの機能に分けて診断する。
　　① 分掌規定等に則った組織運営や業務推進がなされているか
　　② 経営方針・目標を達成するために柔軟な組織編成・運営がなされているか
　　③ 組織変更に当たっては、その理由やねらいや趣旨が社員に明示されているか
　　④ 結果、各部門、部署の果たすべき仕事内容や役割が明確になっているか

【対象：全職員】

業務・組織	平均
Q4:法人組織は、目指すべき方針や理想に応じて、適切に変更、改訂されていますか	-0.56
Q6:あなたの仕事の内容や役職の職務内容は明確になっていますか	-0.17
Q14:組織や就業規則など改正が行われたときに、その理由を分かりやすく説明を受けていますか	-0.93
Q28:法人組織は、スムーズに業務を遂行できる仕組みになっていますか	-0.77
Q31:各種業務は、誰もが過不足なく適切に行えるように、標準化されマニュアル化されていますか	-0.60
平均	-0.61

―――― アンケート結果 ――――

*当法人の『業務・組織機能』は全体的に見て「かなり不十分」である。
　特に、①、②の業務をスムーズに遂行するための組織や規定類の整備や開示が不十分であり、否定的な意見が多いのが特徴である。また、③の組織変更がなされても、それがどういう趣旨でなされたのかを明確に職員に明示していないことを示している。
*また、④についても、職員は自らの仕事や役職の内容はおおむね理解しているものの、業務内容の標準化やマニュアルについては、不十分という認識であるため、日常業務の遂行レベルで個人差が見られ、均質かつ高水準なサービスの提供を期待しにくい。
*いずれにせよこの『業務・組織機能』は、すべての項目において、今後、法人の生産性・効率性を一層高めていくための重要な経営課題になるものと考えられることから、法人業務や組織の見直し、

再構築とそれに伴う各部署、各個人の仕事・役割内容の明確化が求められる。

3）〈人事諸制度について〉
　ここでいう『人事諸制度』とは、そこで働く者がその持てる能力を最大限発揮できるような環境が整備されているかどうかを見るとともに、能力発揮を通して法人に貢献した仕事・業務が適切に評価され、処遇（賃金・昇格等）されていると職員が感じているかどうかを見ようというものである。
　この機能は経営者が発信すべき「人材育成理念」と密接な関係があり、この理念をインプットとすると『人事諸制度』はそれを具現化するためのアウトプットだといえる。従って、このアウトプットが機能していない場合は、明確な人材育成の理念形成がなされていない場合が多い。
　組織にとって必要な人材を確保するためには、この機能は今後一層重要度を増すものと考えられる。『人事諸制度機能』は以下の６つの機能に分けられる。
　　・人事制度の３大骨子ともいえる　①「賃金」　②「評価」　③「昇進昇格」といった処遇制度
　　・人材育成を目的とした④「社内教育制度」
　　・会社ルールを規定した⑤「就業規則」
　　・働く者への環境整備としての　⑥「労働環境づくり」

【対象：全職員】

人事諸制度	■
Q5:法人は、職員の満足度の向上を目指して勤務条件・待遇や職場環境の整備、改善に取り組んでいますか	-0.78
Q12:仕事の成果に応じて報われる賃金や評価の仕組みになっていますか	-1.16
Q15:仕事を行う際に、何が成果として求められるのか、どのような能力が評価されるか、明確になっていますか	-0.97
Q21:職員が高い専門性を持って仕事に取り組めるよう、職場研修や外部研修に参加できる仕組みになっていますか	0.00
Q22:どうすれば昇進・昇格できるのか、明確になっていますか	-1.24
Q29:就業規則や給与規定等各種の規定内容に満足していますか	-1.08
平均	-0.87

──────── アンケート結果 ────────

＊当法人の『人事諸制度機能』は全体的に「かなり不十分」で問題が多いといえる。特に人事制度の３大骨子である①「賃金」、②「評価」、③「昇進昇格」の処遇制度全般に対して、かなり手厳しい評価が出ている。中でも、③「昇進昇格」体系については社員の否定的認識が極めて強く、マイナス1.24ポイントを超えており、早急にこれら人事制度の根幹ともいえる３本柱を整備することが必要である。
＊先にも述べたように、この「人事諸制度」の機能が低いことは、法人としての明確な人材育成理念を出し切れていないことに大きく関連すると考えられる。また、この機能が低いと一般的に組織の将来に不安を抱き、併せて自分の将来を悲観して組織を離脱する（つまり退職する）傾向が強いことを示しているので、十分な注意が必要である。いずれにせよ、なるべく早急な対応が求められる。

4）〈ミドルマネジメントについて〉
　ここでいう『ミドルマネジメント』とは、各部門、部署において職場上位者が部下に対して適切な

マネジメント（経営管理や労務管理）を行っているかどうかを見ようというものである。この『ミドルマネジメント機能』は社員の「モラール」に直接的な影響を与えるものであり、従来より労務管理の一環として重視されてきたが、今後はさらに「ミドルマネジメント」機能に対して経営補佐の役割を求められるようになってきている等ミドルマネジメントの質の転換が求められている。

『ミドルマネジメント機能』は以下のように5つの役割・機能に分けて診断する。

① 職場の出退勤等の就業上ルールを管理する労務管理的役割
② 会社や部門の経営目標を職場目標として部下に明示徹底できる経営補佐的役割
③ 部下の仕事振りや業績を適格に把握し、評価、フィードバックする人事管理的役割
④ 業務の効率化や合理化を徹底することで生産性を上げようとする経営補佐的役割
⑤ 部下から信頼される良き上司として公私にわたる相談相手になれる労務管理的役割

【対象：全職員】

ミドルマネジメント	■
Q1:あなたの職場では遅刻や早退など職場の規律や規則はきちんと守られ、管理されていますか	0.33
Q2:あなたの職場の目標は、はっきりしていますか	0.07
Q3:あなたの上司（師長、科長、部長等）は部下に対して分け隔てなく適切に指導、対応してくれますか	-0.06
Q9:あなたの職場では、仕事の内容や進め方を分析し、各業務の改善、効率化を積極的に推進していますか	-0.14
Q10:上司（師長、科長、部長等）は、仕事の進め方を分析し、各業務の改善、効率化を積極的にアドバイスなど援助してくれますか	-0.21
Q13:あなたの職場では、法人の経営目標や計画を具体化し、職場目標として達成するよう心掛けていますか	-0.41
Q16:仕事や人間関係の不満や悩みごとについて、上司（師長、科長、部長等）は部下の良き相談相手となっていますか	-0.39
Q19:あなたの上司（師長、科長、部長等）は、率先垂範して仕事に取り組み、部下の良い見本となっていますか	-0.19
Q27:あなたが法人（上司）から受けた人事評価・考課に対して、あなたは納得していますか	-0.56
Q35:上司（師長、科長、部長等）の決定や判断は、部下の信頼を得ていますか	-0.33
平均	-0.19

───── アンケート結果 ─────

＊当法人の『ミドルマネジメント機能』は、全体的に「やや不十分」である。その中でも、特に、上記③で示された評価の納得性、④で示された業務目標の設定・管理に否定的な認識を持っている。加えて、部下が上司に寄せる人的信頼度も高いとはいえないことから、業務や評価を通じた上司と部下との人間関係にひずみが生じ、それが信頼感を損ねる結果につながっていると考えられる。

＊今後は上司らの人間性に頼るようなマネジメントではなく、法人組織の中核として果たすべき機能、役割を明示した上で十分にその役割を果たせるよう教育する、指導するなどの徹底を図る必要がある。

5）〈職員モラール・組織風土について〉

　ここでいう『組織風土』とは、『トップマネジメント』機能から『業務・組織』機能、『人事諸制度』機能、『ミドルマネジメント』機能に至る各種機能が、そこで働く組織の構成員（社員）にさまざまな影響を与えてきた結果、仕事の遂行に関してどのような社員意識やスタイルが醸成されてきたのかを診断しようというものである。

　『組織風土』は以下のとおり区分してその意識度を把握した。
　　① この会社のためなら頑張っていこうという「愛社の精神」
　　② 相互に切磋琢磨して仕事を進めていこうという「競争の精神」
　　③ 相互に連携して仕事を進めていこうという「協調の精神」
　　④ 新しい試みを積極的に取り入れようとする「進取の精神」
　　⑤ 相互に何でも自由に言い合えるような「自由闊達な精神」
　　⑥ やればやっただけ、やらなければやらないなりに評価するという「信賞必罰の精神」

【対象：全職員】

組織風土	■
Q11：職場には職員相互が何でも言い合えるような自由な雰囲気がありますか	-0.27
Q18：あなたの職場のメンバーは相互に切磋琢磨（良い意味で競い合って）成長していこうとしていますか	-0.38
Q20：あなたの職場では、新しい試みを積極的に実行に移していますか	0.11
Q23：あなたは、医療法人「〇〇〇」のためなら、できる限りのことを精いっぱいやってみようという気持ちがあなたにはありますか	0.40
Q24：あなたの職場で、仕事のできる人ほど退職しないで頑張るような傾向にありますか	-0.84
Q26：あなたの職場には、やればやっただけ褒められ、やらなければ注意を受けるという、良い意味での厳しさがありますか	-0.66
Q32：あなたの職場では、仕事の連携はうまくいっていますか	-0.33
平均	-0.28

―――― アンケート結果 ――――

＊当法人の『組織風土』は全体的に見て「やや不活性」といえるが、項目によってかなりバラツキが見られるのが特徴である。中でも、⑥のやればやっただけ、やらねばやらないなりに評価するという「信賞必罰の精神」に関して否定的な意識が高く、仕事の結果に対して『あいまいさ』や『無責任さ』を感じている職員が多いことを示している。

　これに合わせて②の相互に切磋琢磨して仕事を進めていこうという「競争の精神」も比較的低く、自分は自分、人は人といった自分勝手な仕事の進め方をしている部分も見受けられる。

＊さらに問題なのは、法人に対する愛社精神（①この法人のためなら頑張っていこうという想い）について、高い数値を示しているにもかかわらず、仕事ができる人ほど退職しやすいという傾向を強く示していることである。これは、業種そのものにはやりがいを感じていても、優秀者にとって当

法人の持つ魅力や将来性を感じない、あるいはその中で、自己の将来像が描きにくいと職員が感じる場合に示す傾向といえる。いずれにしても、経営理念や人材育成理念を明確に示し、それを具現化するための各種制度や経営システムの整備を行う必要があるといえる。

6)〈会社や仕事への満足度について〉

『会社や仕事への満足度』についても、『組織風土』と同様に、『トップマネジメント』機能から『業務・組織』機能、『人事諸制度』機能、『ミドルマネジメント』機能に至る各種機能が、そこで働く組織の構成員（社員）にさまざまな影響を与えてきた結果に対する個人の充実度、満足度を表しており、すべてのアウトプットに関する総合指標ともいえる。

『会社や仕事への満足度』は以下のとおり区分してその意識度を把握した。

① 社会や地域から評価されている法人に属しているという誇りや一体感
② 仕事を通じて自ら社会や地域に貢献しているという高いモチベーション
③ 仕事や職場の仲間を通じて自ら人間的に成長する喜びを感じる充実感

【対象：全職員】

会社や仕事への満足度	■
Q33：医療法人「○○○」に勤めてよかったと思いますか	0.05
Q34：医療法人「○○○」は、地域から高く信頼されていると思いますか	-0.43
Q36：あなたは、今の仕事を担当できてよかったと思いますか	0.40
Q37：あなたは、仕事を通じて学んだり、啓発されることが多いですか	0.47
平均	0.12

――― アンケート結果 ―――

* 当法人の『会社や仕事への満足度』は平均的には中庸であり、悪くない結果となっているが、項目によってバラツキがある。

①の当法人に対する満足感はやや低い一方で、仕事を通じた個々人の満足感は比較的高い傾向を示している。

これは、業種・業務そのものにやりがいを感じている職員が多数存在するにもかかわらず、これまでの調査の結果が示すように、法人の経営理念や目標が明確でない、または職員間に十分に理解浸透していないことも一因であろう。

* しかし、この結果は決して悲観するものではない。今後、当法人が個人の持つ力や能力を最大限発揮し、かつ職員が一体となるための、さまざまな制度やシステムを整備することにより、職員は当法人への高い帰属意識を持つ可能性が大いにあるからである。

その結果、職員の満足度はさらに強固なものとなり、退職率も低下し人的基盤が整うことで、さらに法人としての強みを発揮し、魅力ある法人を築く→地域から信頼される→優秀な人材が定着する、という好循環を生むきっかけになるであろう。

4. 診断結果のイメージ（4大機能の職員認知度）

1）全体

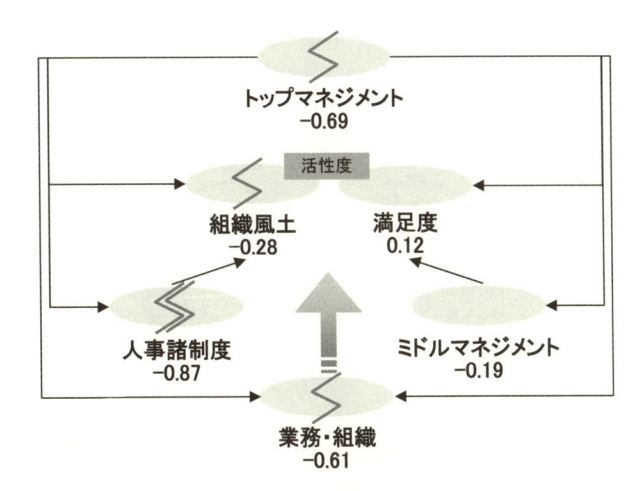

```
          トップマネジメント
            -0.69
              活性度
      組織風土        満足度
       -0.28          0.12

      人事諸制度      ミドルマネジメント
       -0.87           -0.19
             業務・組織
              -0.61
```

2）診療部・薬剤部・栄養部・医療相談室

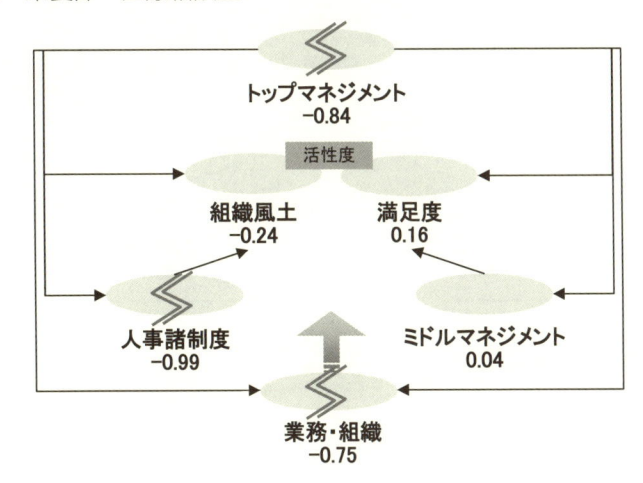

```
          トップマネジメント
            -0.84
              活性度
      組織風土        満足度
       -0.24          0.16

      人事諸制度      ミドルマネジメント
       -0.99           0.04
             業務・組織
              -0.75
```

3）看護部

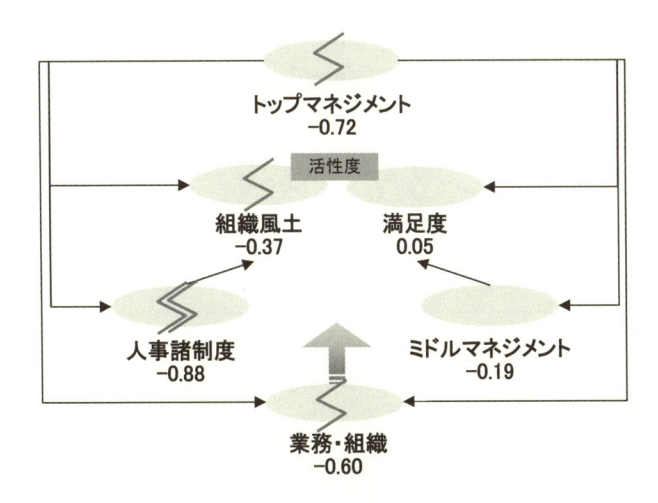

```
          トップマネジメント
            -0.72
              活性度
      組織風土        満足度
       -0.37          0.05

      人事諸制度      ミドルマネジメント
       -0.88           -0.19
             業務・組織
              -0.60
```

第3部 ミッションマネジメント・システムの構築事例

4）事務部・経営企画室

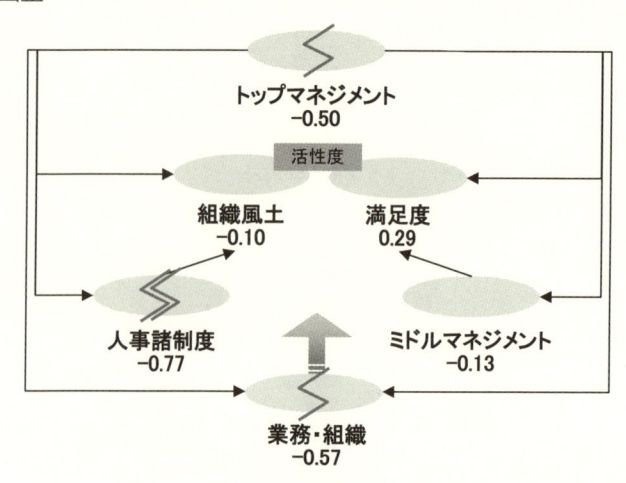

- トップマネジメント -0.50
- 組織風土 -0.10
- 満足度 0.29
- 活性度
- 人事諸制度 -0.77
- ミドルマネジメント -0.13
- 業務・組織 -0.57

5）部長（医師含む）・事務長・師長・副師長・課長・室長

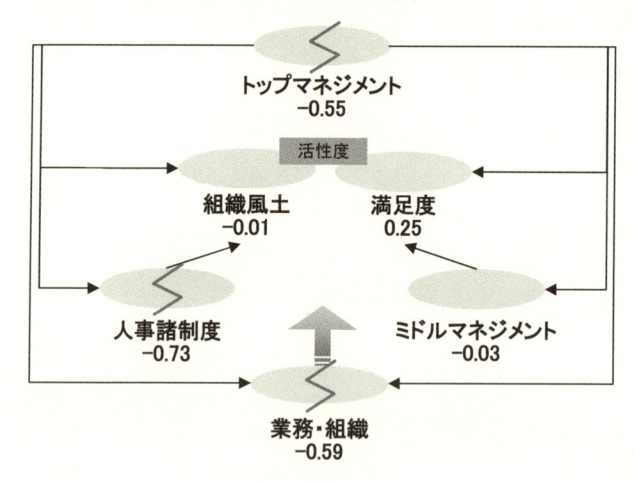

- トップマネジメント -0.55
- 組織風土 -0.01
- 満足度 0.25
- 活性度
- 人事諸制度 -0.73
- ミドルマネジメント -0.03
- 業務・組織 -0.59

6）主任・副主任・副技師長

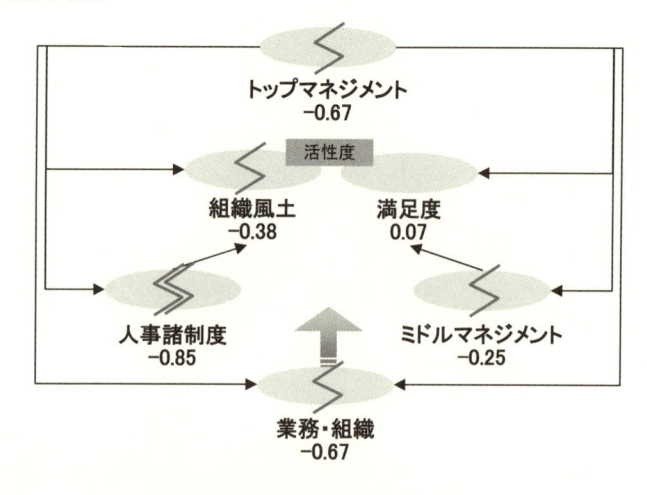

- トップマネジメント -0.67
- 組織風土 -0.38
- 満足度 0.07
- 活性度
- 人事諸制度 -0.85
- ミドルマネジメント -0.25
- 業務・組織 -0.67

7）一般職員・パート職員

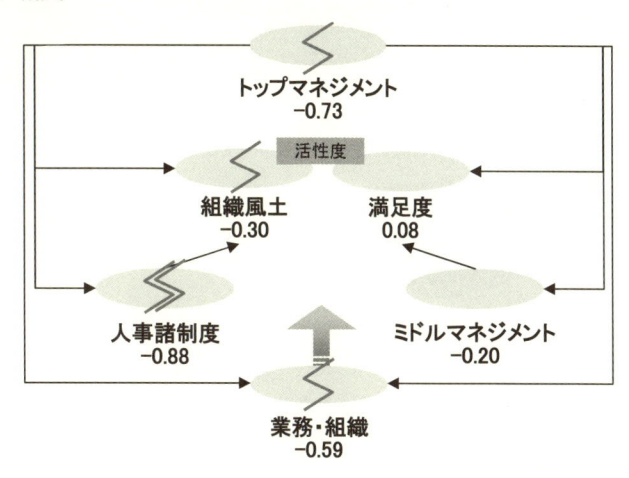

```
         トップマネジメント
            −0.73
              活性度
    組織風土         満足度
     −0.30          0.08
    人事諸制度       ミドルマネジメント
     −0.88          −0.20
          業務・組織
           −0.59
```

5．改善すべき課題と対策

1）　トップマネジメント機能の整備

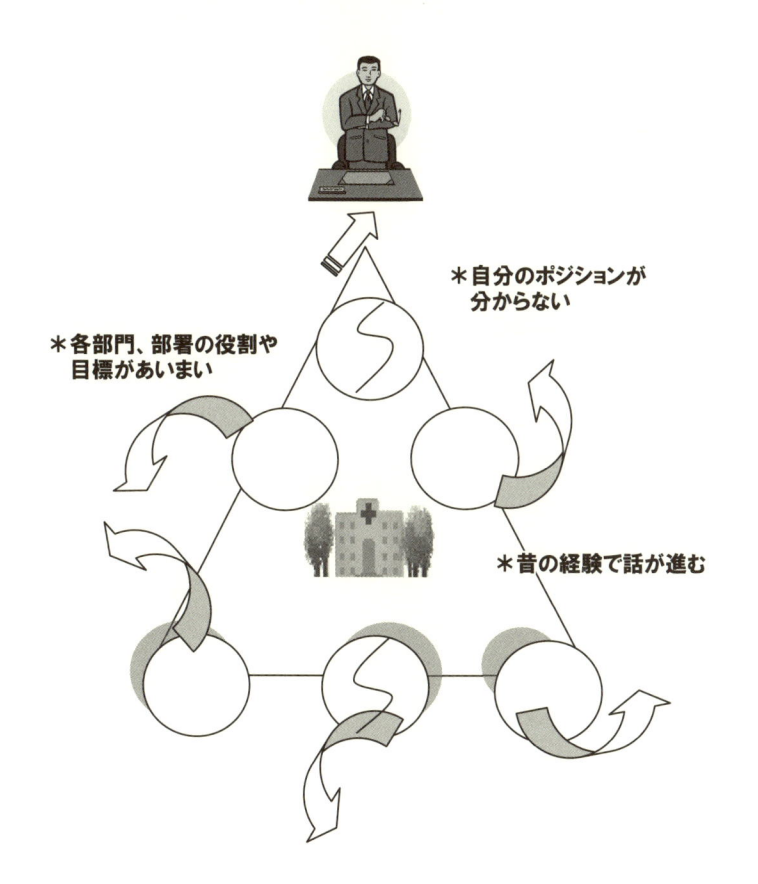

＊自分のポジションが分からない

＊各部門、部署の役割や目標があいまい

＊昔の経験で話が進む

〈課題解決のための対応策〉
＊適切な媒体・手段による目標や経営課題の分かりやすい共有化
＊各部署の業務内容など、業務分掌・権限の見直し構築
＊上記と連動した、組織の再編
＊各種会議体・委員会の見直し、定義化ならびに進行方法の整理

第3部　ミッションマネジメント・システムの構築事例

2）人事制度の構築

＊自分がどう評価されているのか分からない

＊将来の人生設計が組めない

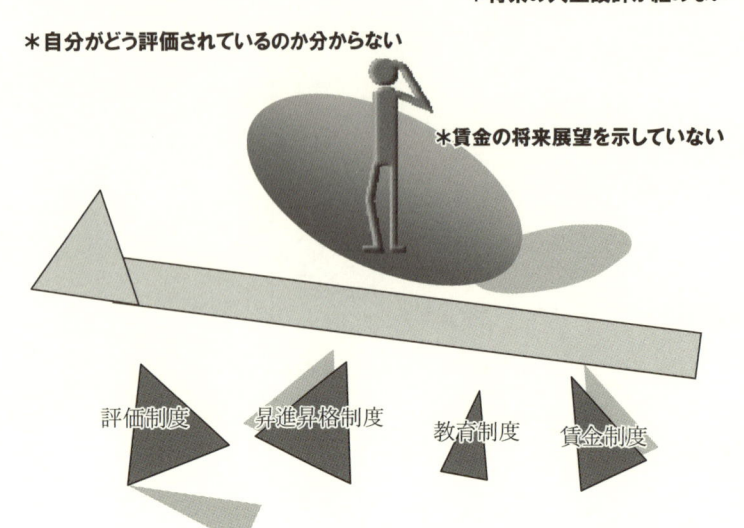

＊賃金の将来展望を示していない

評価制度　昇進昇格制度　教育制度　賃金制度

〈課題解決のための対応策〉
＊評価制度の構築、オープン化
＊賃金制度の再整備、賃金モデルの明示
＊教育制度・内容の見直し、参加機会の付与

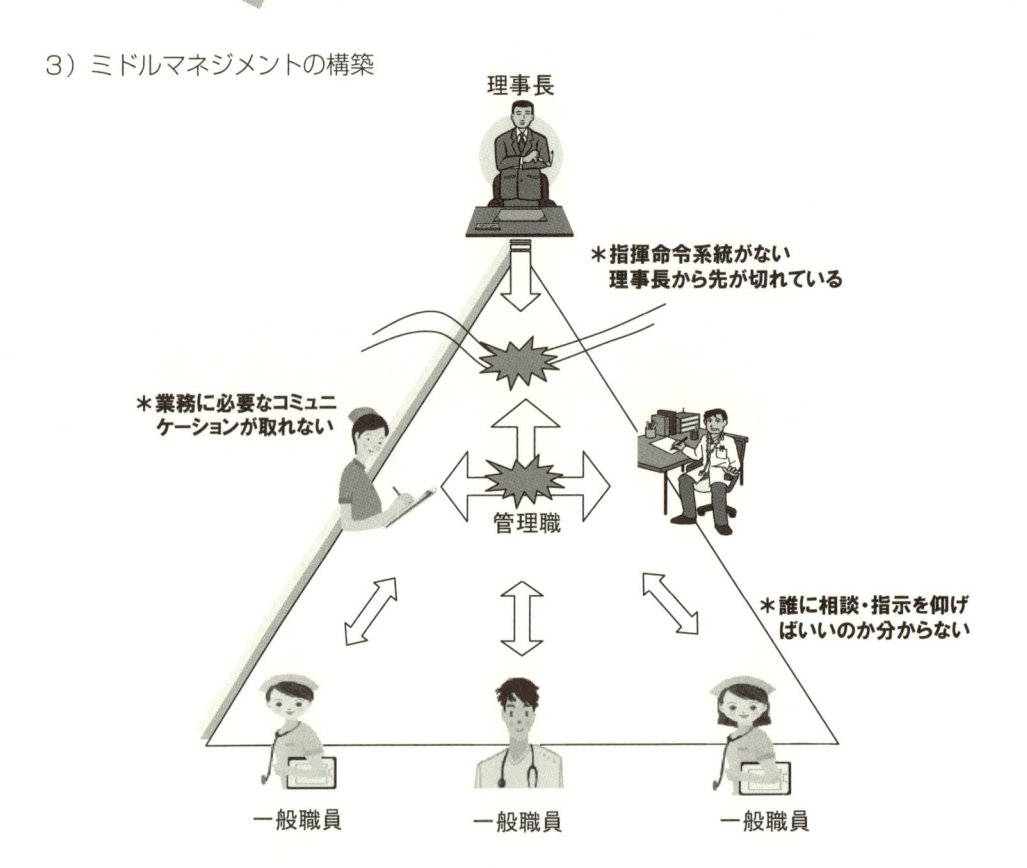

3）ミドルマネジメントの構築

理事長

＊指揮命令系統がない　理事長から先が切れている

＊業務に必要なコミュニケーションが取れない

管理職

＊誰に相談・指示を仰げばいいのか分からない

一般職員　一般職員　一般職員

〈課題解決のための対応策〉
＊部門別の意思決定プロセス（理事長＞部長・師長等＞主任＞一般）の明確化と整備
＊部門・職種ごとの業務プロセスの統一・標準化
＊管理職を軸にした職場ごとの日々の基本業務の確認・徹底
＊業務改善提案の場の設定と提案採用ルートの明確化

2－1. 事業計画策定事例

> 「ヒト」「モノ・サービス」「カネ」という経営要素を効果的に運用し、事業推進していくための事業戦略をもとに計画立案した経営計画ケース

事例法人概要

社会福祉法人　特別養護老人ホームの事業計画策定事例である。
この高齢者施設は110床を有するホームと35人の利用枠を持つデイサービス、並びにヘルパーステーション、居宅介護支援事業所で構成されている。この事業計画は従来の行事日程を中心とした「活動計画書」ではなく、「ヒト」、「モノ・サービス」、「カネ」といった経営要素をどのように効果的に運用し事業推進していくか、といった事業戦略をもとに計画立案されている。

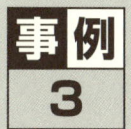

事例 3　経営計画

中期３カ年経営計画概要（進捗度の再確認）

１．利用者満足度の向上
☆利用者満足度の実態把握
☆整理、整頓、清掃の推進
☆利用者事故の削減と改善活動の推進

２．新規利用者の拡大と定着
☆デイケアセンターの利用者拡大

３．無理・無駄・ムラの排除と業務効率化
☆OA化の推進
☆業務の標準化（部門主要業務）のマニュアル化
☆経費削減（他施設実態把握等）

４．人材育成／活性化
☆新人事制度（仕事等級制度）の導入と評価の公正化
☆職員教育の徹底
☆職員にとって魅力ある施設づくり（部門間交流の実施）

○年度版事業計画

生活介護課

目標項目	具体的取り組み内容	年度目標値
1．前年度より介護技術の標準化・高度化マナーの研修	○現任職員にマニュアルに沿った研修を行う（対応マナー、介護技術） ○研修により、個人の課題を見つけ今年度の個人の目標とする ＊マナーについては相談員にも行う	○39人を6人ずつのグループで、6回設定する 6月18日～8月2日
2．高齢者理解の研修	○職員全員に健康推進課より指導を受ける（バイタルの取り方、吸引の手順、褥瘡の知識と対応） ○高齢者について	○39人を5人ずつで、6回設定する 8月13、20、28日 9月10、17、24日
3．18時給食体制への移行	○業務内容をどのように変更すればよいか勤務時間の変更を検討する	○7月16日より実施
4．利用者満足度の向上	○利用者満足度調査を行う ①アンケート調査の内容を○○課長と検討する ②アンケート調査から利用者満足に関する課題をつかむ ③課題を、来年度の事業計画に生かす ○利用者への対応（衣服の着脱、トランスファー）を統一するために、個人カードを作成し（車椅子後ろポケットに入れ）入浴介助時確認する	○10月…アンケート調査内容検討 11月…実施 12月、1月…分析、課題抽出 2月…事業計画に組み入れる ○6月…主任、副主任が作成する …職員に周知する 7月…実施
5．経費削減を推進する	○水光熱費の無駄をなくし、消耗品や備品を丁寧に扱うよう指導する ○マニュアルに沿って給湯を行い、入浴時の水、湯の無駄を省く ○消耗品の定数を決め、使用量の把握をする	○5月…消耗品の棚卸表を作成する ○6月…職員に現状を示し、目標を持たせる。 ○経費削減の指導を課内会議にて行う
6．介護事故防止への取り組み	○介護事故対策の流れを確立する （対策を立てる→職員へ周知→対策を実施→モニタリング→評価→記録の流れを確実に行う）	○6月～主任・安全対策委員と協働して、介護事故対策への流れを整える
7．稼働率の向上	○入院者を出さないために、生活環境を整え、状態を把握し早期発見に努める ○入院者が出た場合は、荷物を安全に早急に整理し、ショートの受け入れができるようにする ○ホームページの生活課、短期入所の欄を充実させる ○常時次の待機者（3人くらい）を準備しておく（相談員） ○居宅介護支援事業所への営業活動をする（課長） 利用者に対して ○本人、家族の苦情に対しては、すぐに対応する ○利用中、状態変化があった場合は直ぐに家族に連絡する（食事摂取量等） ○体に傷を負わせた場合は、直ちに連絡する	○稼働率98％を目指す ○荷物の整理時は、必ず「チェックリスト表」を使用する ○利用歴のある事業所から訪問する
8．スタッフ教育の充実	○仕事等級基準書に基づいて、課長・主任・副主任の役割を理解し、お互い確認する	○月1回主任、副主任会議を充実させる

健康推進課

目標項目	具体的取り組み内容	年度目標値
1．利用者の満足度向上	○利用者の精神的援助を図る ・各フロア担当が居室を訪問し、訴え・不安を聴き記録する （情報はミーティングで話し合い、共有する） ・精神的援助方法について情報収集をする ○利用者へ健康指導をする（ビデオにて） ○健康診断の結果を、個別に説明する（理解できる方対象） ○利用者へ服薬について、個別に説明する（理解できる方対象） ・服薬状況の確認をし、内服できてない場合は個人カルテに記載する ・服薬内容と服薬時の注意点を説明する	○6月中に、記録のためのフォーマットを作成する ○随時 　8月　脱水 　10月　骨粗鬆症 　7月～実施 　毎月1回
2．看護師としての技術の向上	○EKG・BS測定・褥創処置についてのマニュアルを作成し、技術の確認をする ○担当者が、生活課職員へ実技指導をする ・水銀血圧計の使用方法 ・吸引の手順 ・高齢者の特徴 ・ケアの留意点 ・褥創処置	○7月～10月 マニュアル作成 EKG…○○ BS測定…○○ 褥創処置…○○ 吸引…○○ ○8月（吸引、血圧測定） 　9月（褥創、高齢者の理解）
3．ターミナルケアへの取り組み	○ターミナルケアに必要な①観察力②介護力③保清④環境整備などについてのマニュアルを作成し、生活課に指導する	○7月～8月 マニュアル作成 ○10月 生活課職員に指導する
4．経費の削減	○衛生材料の使用状況を職員に知らせ、消耗品の見直しをする ○経費削減を医務会議で話し合う ○医療器具の数の点検をする （鑷子、膿盆、尖刀、体温計、血圧計）	○6月　衛生材料使用状況作成 ○医務会議時 ○6月　点検ノート作成 　7月～早番看護師が行う

リハビリ

目標項目	具体的取り組み内容	年度目標値
1．利用者のADL維持・向上のため、生活課の介護を充実させる	○リハビリから生活課へ、機能維持のための介護内容を記入した連絡帳を活用する ・PT診察の内容、車椅子座位時の注意点、臥床時のポジショニング、拘縮予防の方法などを記載する ・居室でのリハビリでフロアに行ったとき、実施状況を点検する ・実施されていない、また不十分な場合は、担当ワーカーまたはリーダーに指導する ・実施されていない、また不十分な場合は、カンファレンスで説明する	○5月～実施 ○6月連絡帳の見直し、リハ職員によるモニタリングや評価の記入欄を新しくつくる
2．リハビリ業務の改善	○リハビリ日誌を簡潔なものに改善する ○利用者の既存ファイルの整理をする ・リハビリプログラムを新規に取り入れる ○グループリハの見直し ・4階で行っていた既存の"○○会"を"A棟レク"とし、リハ職員2人が利用者10人前後のレクをA棟で行う	○9月までに作成する ○9月までに作成する ○6月～毎週金曜日16：00から17：00A棟にて行う
3．人材育成・活性化	○リハビリのマニュアルを作成する ・日課表　・リハビリ機器の使用手順 ・マッサージの手順　・清掃 ・グループレク ○関節可動域訓練についての勉強をする（リハ職員）	○8月までに作成する ○3月までに小冊子を作成する

栄養課

目標項目	具体的取り組み内容	年度目標値
1．無理・無駄・ムラの排除、見直しによる生産性の向上	○業務効率化後の問題点把握とその対応	○随時
	○業務体制の見直しとローテーションの組み換え	○18：00給食への移行検討（各部門検討）6月または、7月実施予定
	○業務マニュアルの見直し	○現在あるマニュアルを18：00給食を取り入れたマニュアルにする
	○食材仕入れや加工食品費の削減と質の維持管理	○市場調査の継続実施
2．利用者満足度の向上	○喫食状況の観察	○現在ある個別喫食ファイルを見やすくする（OA化）
	○個別カルテの活用	○治療食加算を目指す ○10月から実施予定
	○嗜好調査の実施	○8月、2月に実施予定
	○バラエティー食の充実	○4月〜9月お楽しみ食 ○6月、10月、バイキング ○10月〜3月お寿司の日
3．衛生管理の向上	○衛生マニュアルの見直しとその周知、徹底	○衛生・HACCPについての勉強を月に1度行う
4．経費削減	○什器備品管理表作成 ○消耗品管理	○什器備品管理表をもとに備品管理を行う ○予算案に沿った消耗品管理ができるようにする

居宅介護支援センター

目標項目	具体的取り組み内容	年度目標値
1．委託費相当分の業務の推進 ○実態把握 ○認知症相談 ○介護予防プラン ○住宅改修プラン ○高齢者基本台帳整備等	地域エリアの訪問や電話による調査 ○ケアマネジャーより情報収集 ○要介護認定訪問調査時に実態把握する ○民生委員や相談協力員との連携	○加算分支給見込みなし（住宅改修プラン作成分についても、作成料なし） ○年度、未訪問の高齢者訪問を、7月までに行う（962件） ○年度対象者の訪問を行う（3,078人） ○単身、高齢者世帯の安否確認を、月に150人行う ○その日の訪問調査内容は、基本台帳にその日に入力する ○月報の入力作業 ・前日分の記録を1日集計にて、小まめに入力する
2．地域住民および行政との信頼関係構築	○即対応性、機動性の継続 ○困ったとき、不安なとき、随時対応 ○サービス利用の支援調整	○随時 ○民生委員との交流会（6、11月予定） ・基本台帳1枚目の情報を、5月末までにプリントアウトし、手渡しできるよう準備する ○自治会、老人会での福祉サービス説明会の開催 ・○○アパート、○○団地等にて、各々年1回予定する
3．人材育成・活性化	○職員の知識の向上 ○研修等への参加	○東社協等への研修参加

居宅介護支援事業所

目標項目	具体的取り組み内容	年度目標値
1．利用者満足度の向上	○ケアプランの充実 ○ケアマネジャーの質の向上	○居宅サービス計画を利用者に交付する ・ケアプラン第1、2、3表の作成と交付（6月まで） ○特段の事情のない限り、少なくとも月1回、利用者の居宅を訪問し、かつ、少なくとも3カ月に1回、居宅サービス計画の実施状況を把握し、その結果を記録する ○要介護認定や要介護認定の更新があった場合等において、サービス担当者会議の開催、担当者に対する照会等により、居宅サービス計画の内容について、担当者から意見を求める ○現任研修への参加
2．新規利用者の拡大	○支援センターの実態把握からの情報収集（随時） ○民生委員との連携による情報収集（半年に1回）	○全体で○件を目標とする ・常勤のケアマネジャー1人の持ち件数（○○件） ・支援センター兼任の常勤（30件） ・他部署兼任の常勤（10～15件）
3．無駄・無理・ムラの排除、見直しによる生産性向上	○ケアプランソフトの操作の習得	○各ケアマネジャーが、ケアプラン変更時に、即パソコン入力をする ○個人記録のパソコン入力を行う

ヘルパーステーション

目標項目	具体的取り組み内容	年度目標値
1．管理運営体制の整備	○サービス提供責任者と管理者の確保	○障害者支援事業導入、ヘルパー稼動時間数（約2,800時間）から、4人体制は必須である
2．利用者の満足度の向上	○ヘルパー派遣サービスを受けた利用者の満足度を確保するためヘルパーの技術的レベルアップを図る ○派遣先と派遣者の適確な相性把握と適否判断	○ヘルパーミーティングの充実を図る ・ビデオの活用　参加費の設定（500円/回） ・チームケアの話し合いの場とする ○ヘルパーの介護技術をレベルアップするため、デイサービスや特養との連携・協力を得ながら、秋ごろから施設内研修に取り組む ○サービス提供責任者が、マンツーマンで利用者宅にて指導する（随時） ○利用者満足度アンケート調査の実施（9月） ○アンケート集計と今後の対策検討（12月）
3．新規利用者の拡大	○ヘルパー派遣世帯数の維持（向上） ○良質な登録ヘルパーの確保と拡充	○ヘルパー派遣世帯数150世帯を目標とする ○2級ヘルパー実習生の中から、ヘルパーの資質があると見込まれる者に登録ヘルパーの勧誘をする ○週3回以上稼動できるヘルパーを採用し、現在稼動できるヘルパーがフルに稼動できるように助言・指導していく ○登録ヘルパー50人目標とする
4．無駄・無理・ムラの排除、見直しによる生産性の向上	○OA化推進	○ヘルパー別稼働表のパソコン入力（6月） ○キャンセル、臨時対応等の変更に対し、即パソコン入力ができる

デイサービス

目標項目	具体的取り組み内容	年度目標値
1．新規利用者の拡大（施設利用率の向上）	○支援センター支援事業所との連携（受け入れ状況の迅速な報告） ○ホームページの充実（事業所のPR活動）	○稼働率目標（人数） 　1日35人（生きがい支援含む）85％ ○ホームページ年4回 　季節ごとの見直し 　印刷　⇒　配布
2．基本活動プログラムの見直し・改善	○ボランティアの導入（地域との交流の促進） ○レク活動メニューの増加、健康タイムの充実	○地域ボランティアの月　1回導入 　平成○年7月〜 ○非常勤職員の健康タイム担当 　平成○年5月〜
3．利用者満足度の向上	○満足度調査の実施 　改善課題の抽出 ○月間予定表の配布 ○生きがい支援のニーズの把握	○調査実施　平成○年10月〜 ○改善課題抽出　平成○年10月以降 　改善計画立案実施　平成○年1月〜 ○月間予定表　平成○年6月〜配布
4．人材育成活性化	○職員の技術・知識の習得	○資格の取得（ケアマネジャー、介護福祉士） ○他施設への研修 　施設内勉強会（ビデオ2回/年） 　平成○年8月〜 ○生きがい支援業務のローテーション化 　平成○年4月〜
5．経費の削減	○経費削減項目の内容 　目標値の設定・実行	○品目の調査　平成○年4月〜 　目標値の設定・実行 　平成○年9月〜
6．サービスの質の確保と業務の効率化	○業務マニュアルの実施（介護技術の状況把握） ○勤務状況の確認見直し、時間外勤務の短縮	○マニュアル完成後〜 ○平成○年4月

２−２．事業計画策定事例

「活動計画書」をベースにし、戦略的な視点を加えたモデル的な「事業計画書」の事例

事例法人概要
重度の利用者が入居している社会福祉法人の知的障害者施設である。
事例４の「事業計画書は」は「活動計画書」をベースにしながらも戦略的な視点を加えたものとなっており、細部まで十分検討されたモデル的な「事業計画書」といえる。

事例4　〇〇年度事業計画書

事業計画書

Ⅰ　〇〇の理念

「それぞれの生命を共に生きる」

〜利用者一人ひとりの限りない可能性や潜在能力の追求と、ともに感動し喜び合える可能性の実現を目指し〜

（補足説明）
1　〇〇は障害者と職員が共に生活する家であり、お互いに人間として尊重しながら利用者一人ひとりに合った生活をし、生きがいを持って暮らすことができるよう努める。

Ⅱ　○○基本方針

- 1）利用者一人ひとりの立場に立ったサービスの提供

家庭的雰囲気を大切に自己決定や自己選択を尊重し、
個人それぞれの生き方を大切にしたサービスを提供する
（同性介護の原則、定期的な健康診断、居室は個室を基本、体験や余暇活動の充実）

- 2）高い専門性と向上心を持った職員の育成
- 3）透明性のある健全で創造的な施設経営の実現

法人と施設の組織を有効に機能させ
利用者の利益を優先する運営管理を行う

- 4）利用者家族とのより深い信頼関係の確立と地域における福祉資源としての中核的役割の達成

保護者、地域社会との交流を密にすることにより、皆から親しまれる施設を目指す

Ⅲ　法人運営の方向性

　法人の基本理念、運営方針、定款目的等「法人としての使命」に基づき、内外環境・ニーズの動向を考慮し、以下の事項について取り組むこととする。

1．法人と施設の組織を有効に機能させ、経営基盤の強化およびサービスの質向上につながる運営を行う（経営コンサルタントの有効活用）。
- 1）法人の理念・ビジョンの明確化および中長期計画をさまざまな方々の意見を取り入れた形で策定し、関係者への周知を図ることにより、将来的な方向性の明示および実現のための具体策の検討・実施を行う。
- 2）各組織・部門の役割・使命の明確化により、職員の意欲を高めるための意識改革への取り組みや制度づくりを進める。
- 3）職員の資質向上に向けた体系的な職員育成プログラムの策定・実施により、利用者支援向上に反映させる。また、研修成果について報告会や勉強会等の実施により、全体への還元を図る。

4）統一した支援および一定水準の支援内容を提供できるようマニュアル化等により、全体での共有化を図る。
5）多角的、継続的な福祉サービスが提供できるよう適正な予算編成や経営分析を行い、安定した財政基盤の確立を図る。
6）福祉サービスの質の向上のため、第三者評価を受審し、改善に向けて取り組む。

2．利用者・職員・保護者の意見を十分に尊重し、利用者の利益を優先する運営を行う。

1）利用者ニーズを反映させた個別支援計画に基づく利用者支援
・利用者・職員・保護者の連携のもと、利用者の意向を尊重した個別支援計画を作成し、これに基づき支援を行う。
① 利用者ニーズを個別支援計画で明確にする。
② 各利用者の心の安定に向け、行動や事象に対する明確な要因分析を行う（利用者特性の把握）。
③ 利用者の安全確保に関する取り組みを重視することで、事故件数の減少を図る。
④ 重度利用者への対応についてさらなる工夫を図る。
⑤ 利用者や保護者から寄せられる要望や苦情に対し適切に対応する。
⑥ 個別支援計画に基づく統一した支援を行うため、支援スタッフは情報の共有化を徹底する。
⑦ 定期的に個別支援計画に対する進捗状況を確認し、保護者等に状況報告を行うとともに、必要に応じ計画の中間見直しを行う。

2）利用者の「層別化」を反映させた生活プログラムの提供
・利用者一人ひとりが生きがいを持って暮らすことができるよう利用者特性等を分析した上で、「層別化」を図り、自立した生活を地域社会において営むことができるよう地域移行等各層に応じた生活プログラムについて平成〇〇年度より実施可能な体制を整える。
① 「層別化」の判断基準を作成し、各段階に応じた生活プログラムを策定する（作業・クラブ・棟編成を含む）。
② ①の判断基準をもとに、各利用者に対するアセスメントを行う（「層別化」）。
③ 平成〇〇年度個別支援計画に、この「層別化」を反映させる。

3）利用契約制度への対応
① 措置から契約に変わり、契約内容等を判断することが難しい利用者の法律面や生活面での支援のため、成年後見制度の利用推進について取り組む。
② 平成〇〇年3月で支援費制度施行から〇年が経過するため、再契約に向けて契約内容の見直しを行う。

3．地域社会との交流を密にすることにより皆から親しまれる施設づくりを目指すとともに、自立した生活を地域社会において営むことができるよう支援を行う。

1）厚生労働省グランドデザイン案への対応を視野に入れた「〇〇〇の家グランドデザイン案」（仮称）に基づき地域移行支援に向けた具体的な取り組みを進める。
2）地域行事への積極的参加および協力、施設行事への招待等による相互交流を深める。
3）ボランティア、実習生、外部講師等の積極的受入れ等施設の地域開放を進める。
4）近隣団地の環境整備作業、公園清掃等地域貢献につながる活動を展開していく。
5）災害対策、防災対策への取り組みを地域と連携しながら推進する。

Ⅳ　平成○○年度　法人の中・長期経営計画

第三者評価の結果なども踏まえ、平成○○年度継続事項と重点事項を次のとおりとする。

		施設支援部	在宅支援部	事務・医務部
人的側面からの課題	ボランティアの活用	1．ボランティア活動の分野および職務内容の確立 2．ボランティア活用マニュアルの作成（窓口、責任者など） 3．ボランティアに対する健康診断の実施	1．ボランティアコーディネーターの人選 2．コーディネーター業務のマニュアル作成	1．ボランティア受け入れマニュアルの作成 2．ボランティアに関する各種取り決めの作成
サービスの側面からの課題	利用者個別ニーズの把握	1．個別支援計画の充実 ＊個別支援計画作成に関する十分な理解（本人意向の取り入れ方など） ＊具体的支援目標値の設定に関する研修（各棟ごと実施）	―	1．利用者健康管理および疾病予防プログラムの作成
サービスの側面からの課題	リスクマネジメントの充実	1．事故報告書とヒヤリハット報告書との定義の違いの明確化と徹底 ＊リスクマネジメント委員会にて実施 2．事故分析に基づく事故防止の推進 3．ヒヤリハット報告件数の拡大	1．事故報告書とヒヤリハット報告書との定義の違いの明確化と徹底 ＊リスクマネジメント委員会にて実施 2．事故分析に基づく事故防止の推進 3．ヒヤリハット報告件数の拡大	―
収益性の改善	経費削減の実施	1．利用者の外出同行、館内清掃など間接業務の見直しと直接支援業務時間の拡大 ＊外部委託の検討 2．業務管理ソフト導入による業務のOA化、効率化 3．用水光熱費の削減 ＊エアコン温度や、電気消灯のこまめな設定実施 4．消耗品の購入と在庫管理 ＊トイレットペーパーほか 5．ペーパーレスの推進 6．行事内容の見直し	1．業務管理ソフト導入による業務のOA化、効率化 2．用水光熱費の削減 3．消耗品の購入と在庫管理 4．ペーパーレスの推進	1．各種外部委託業務（清掃、給食ほか）の見直し 2．業務管理ソフト導入による業務のOA化、効率化 3．用水光熱費の削減 4．消耗品の購入と在庫管理 5．ペーパーレスの推進
収益性の改善	在宅事業の検討と現事業の推進	1．中・長期的観点からの在宅事業計画の立案	1．在宅事業立ち上げ協力と連携（プロジェクトメンバーの人選）	1．在宅事業立ち上げ協力と連携

		施設支援部	在宅支援部	事務・医務部
収益性の改善	在宅事業の検討と現事業の推進	―	＊ショートステイの積極的受け入れ ＊ホームヘルプ事業の年内立ち上げ ＊グループホームの立ち上げ検討	―
	業務支援ソフトの検討導入	1．業者選定（2月中） 2．システム構築（8月中） 3．システム管理者の人選と職員教育（システム操作研修）の実施（10月以降）	1．システム化支援	1．システム化支援
	地域福祉資源としての積極的展開	1．地域住民との交流促進 ＊地域ボランティアの受け入れ促進 ＊地域住民、利用者との「畑」を媒体にした交流		1．災害被災者救援施設としての積極的開放 ＊開放マニュアル作成 ＊地域自治体との合同防災訓練
	その他	1．各種会議、委員会の再見直し、定義の明確化 ＊会議、委員会運営方法の見直し、効率化 ＊成果を出せる会議、委員会への脱皮	1．各種会議、委員会の再見直し、定義の明確化 ＊会議、委員会運営方法の見直し、効率化 ＊成果を出せる会議、委員会への脱皮	1．各種会議、委員会の再見直し、定義の明確化

Ⅳ-2　平成○○年度　経営計画推進および日常業務遂行に当たっての留意視点

(1) 利用者の安全確保

　利用者一人ひとりが安心して生活できるよう、それぞれの行動・心理特性を把握の上、危機管理に関する体制（リスクマネジメント委員会などの設置運用）整備も含め、ソフト面、ハード面からの対応を充実させ、これを職員等の一人ひとりに徹底させて、利用者の安全を図る。

(2) 重度利用者への対応

　○○の利用者は、重度利用者の比率が多いことから、中軽度の利用者はもちろんであるが、重度利用者への対応を充実させる。
　このため、今までの経験事例などを通じ、現状分析、事例分析などを行い、その由来を十分把握するとともに、内部委員会などを通じて適切な対応を確立する。

なお、外部経験者のノウハウなども講話、研修などを通じて取得し、これを対応に反映させる手段を講ずる。

(3) 職員の資質の向上

職員の資質の向上を図るため、それぞれを福祉の専門家として育成することを目指し、教育訓練の体系化、OJTの導入、off-JTの活用などの方策に取り組む。また、その評価も含め、自己啓発などの意欲向上の一環として、人事考課制度を検討する。なお、中堅層の充実を図る。

(4) 地域移行への取り組み

国、東京都の地域移行の考え方を踏まえ、地域移行検討会の意見を尊重した上で、法人としてどのような形で地域移行を進めていくか検討していく。多くの方のお知恵をいただき検討していきたい。

これに合わせて、施設に籍を置いたまま地域生活の体験を行い、地域生活に移行する自活訓練事業の準備を、利用者の選択肢としての有効性を確認した上で取り組んでいきたい。

(5) 誤薬防止への対応

誤薬防止対策を実施する。併せて誤薬防止キャンペーンを実施して目に見える実績をつくる。

Ⅴ ○○業務運営について

1. 体制

(1) 運営体制

内部体制として運営会、全体会、委員会は、組織を機能させ、利用者を優先させサービスの向上および利用者の安全衛生に取り組む。特に委員会の指揮命令系統と進捗管理には、各担当の目標を示し重点対応する。外部体制として第三者委員による定期的な訪問が確立され、一層の充実を図っていきたい。

また、保護者会・後援会・○○会連絡会などを通じて保護者会役員、後援会役員等と連携を密にするとともに、保護者等連絡会、地域移行検討会からの意見を尊重した運営体制を確立する。

(2) 運営基盤

障害者自立支援法の成立は、目前に控えている。地域生活との公平な利用者の負担が示され、施設体系も居住生活と日中活動の区分けが示されている。具体的数値が示されていない現在、財政基盤など運営基盤の充実は、昨年以上に重要性が増している。不確かな情勢に対応するため、コンサルタントの導入、第三者評価の活用など外部機関を活用しつつ、中長期計画の策定と人事制度の検討など運営基盤の充実を図る。

(3) 年間予定〈別紙〉

2. 利用者定員および年齢構成

定員　45人　　男性　34人
　　　　　　　女性　11人
年齢構成　20歳代　12人　　平均年齢　38.3歳
　　　　　30歳代　15人　　（開設時　35.9歳）
　　　　　40歳代　 7人
　　　　　50歳代　11人　　※平成○○年3月7日現在

3．職員の配置

正規支援員	施設長	事務	支援員	介助員	看護師	栄養士	合計
	1	2	14	1	2	1	21人

嘱託・パート支援員	早番	日勤	遅番	夜勤	フルタイム	嘱託医師	合計
	2	8	4	4	2	1	21人

4．作業およびクラブ

　作業は障害者自立支援法による枠組み変更を考慮して4班体制を維持しつつ、平成〇〇年度を目途に3班体制への移行が可能か施行を試みる。内容としては、水曜日の午後を音楽クラブと作業班3班体制を試行する。生活の場と日中活動の分離が示されていることへの対応として、敷地外への作業活動の場の移転を視野に入れた取り組みが必要になると考えられる。また、作業活動における地域とのかかわりは、各班で計画されている。

　クラブ活動は10種類を用意する。清掃班は基本的に1日の活動となるが、金曜日ともう1日クラブ活動に参加する日を設定して、余暇を楽しむ。水泳の希望は多くあったが、作業活動に重点を置いたために十分な活動を確保できなかったという反省から、実施できる体制づくりを確立させる。また、新しくダイエットに取り組む活動を取り入れる。

　午前、午後の活動を支援する支援員の最低人数を12人とし、全体の流れとともに、個々の利用者の状況に合わせた対応ができるよう心掛けていく。

　作業班やクラブの所属は、年間固定するものではなく利用者の希望等によって変動することがある。

〈作　業〉

① 清　掃　班　11人　清掃作業を行う。一人ひとりが役割を遂行できるよう支援する。
　　　　　　　　　　施設から離れての請負作業も行い、自立支援の一助とする。
　　　　　　　　　　1人は施設外実習中。
② 室　内　班　16人　室内の作業種目を複数設定し取り組む。利用者の状況に合わせて作業を展開していく。作業種目：はがき、刺し子、etc
③ ゆったり班　8人　作業種目を設定し、取り組む体制の一層の充実を図る。
④ 園　芸　班　10人　園芸作業を行う。樹木や芝の手入れ、プランター等での花の育成を行う。
　　　　　　　　　　公園除草の定着と新しく畑作業に取り組む。

〈クラブ〉

① 絵画クラブ　　　　　　　　② 料理クラブ
③ ソフトボールクラブ　　　　④ 写真クラブ
⑤ 水泳クラブ　　　　　　　　⑥ ドライブクラブ
⑦ 散策クラブ　　　　　　　　⑧ スポーツレクリエーションクラブ
⑨ 音楽クラブ　　　　　　　　⑩ （仮）ダイエットクラブ

Ⅵ 平成○○年度各委員会目標設定の指針

1．サービス検討委員会
(1) 改善提案から実施に至るまでのシステムづくり
　1）「事故報告書・ヒヤリハット報告書」内容の分析および事故防止対策の立案を行う。
　　（目標水準）
　　① 「事故報告書・ヒヤリハット報告書」の統計を事故・ヒヤリハットの分類および項目（内容）の整理を行い、毎月全体会議にて報告する。
　　② 「事故報告書・ヒヤリハット報告書」内容に関する分析を行い、今後の事故防止対策案を立案し、毎月の全体会議に諮る。
　2）全体会議承認後の事故防止対策実施に向けてのプロセスづくり。
　　（目標水準）
　　① 事故防止対策について、全職員に周知・徹底できるよう仕組みづくりを行い、これに基づき実施する。
　　② 上記仕組みを今年度第一四半期（6月末）までに構築し、以後毎月実施する。

(2) 第三者評価結果に対する改善の取り組み
　1）「サービス提供のプロセス」に関する項目を中心に、評価2以下の項目に対する改善提案の立案および取り組みを実施する。
　　（目標水準）
　　① 四半期ごとに1項目以上の改善提案を立案し、月末の全体会議に諮る。
　　② 全体会議承認後の改善項目に関する取り組みについて全職員に周知徹底し、実施する。
　　③ 次回の第三者評価までに評価2以下の項目の評価を1段階以上引き上げる。
　2）事故防止対策の周知・徹底状況のチェック。
　　（目標水準）
　　① 事故防止対策の周知・徹底および実施状況について毎月点検を行い、月末の全体会議に状況報告を行う。

(3) マニュアル作成および見直しの取り組み
　1）前年度作成したマニュアルについて見直しを行い、改訂版を作成する。
　　（目標水準）
　　① 見直しについては、前年度作成したすべてのマニュアルを対象とする。
　　② 課題や問題点を抽出し、改善策を織り込んだ内容の改訂版とする。
　　③ 改訂版の完成期日は○○年度末までとする。
　2）前年度未作成の項目に関するマニュアルづくりを関連委員会・部署等とともに行う。
　　（目標水準）
　　① 投薬および感染症対策に関するマニュアルを作成する。これ以外の項目についても可能な限り作成する。
　　② 完成期日は投薬マニュアルは今年度上半期（9月末）、感染症対策マニュアルは今年度末までとする。

(4) 職員の資質向上に役立てるための研修の企画および実施
　1）以下に示した観点を踏まえ、平成〇〇年度職員研修計画案を作成する。
　（目標水準）
　　① 重度利用者対応の充実のため、「観察力」を高める研修に取り組む。
　　② 自閉症に関する知識やノウハウの習得により、自閉症利用者への支援方法に具体的に反映させる。
　　③ 利用者の安全確保に関連するテーマの研修に取り組む。
　　④ 刻々と変化する障害者福祉を取り巻く環境変化に対応するため、行政等の動向に関する情報収集対策を講じる。
　　⑤ 本人活動支援等、利用者の生きがいを引き出すことにつながるような研修に取り組む（講師による講演会実施他）。
　　⑥ その他職員の資質向上に必要と思われる能力を高めるための研修に取り組む。
　　⑦ 上記内容を踏まえ、内部研修（勉強会含む）、外部研修、チーム研修、先進的な取り組みを行っている他施設への見学、参考図書の購読等さまざまな方法を用いる。
　　⑧ 職員研修計画の基本案を第一四半期（6月末）までに作成し、施設長に提出する。
　2）確定した職員研修計画に基づき、研修を実施する。
　（目標水準）
　　① 研修計画に基づく実施状況について、毎月全体会議にて報告する。
　　② 研修参加者の研修報告を速やかに取りまとめ、会議等を活用して全体への情報の共有化を図る。会議等活用できない場合は、回覧等により速やかに全体に情報が共有されるよう管理を行う。

(5) 平成〇〇年度事業計画に基づき、行事の企画・実施を行う。
　1）過去の反省等蓄積された情報を活用し、今年度の行事を企画する。
　（目標水準）
　　① 利用者の声の収集等、多様な利用者ニーズの明確化を図る。
　　② 重度利用者対応、利用者の安全確保等の視点を織り込む。
　　③ 地域社会との交流を深める観点から、ボランティアや実習生等の活用を始めとする施設の地域開放への取り組みや地域行事への積極的参加および協力を推進する。
　　④ 上記内容を踏まえ、年間行事計画案を第一四半期（6月末）までに作成し、施設長に提出する。
　2）新規行事（2泊旅行）の検討を行う。
　（目標水準）
　　① 平成〇〇年度実施を目指し、今年度第三四半期（12月末）までに行事基本案を作成し、施設長に提出する。

(6) 広報活動の企画および実施
　1）利用者・保護者・職員ほか関係者のコミュニケーションを深める機会および日ごろの法人・施設の特色ある取り組みのアピールの機会として効果的な広報活動を企画し、実施する。
　（目標水準）
　　① 今年度広報計画案を第一四半期（6月末）までに作成する。
　　② ホームページの内容を四半期に1回更新する。
　　③ 会報または広報紙を年3回発行する（会報年3回＋〇〇〇だより〇回）。
　　④ 利用者の活動の様子が分かりやすく伝わるような内容を盛り込む。

(7) 倫理綱領および"利用者版セクハラ防止規定"の作成
　1）前年度からの継続課題である倫理綱領を作成する。
　　（目標水準）
　　① 法人・施設の理念や運営方針との整合性を図る。
　　② 今年度上半期（9月末）までに基本案を取りまとめ、施設長に提出する。
　　③ 全体会議での審議の後、理事会承認を得る。
　2）"利用者版セクハラ防止規定"（案）を作成する。
　　（目標水準）
　　① 利用者と職員の関係を視野に入れた内容とする（職員間の関係のものについては既に制定済）。
　　② 理事会・評議員会より倫理綱領とは別個の規則制定が求められているため、倫理綱領との整合性を図りつつ、さらに一歩踏み込んだ内容とする。
　　③ 今年度末までに規則案を作成し、施設長に提出する。
　　④ 全体会議での審議の後、理事会承認を得る。

(8) 本人活動の支援
　1）「利用者会」の立ち上げを行う。
　　（目標水準）
　　① 今年度内の立ち上げを目標に「本人活動支援計画」（案）を今年度上半期（9月末）までに作成し、施設長に提出する。
　　② 「本人活動支援計画」に基づき「利用者会」立ち上げに関する支援を行う。
　　③ 本人活動支援に当たり、研修担当との連携を図りながらスキルアップを図る。
　　④ 利用者会支援のノウハウを支援員が身に付ける。
　　⑤ 利用者からも委員を選出する。

2．苦情解決委員会

(1) 苦情解決の一連の流れについて関係者の理解が得られるようサービス検討委員会と連携を取りながら、苦情解決のしくみの再構築を図る
　（目標水準）
　① 「苦情」の概念を整理・分類し、それに応じた解決のしくみを提示する。
　② 寄せられた苦情に対し、速やかに対応を協議し、進捗状況を関係者に定期的に報告する。
　③ 保護者会から寄せられている苦情・要望事項に対し、保護者会・後援会・〇〇会連絡会議にて施設の対応を充分説明できるようにする。
　④ 苦情解決のしくみ再構築に当たっては、第三者委員との緊密な連携を織り込んだ内容とする。
　⑤ 今年度上半期（9月末）までに基本案を作成し、全体会議に提出する。

3．安全委員会

(1) 地震等災害対策への具体的取り組み
　1）毎月1回以上避難訓練を実施する。
　　（目標水準）
　　① さまざまな時間帯、場面を想定した訓練を実施する。
　　② 特に職員数の少ない夜間帯の訓練を設定する。

③ 「○○消防計画」との整合性を図る。
2）地震等災害発生時の職員の行動手順を具体化する。
（目標水準）
① 関東直下型地震への対応も視野に入れ、行動手順をマニュアル化し、今年度上半期（9月末）までに施設長に提出する。
② 上記マニュアルの説明の場を設定し、職員への周知徹底を図る（10月中）。
③ 「○○消防計画」との整合性を図る。
④ 災害発生時持ち出し備品・使用備品等のリストアップを行い、対象物および保管場所が一目で分かるよう一覧表を作成する（9月末まで）。
3）火災通報装置の使用方法の再確認を行い、全職員が使用できるよう周知する。
（目標水準）
① 火災通報装置使用方法の学習会を開催する。
② 火災通報装置使用マニュアルを作成する。

(2) 地域防災協定に基づく具体的な実行計画案を自治会との連携のもと策定する
1）定期的に自治会と協議を行い、今年度末までに実行計画案を作成する。
（目標水準）
① 実行計画策定に当たっては、"地域資源"としての○○の有効活用策についても議論を行う。
② ○○が災害を受けたとき、地域の方にどのような協力をしてもらいたいのかを明確にする。
③ 自治会との協議内容については毎回記録を残す。

(3) 防災意識向上および救急法等の知識や技術習得のための取り組みを研修担当と連携しながら行う
（目標水準）
① ○○市「○塾」や○防災館等外部機関の講習を活用する（利用者も含めた知識や対応の習得を図る）。
② ○消防署等から救急法の講習を受ける。

(4) 地震時の落下物等危険防止のための対策を検討・実施する
（目標水準）
① 施設内の危険個所のリストアップを第一四半期（6月末）までに行う。
② 危険対象となる個所については対策を講じる（上半期まで）。

(5) 施設内の物品・備品等の整理を行うことで、事故防止および業務の効率化を図る
（目標水準）
① 各生活棟・管理棟の整理状況および改善を要する事項をチェックし、毎月全体会議で報告し、改善を促す。

4．保健委員会

(1) 投薬ミスの解消に向けての具体的な取り組み
（目標水準）
① 適切な投薬方法についてマニュアル化する等明確にした上で職員に周知する（サービス検討委員会と連携して進める）。今年度上半期までに作成。
② 各利用者の服薬状況に関する情報を整理し、その情報を職員全体で共有する仕組みづくりを進める。今年度上半期までに案を作成し施設長に提出する。
③ 薬をデジタルカメラで撮影し、薬を確認しやすくする。

(2) 感染症マニュアルの作成をサービス検討委員会と連携を図りながら、今年度末までに作成する
(3) 給食会議を月1回開催する
（目標水準）
① 保健委員会メンバー以外に委託業者の代表者も交え開催する。
② 検食簿・嗜好調査・選択食等の分析を行い、改善に反映させる。
③ 年に数回食材費の検証作業を行う。
④ 季節料理・行事食の検討を行う。
(4) 給食だよりをサービス検討委員会広報担当と連携を図りながら年2回発行する

5．会 議
（内部会議）
1）運営会　理事長、担当理事、施設長、事務長、その他必要と認める者。施設の運営に関して、理事会で決定されたことに従い重要事項を審議し決定する。
2）全体会　今月の予定、各棟会議の報告、各委員会の報告、地域支援部の報告、事務部の報告、その他事務連絡等を行う。
3）リスクマネジメント委員会　施設長、事務長、各委員会の委員長、看護師、その他必要と認める者。事故対策、事故予防策等、利用者の安全に対する検討を行う（※理事長にはその都度報告を行う）。
4）委員会・係

《委員会》

	委員会名（仮称）	備　考（役割イメージ）
①	サービス検討委員会	○○のサービス向上を主たる目的とし、サービス全般（支援・行事等も含む）にかかわる企画・検討および実行を行う。 【サービス向上＋サービス評価改善＋研修＋行事＋夏祭り○○祭＋広報】
②	苦情解決委員会	関係者からの苦情全般の受け付け、問題点・解決策の検討および実行を通し、信頼される施設づくりを行うことを主たる目的とする。 【従来のまま】
③	安全委員会	施設全般に関する安全策・環境整備の検討および実行を行い、利用者の安全確保を主たる目的とする。 【安全＋環境美化】
④	保健委員会	健康、食事に関する事項を検討し、利用者の健康を維持することを主たる目的とする。 【医務＋給食】

（担当）統括責任者：施設長

	委員会名（仮称）	担　当　者（仮）
①	サービス検討委員会	○　○
②	苦情解決委員会	○　○
③	安全委員会	○　○
④	保健委員会	○　○

※網掛けは委員長。サービス検討委員会には副委員長を置く。　　副委員長　○　○

《係》統括責任者：事務長

	係　名	担　当　者
⑤	リネン	○　○
⑥	物　品	○　○
⑦	写　真	○　○
⑧	車　両	○　○
⑨	調理実習	○　○

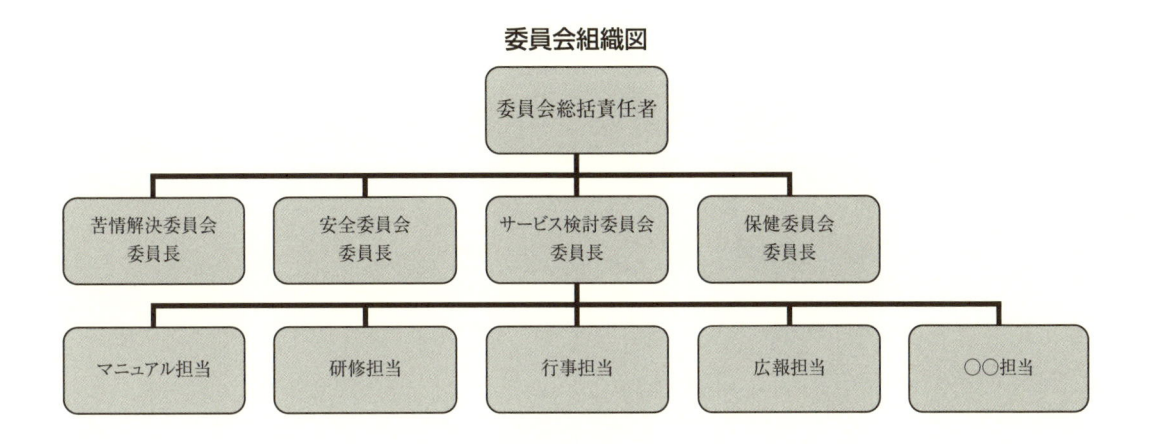

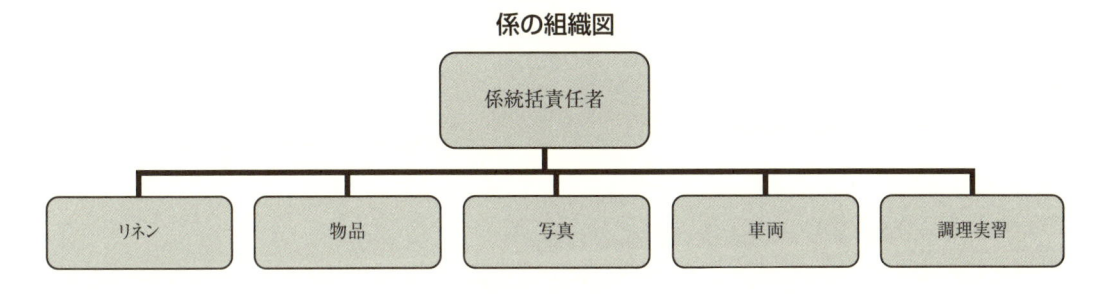

委員会組織図

```
                委員会総括責任者
    ┌──────────┬──────────┼──────────┬──────────┐
苦情解決委員会  安全委員会  サービス検討委員会  保健委員会
  委員長       委員長       委員長          委員長
                                │
         ┌──────┬──────┼──────┬──────┐
    マニュアル担当 研修担当 行事担当 広報担当 ○○担当
```

係の組織図

```
              係統括責任者
    ┌──────┬──────┼──────┬──────┐
  リネン  物品   写真   車両   調理実習
```

5）施設・保護者連絡会
  ・年2回連絡会を開催する。
6）各会議
  ① 棟会議
  ② ケース会議
  ③ 作業班会議
  ④ クラブ会議
  ⑤ 各係会議（リネン、物品、車両）
（外部会議）
1）保護者会・後援会・○○会連絡会議
2）地域移行検討会

6．健康管理

① 健康診断の実施（年2回）とその結果を踏まえて、日常生活に十分な配慮がなされるよう援助する。
② 月1回の体重、血圧測定を実施し、日々の健康管理に役立てる。
③ 受診の介助と処置を行う。
④ 薬の管理と正しい服薬がなされるよう援助する。
⑤ 日中の緊急事態に速やかに対応する。また、医務不在時（夜間等）は電話等により助言を行う。また、必要に応じ嘱託医に指示を仰ぐ。
⑥ 利用者の日常生活の小さな異変に細心の注意を払うとともに、支援者の支援活動に対する助言を行う。
⑦ 緊急時の対応マニュアルを作成する。

7．給　食

① 年4回の特別食の実施。4月はバイキングランチ、6月、8月は季節の松花堂弁当、10月はにぎり寿司実演を計画。
② 月1回以上での選択食の実施。
③ 年4回発行中の給食だより『すきはすき。きらいはきらい。』を今年度も実施。
④ オリジナルふりかけの作成。
⑤ 食事時間。
　　　朝食…8：00〜
　　　昼食…12：00〜
　　　夕食…18：00〜
⑥ 担当：栄養士、支援員。

8．防　災

① 防災に関しては消防計画に基づいて実施。
　・避難訓練は年間予定を組み、毎月実施する。
　・災害時等の炊き出し訓練を年1回実施する。
② 地域との連携：防災協定。
　・○○自主防災員を出す。
　・防災協定に基づき合同防災訓練を行う。
　・災害時にどのような協力をいただくか検討する。
　・災害時にどのような協力ができるか検討する。

9．勤務体制

支援部・地域支援部
　（早番）　7：00〜16：00（1時間休憩）
　（日勤）　9：00〜18：00（1時間休憩）
　（遅番）11：30〜20：30（1時間休憩）
　（夜勤）17：30〜11：30（2時間休憩）

事務部・医務部
　　　　8:30～17:30、9:00～18:00（1時間休憩）

10. 地域との連携
① 地域行事への参加
・自治会行事への参加（夏祭り、秋祭り、餅つき大会、その他）
・〇〇市ふれあいスポーツの集いへの参加
② 施設行事への招待
・夏祭り
・〇〇祭
③ 災害時の協力依頼
・災害活動相互応援協定締結による災害訓練
・消防署との連携（防災訓練の指導を受ける）
④ 地域交流室の利用
・地域からの利用希望があった場合の対応を検討

11. 安全管理
① 安全委員会による施設内の安全確認
・自主点検チェック表を作成し、当番職員が毎月施設内を確認して委員が回収し、全体会で報告
② 安全マニュアル充実
・作成したマニュアルの見直しと追加の作成

12. 主なイベント
① 誕生会：毎月第4水曜日に実施
・参加者がケーキ等のおやつを一緒に食べ、その月の誕生者を祝う
② 誕生日外出：誕生日を祝い、利用者の希望に沿った個別対応を実施
・本人支給金を利用して実施する。グループ旅行（日帰り）
③ 年間行事
・4月：バスハイク
・8月：夏祭り
・10月：宿泊旅行（一泊）
・11月：〇〇祭
・12月：クリスマス会

Ⅶ 平成○○年度　作業班　支援計画

１．清掃班

(1) 利用者メンバー：○○　　　　　　　　　　　　　　　　　　　　　　　　　計11人
(2) 担当職員　責任者：○○
(3) 業務内容　団地除草・道路清掃・公園除草
(4) 支援目標
　　個々がどの場に入ってもゴミや汚れを判断・認識し、自ら清掃を行えることを目標とする
(5) 支援計画
　・利用者スキルの向上（内容・幅・意識の向上に努める）
　・マニュアル完成（誰がいつ入っても混乱をしないように努める）
　・個別支援計画作成（現状把握、スキルアップのため）
　・個別情報フォーマット作成（情報の共有化を図り支援方針を打ち出す）

２．室内班

(1) 利用者メンバー：○○　　　　　　　　　　　　　　　　　　　　　　　　　計16人
(2) 担当職員：○○　責任者：○○　サブリーダー：○○
(3) 課　題
　① 作業意識を持ち、自発的に行動する
　② やりがいを感じる（作業内容の検討と、それに伴う技術の習得）
　③ 作業不参加者の参加率向上
　④ 職員の技術習得と向上
(4) 当面の活動・作業内容
【１】はがきづくり
　① 紙パック切断
　② 紙パックのビニールはがし
　③ 紙パックちぎり
　③ ミキサーがけ
　④ 紙すき
　⑤ アイロン
　⑥ スタンプ・袋詰め
【２】その他
　① 刺し子
　② リリアン手芸
　③ かご編み
　④ ビーズ細工
　⑤ エコたわし（機械編み）
　⑥ 缶つぶし

(5) その他

　メンバー本人が好む作業、または適している作業を主としながらも、販売につながる作品づくりを目指していきたい。そのためには、"売れるもの"について探索し、技術を習得していくことが必要である。

　また、新しい作業をメンバーに教えていくには、これまでの作業体制では難しい状況である。どのような形（職員体制・時間など）をとれば、各利用者の技術向上を図れるのかを考えていかなければならない。

　　追：どのような形で行うかは未定だが、広告チラシによる小物づくりを実施していきたいと思っている（必要物品：編み棒3種・ワイヤー・ラッカー・ニス）。

3．ゆったり班

(1) 利用者メンバー：○○　　　　　　　　　　　　　　　　　　　　　　　　　　　計8人
(2) 担当職員：責任者：○
(3) 課題
　① 今まで培ってきたゆったりした雰囲気を大切にしつつ、作品づくりに集中する時間を持ち、生活のリズムをつくる。
　② 作業のみならず作業場所への移動、準備、片付け、外出等を通じてメンバーそれぞれが持つ能力を引き出していく。
　③ 定期的に担当者で会合を持ち、活動内容の検討・メンバーの課題の検討等を行い作業活動の充実を図る。
(4) 当面の活動
　① 室内作業（ビーズ通し・皮細工・牛乳パックのビニールはがし・ちぎり等）。
　② 音楽を楽しむ（水曜午前・○○先生指導のもと）。
　③ 散歩＝地域貢献（ただ散歩するだけでなく地域のゴミ拾いをしながら歩き、より地域に根ざした施設づくりの一翼を担うようにしたい）。
　④ 外出（年に数度は外出の機会を持ち、経験の幅を広げる）。
(5) 作業内容

	月曜	水曜	木曜	金曜
午前	室内作業	音楽	室内作業	室内作業
午後	室内作業か地域貢献（外出）		室内作業か地域貢献	

　① 室内作業
　　・昨年度と同様に、主の活動として室内活動を位置付けさらなる活動の充実を図る。
　　・ビーズ通し、皮細工、室内班作業下請け（牛乳パックのビニールはがし・ちぎり）等を考えている。年度内に活動内容を見直し、新たな活動内容も検討する。
　② 音楽
　　・先生のピアノ演奏に合わせて体を動かす。
　　・楽器演奏を行う。
　　・音楽を楽しむことを念頭に置いて活動する。
　③ 散歩＝地域貢献

- ただ散歩をするだけでなく、地域のゴミを拾いながら歩くなどして、地域に根ざした施設づくりの一翼を担うようにしたい。
- メンバー全員で一斉に行うのではなく少人数単位で行いたい。

④ 外出
- 昨年度と同様に近隣での喫茶だけでなく、マイクロバスを使った遠出も企画したい。

4．園芸班

(1) 利用者メンバー：○○　　　　　　　　　　　　　　　　　　　　　　　計10人
(2) 担当職員○○　責任者：○○
(3) 活動場所　屋上温室・ふれあいガーデン
(4) 課　題
　① ○○の緑の環境保全に取り組む。
　② 活動の中で体を動かし、情緒の安定を図る。
　③ 作業に集中して取り組むことで落ち着いた時間を持つようにする。
　④ 植物を育て、季節の移ろいを身近に感じる。
(5) 当面の活動
　① 芝生、植栽の育成・保全を行う。
　② 季節に合った花などの種まき・苗づくりを行う。
　③ 生ゴミ処理機による堆肥づくりを行う。
　④ ○○の落ち葉掃きを行う。
　⑤ ガーデンの維持・管理を行う。
　⑥ 西棟の裏の植え込みを花壇にする。
(6) 作業内容
　① 野菜くずの裁断
　② 芝、植栽への水やりを行う。
　③ プランター園芸を行う。
　④ 土のリサイクルをする。
　⑤ 種まき・株分け・苗の育成を行う。
　⑥ 西棟裏の植え込みを有効活用するために、土壌改良から始め花壇にする。
(7) その他
　① 花があることで○○が明るい雰囲気になる。
　② 地域に畑を借りて活動できれば、活動が広がる。
　③ 作業の内容・流れが支援員・利用者ともに分かりやすくするためのパネルを作成する。
　④ できれば自分たちで育てたものを収穫し、味わうという体験をしていきたい。
　⑤ ○○祭での販売に向けた物をつくる。
　⑥ 作業開始時に集合する場所の変更を検討したい。

Ⅷ　平成○○年度　クラブ　支援計画

１．絵画クラブ

(1) 利用者メンバー：○○　　　　　　　　　　　　　　　　　　　　　　　　　　計５人
(2) 担　当：○○
(3) 活動概要
　① 塗り絵⇒利用者の書いた下絵に利用者が自由に色を付けていく。画材は色鉛筆、クレヨン、マジック、絵の具等など。ほかに人形を作成、または購入して色付けする。紙も和紙などさまざまな画材を取り入れていく。
　② 粘土⇒月１のペースで組んでいけたらと考えている。
　③ 絵⇒白い紙に自由に描くことに加えて、静物やモデルを用意して描きやすいようにしていく。また切り絵、千切り絵、砂絵等も行っていく。
　④ 行事⇒行事の装飾づくりを行事担当と連携しながら作成していく。また支援員が作成している装飾についても絵画クラブメンバーが共同作成していく。
　⑤ 書道⇒絵画クラブの中でも希望者は書道を行う。
　　上記を利用者一人ひとり自由に活動してもらうことをモットーに。
　⑥ Ｔシャツづくり⇒○○で行われるイベントなどで、利用者も支援員も着用して楽しむ。
　　○○年度より木曜日のコマがなくなって金曜日のみとなる。活動時間は午後２時から午後４時まで。また、金曜日にスポーツレクリエーションも加わったため、利用者が大幅に減少。活動場所を料理クラブとチェンジし、西２の居間に。そのため参加できなくなってしまった利用者も。今後の課題として参加できる促しが求められている。

(4) 活動の進め方
　昨年同様、各々自由にクラブの時間を楽しんでいただければと考えている。支援員が提供するのではなく、自分で自由時間を活かせるようになればと思う。また今年度は絵画鑑賞の外出も行いたい。

(5) 各棟メンバー
　　東１→なし
　　東２→○○
　　西１→○○
　　西２→○○
　○○氏はソフトボールクラブだが、体調面から書道クラブに。今後体調が回復、安定してくるようであればソフトボールに参加する可能性もある。

２．料理クラブ

(1) 利用者メンバー：○○　　　　　　　　　　　　　　　　　　　　　　　　　　計９人
(2) 担　当：○○
(3) 活動概要
　１つの課題（メニュー）に対して、メンバー全員が各々できる範囲の工程を受け持ち、責任を持って行い、課題（メニュー）を完成させる。

(4) 進め方

料理作りの工程において、利用者の自発性を尊重し、利用者・職員が協力し合う。また、皆で作品を試食することにより、自分たちで作ったという喜びや達成感を得られるようにしている。試作品の完成度を高めていく。

運営に関しても利用者主体としている。

1週目…話し合い（その月のメニューを決める、前月の反省を行う）
2週目…調理（第1週に話し合われたメニューを作る）
3週目…調理（第1週に話し合われたメニューを作る）
4週目…調理（職員が残っている材料等を考慮して決める）

- リーダー、書記等の役割分担→継続
- 通常のおやつはカロリーの関係上、話し合いの週のみ摂取→継続
- 今年度○○祭にケーキ屋を出店する予定だが商品の完成度を上げ、ある程度売り上げを見込みたい（その売り上げで喫茶外出を行いたい）。
- カロリーを控えたお菓子を考える。

3．ソフトボールクラブ

(1) 利用者メンバー：○○　　　　　　　　　　　　　　　　　　　　　　　計12人
(2) 担　　当：○○
(3) 目　　的：個人個人レベルに合った練習を行い、皆が楽しく参加できるよう努める。
(4) 活動日：毎週金曜日　午後2時から4時
(5) 活動場所

主にグランドにて練習、夏季期間は日差しが強いため、木陰のある第三公園にて行う。また、職員の人員がとれないときは中庭、もしくは隣の公園にて行う。

(6) 活動内容

4月、○○杯ソフトボール大会に参加。
11月、地域ソフトボール大会に若干名、参加予定。
グラウンドでの総合練習を主に、職員の人員がとれないときは、中庭、隣の公園でキャッチボール、道具磨き等安全を考慮した活動をする。
グラウンドでの練習では、おやつ、お茶を持って行き、3時に休憩をとる。

4．写真クラブ

(1) 利用者メンバー：○○　　　　　　　　　　　　　　　　　　　　　　　計4人
(2) 担当者：○○
(3) 活動日：毎週火曜日
(4) 活動内容

- 散歩をしながら地域の四季などを撮影。
- 月に1・2回　車や公共交通機関を使用して外出。
- 可能であれば2カ月に1度は1日外出し、四季の景色を撮影（4月桜・6月アジサイなど）。
- 室内の活動時には写真の整理やデジタルカメラの画像を使い、Tシャツづくりなど、活動の幅を広げていきたい。

・○○祭にて写真の展示。また、普段から施設内に写真を飾り季節感を演出していきたい。
  ＊デジタルカメラも使用し、無駄な現像をなくして経費を削減し、外出費に充てていく。

5．水泳クラブ

(1) 利用者メンバー：○○　　　　　　　　　　　　　　　　　　　　　　　計18人
(2) 担当者：○○
(3) 活動内容：1年間通して、プールに入り、活動していく。
(4) 活動場所：障害者スポーツセンターと国民体育館・市民プールを利用していく。
(5) 活動方法：現在、利用者5人に対して職員2人で対応していく。活動日を木曜日だけに固定しての継続は困難で、検討が必要と思われる。
(6) 移動手段：基本的には、7人乗車での移動になる。もし、人数が8人以上のときや受診などで使用できないときは、徒歩や路線バスでの移動になる。

6．ドライブクラブ

(1) 利用者メンバー：○○　　　　　　　　　　　　　　　　　　　　　　　計15人
(2) 担　当：○○
(3) 目　的：車に乗ることが好きな利用者にドライブを楽しんでもらう。
　　　　　：体力的に長距離の散歩等が不可能な利用者の気分転換を図る。
(4) 活動日：毎週火曜日　午後2時から4時まで。
(5) 内　容：施設より往復2時間程度の場所で散歩活動。
  または車窓からの観光。
  ① 安全運行を主に考え無理な運行計画にならないようにする。
  ② 同乗スタッフの確保に努め、目的地での活動を充実させる。
  ③ 一定のコースを設定し、安全確保および緊急時に備える。
  ④ ドライバー会議を月に1度程度持ち、クラブ活動の充実並びにドライバーの安全意識の維持、向上に努める。
  ⑤ 年2回程度の時間枠を延長したドライブ計画を実施する（食事、喫茶等を含む）。
  備考　ドライブクラブ専属の運転手を導入予定

7．散策クラブ

(1) 利用者メンバー：未定
(2) 担　当：○○
(3) 活動概要

　四季折々の景色を楽しみつつ、地域の方との触れ合いも楽しみ、多遊歩道や歩道の整備された場所を中心に散策をする。近隣の公園の遊具を使った遊びも利用者の楽しみとなっている。また健脚の方のためには少人数で長距離の散歩を実施し、体力維持の機会としても活用していきたい。
　今年度は、時間つぶしの単なる散歩ではなく、少人数グループごとに目的設定をして散歩を実施していきたい。目的が買い物や公共交通機関に乗ることであったり、動植物を見に行くなどを考えていきたい。また、反省点はあったものの少人数を基本としたグループ分けを実施して、今年度も取り組んでいきたいと思う。

(4) **活動曜日**：散策→火曜、金曜

金曜の雨天時には水泳の活動を取り入れていきたいと思う。

8．スポーツレクリエーションクラブ

(1) **利用者メンバー**：火曜日→<u>計11人</u>
　　　　　　　　　　　金曜日→<u>計9人</u>

(2) **担　当**：○○

＊火曜日＊

～概要・進め方～

・今年度同様に、○○氏に来所いただき、体操などご指導いただく。
・基本的には今年度同様に活動を進めていきたい。
・利用者の体力やできることの幅が広がってきたため、道具の活用もしていく。現在はボールを取り入れて体操しているが、今後踏み台やタオルなどの道具を考えている。一定期間にたくさんの道具を使うのではなく、利用者の状況（興味や技術）を見ながら導入していく。
・通年で行う体操（現在は中国体操）と、その時々に合わせた体操を平行してやっていく。

～その他～

・○○スタッフと先生との連絡・話し合いを密に取り、活動の内容などは両者で考えていきたい（利用者の要望を多く取り入れていけるように）。

＊金曜日＊

～概要・進め方～

1）インストラクターの導入を検討中。活動内容についてはインストラクターと相談して決める。スタッフも技術を学び、活動を充実させる。
2）月に1度、スポーツセンター体育館を利用する。
・○○では活動スペースや道具が限られているので、○○ではできないことを取り入れる。
・スタッフ3人＋インストラクターの計4人であれば可能と思われる。また、活動介助ボランティアを導入することができれば、さらに活動にゆとりができると思われる。
・移動手段については、マイクロバスを考えている。しかし、金曜日はソフトボールクラブもマイクロバスを利用するため、ソフトボールクラブ移動に便乗し、送迎をお願いしたい。
3）水泳の活動を取り入れることも検討中。
・メンバーに水泳を楽しめる利用者が多いため提案する。

9．音楽クラブ

(1) **利用者メンバー**：○○　　　　　　　　　　　　　　　　　　　　　　　　　　　<u>計16人</u>

(2) **担　当**：○○

(3) **支援目標**：音楽を通して、自己表現・協調性・忍耐力また仲間の構築につないでいき、1年間を通して1つのことをやり遂げる達成感・充実感を経験していく。

(4) **支援計画**：定期的な見直しを行いながらも1年かけて1つの曲を完成させる。

・いろいろな音楽を聴く……………………（趣味・嗜好の幅を広げる）
・音符の理解を深める………………………（リズム遊びを多めに取り入れる）
・楽器を持つ・声を出す……………………（自己表現の場をつくる）

・音を出す・音を聴く……………………………（協調性や忍耐力の構築）
・定期的な発表の場を設けて発表を行う……（達成感や充実感を養う）

10.（仮）ダイエットクラブ

(1) 利用者メンバー：未定
(2) 担　当：○○
(3) 目　的：現在早急に体重の減量が必要な利用者を対象に、通常の大人数のクラブ活動内では行えない、純粋に減量（ダイエット）のための比較的ハードな運動を主とした活動を小人数で行い、肥満の改善を目指す。
(4) 活動日：毎週木曜日　14時～16時
　　メンバー：利用者2人と支援員1人（活動開始以降当面は利用者を1人とし、体制を整える）
継続して運動量の多いスポーツを行うため、1年を通し、週ごとに行う種目を決め、利用者の様子を見ながら進行させる。

種目（案）
　第1週：水泳
　第2週：マラソン（ウオーキング）
　第3週：サイクリング
　第4週：球技・縄跳びなど

活動場所はサイクリングロード、隣地公園、障害者スポーツセンター、記念公園を検討。

Ⅸ　短期入所事業

(1) 短期入所ベッド数
　　支援費制度利用ベッド数：3床
　　自治体単独事業：1床
　　内訳：合計4床中、男性用3床、女性用1床
(2) ベッドの位置付け
　① 東京都枠として2床用意している。この2床は東京23区の方の優先ベッドとして位置付けられている。
　② 法人独自枠として1床用意している。近隣自治体の方の利用もできるよう配慮する。
　③ 自治体単独事業としての1床は○○区と契約を結んでいる。
　　※東京都枠は基本的に都身障センターからの要請に基づき利用契約が結ばれる形をとっており、自治体枠は○○区の方の専用利用としている。法人枠は基本的には1週間ないし1カ月以内ぐらいの短期の利用とし、突発的、緊急的な利用ニーズに応えるものと考えているが、利用者の状況により、3カ月間の利用となる場合もある。
(3) 担　当：○○
　　地域支援担当　女性担当職員を置く

⑷　**情報収集**

利用予定者の通所先、家庭などを利用前に訪問し、できるだけ多くの情報を集め、その対応を支援員に伝え、利用者、支援員双方がストレスのないスムーズな利用となるように配慮する。同様に、短期入所が続いている利用者に関しては、従前の利用施設に連絡を取り、情報、アドバイスを受け、円滑な支援に役立てたい。

⑸　**健康診断**

利用予定者には、感染症予防の観点から必ず6カ月以内の健康診断書（血液検査検便含む）の提出を求める。利用者の状況により入所前の提出が難しい場合は結果が出るまで、「健康診断をしていない」という状態での支援を行う。結果が出た段階でそれに応じた支援を行う。

⑹　**費用負担**

食費、日用品、費用のかかるイベント、お小遣い、嗜好品などに関しては実費を徴収する。

⑺　**支援費**

支援費の支給決定を受けた期間が利用期間となり、最長で3カ月の利用となる。○○区とは独自契約を結んでいて、最長6カ月の利用と取り決めている。

2-3. 事業計画策定事例

> 経営基盤を盤石にしたいとの思いで、事業計画を作成した。「在宅事業計画」の事例

事例法人概要

地方の慢性期病院で施設内に通所リハビリテーションや訪問介護、居宅介護支援事業所などの在宅サービス部門や介護老人保健施設を抱えている。
慢性期病院は医療と福祉との連携を上手にとらないと経営の安定は期待できないが、この医療法人は設立60年を迎えた今、将来を見据えて経営基盤を盤石にしたいとの思いで、事業計画の策定に取り掛かり、例示のような事業計画を策定した。

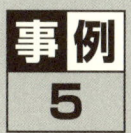

事例5　在宅事業計画

医療法人　○○会　在宅事業部門

中長期＆単年度事業計画（案）

〈医療法人　○○会　　在宅事業計画立案に当たっての考え方〉

□2007年4月に施行された医療制度改定は、医療費の抑制をねらい、在宅医療、介護への移行に向けたものとして打ち出されてきた。
　具体的には介護療養型のベッド郡の転換を求めるなど病院経営にとって、極めて厳しいものとなっている。我が○○会としても、こうした医療行政の方向性をしっかり見据え将来にわたった強固な労働基盤を確立すべく、新たな病床転換を推進していくなど、中長期経営計画や、事業方向を明確にしていくべく検討中である。

□このような中、○○会の経営のもう1つの柱となるべき「在宅事業」について、
　各在宅事業部
　　① 居宅介護支援事業
　　② 訪問看護、介護事業
　　③ 通所リハビリテーション事業
　の中長期および単年度の事業計画（案）を策定したのでここにこれを提示する。

□在宅各事業部に勤務する職員はもとより、○○会に在籍する全職員に対してご理解とご協力を強く、お願いするものである。

在宅事業部長

居宅介護支援事業所
中長期＆単年度経営計画

1　経営策定に当たっての考え方
○　居宅介護支援事業は、ケアマネジャーによる介護認定された利用者のケアプランの作成を軸に介護福祉の向上を目指している。一方で当事業所は近隣、地域社会の当法人における各種在宅事業①訪問看護、介護事業　②通所リハビリテーション各事業展開に際しての基本的基盤ともいえ、早期に質・量ともにその体制を整備していくことが肝要と考える。

2　中長期経営計画・目標
1　ケアマネジャーの確保と育成
2　地域の各医療・福祉施設や行政機関との信頼関係づくりおよびPR
3　新規ケアプラン作成対象者の確保（制限枠いっぱい……）
4　自法人、各在宅事業に対する利用者紹介
5　その他

3　単年度経営計画・目標
次のとおり―別紙

医療法人事業スキーム（医療・介護事業）構造図

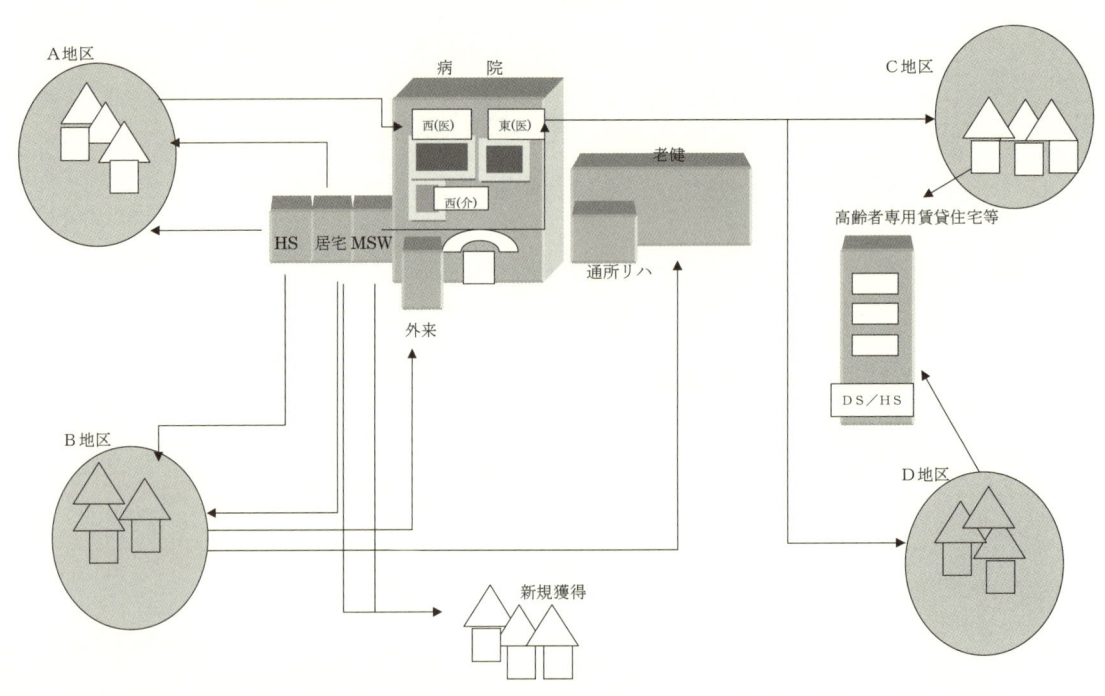

居宅介護支援事業所

○○年度事業計画（案）

項目		具体的活動計画・アクションプラン	目　標	スケジュール	主な担当者
①	有能なケアマネジャー確保	・法人から受験者を ・受験者支援 ・合格後の研修支援	・新人1人 　経験者1人確保	10月	○○ ○○
②	ケアマネジャーの育成	事例検討会への参加 　　主任ケアマネジャー研修グループ 　　事例提出　1/年 ○○町およびブロック協議会参加 文献利用 　　レビュー 部内検討会 　　1/月	・ケアプラン作成能力の向上 ・コミュニケーション能力向上 ・営業力向上 ・経営管理能力	4月より導入	○○ ○○
③	地域の医療・福祉施設や行政機関との関係づくりとPR	対象施設　　　別紙一覧表	・対象施設に配布 ・パンフレット作成	7月	○○
④	自社における在宅事業所への利用者紹介向上	・利用者に対し、自社事業所斡旋 ・変更困難者は、併用利用の斡旋もしくは試験利用の推進 ・利用者に対し、季節ごとに定期的にサービス以外の声掛け（風邪予防、予防接種推進、台風注意など）	・居宅利用者の自社事業所紹介 ・全事業所実施	7月	○○
⑤	ケアプラン作成対象者の増員	・項目①、②並行 ・スタッフ、利用者周辺からの対象予定者の情報収集 ・啓発	・目標値 　月平均33人 　新規2人/月	10月	○○

○○病院指定訪問介護事業所

○○年度事業計画（案）

項目		具体的活動計画・アクションプラン	目　標	スケジュール	主な担当者
①	派遣件数拡大	派遣先の見直し ・効率的な派遣先の見直し ・地域単位のマーケットづくり ・マッピングからの現状分析 ・営業⇒マッピングからの強化 ・ケアマネジャーの協力必須 ・他事業所への紹介依頼 ・営業PR ・パンフづくり	・1人当たり 　　　/1日件数 ・現状の平均15件 　　↓ 　　平均20件	10月	○○
②	ヘルパー派遣人員の確保と雇用契約の検討	派遣件数増加に対応できる人員の確保 ・OB、OGに対する働きかけ ・公開の説明会	・現状正4人 ・アルバイト3人 　　↓ 　　5人	10月	○○ ○○
③	ヘルパーの質の向上	現状の介護技術の棚卸し ・マニュアル、チェックシート作成とそれによる介護技術の確認 ・文献レビュー ・部内発表会 ・老健介護による研修 ・責任者の同行訪問よるチェック	・介護技術 ・ランク付け ・1/月実施 ・1/月実施	7月	○○

	項目	具体的活動計画・アクションプラン	目標	スケジュール	主な担当者
④	稼働時間並びに時間単価増加	・効率的な移動の見直し ・身体介護時間を増やすためのケアマネジャーによる利用者PR実施 ・介護単価の見直し ・地域包括支援センターとの連携、PR活動 ・介護予防プログラム充実による支援、自立者の確保	・1人当たり　　／稼動時間 ・移動時間短縮 ・1人当たり/単価	7月	○○ ○○ ○○
⑤	経営実績の把握と分析	統計データ作成とその分析並びに具体的なサービス対応検討	・介護度別利用実績と売り上げ金額の統計データづくり	7月	○○
⑥	事業所としての売りの明確化	・利用時のバイタルチェック実施 ・軽体操、予防事業推進 ・利用者に対し、季節ごとに定期的にサービス以外の声掛け（風邪予防、予防接種推進、台風注意など）	・全事業所実施	7月	○○

○○病院指定通所リハビリテーション

○○年度事業計画（案）

項目		具体的活動計画・アクションプラン	目標	スケジュール	主な担当者
①	稼働率向上	・入院者へはお試しプログラム推奨 ・1/週利用者への2回利用を勧める ・積極的なPR実施 　（パンフレット作成、配布、FAX送信、HP掲載） ・各居宅への配布 　居宅一覧表参照 ・外来リハからの移行	・稼働率 　現状50% 　　↓ 　　70%に ・2人/月新規獲得 ・自社紹介 　1人/月	7月 10月　80%に 4月より導入	○○
②	質の向上 　対応力 　挨拶 　サービス 　技術	・研修会参加 ・文献レビュー ・他事業所情報収集、見学 ・部内発表会 ・提供サービスの利用者反応把握	1/年以上 1/月実施 1/年以上 1/月実施	7月	○○
③	将来を見据えた良質な人材確保	・教育プログラム作成 ・研修会参加	1/年以上	7月	○○
④	利用者満足度把握と向上	・満足度調査の実施 ・調査表の作成 　（スコアカード、ポイント方式） ・調査表の実施 ・調査結果の評価と改善	・利用者満足度の現状把握（数値）	7月	○○
⑤	経営実績の把握と分析	・統計データ作成とその分析、並びに具体的なサービス対応検討	・介護度別利用実績と売り上げ金額の統計データづくり	5月	○○
⑥	売りの明確化そのPR	・④と並行し、Needs把握 　（本人、家族Needs、行政） ・予防事業を推進し、早期より利用者獲得 ・利用者に対し、季節ごとに定期的にサービス以外の声掛け（風邪予防、予防接種推進、台風注意など）	・パンフレット作成 ・全事業所実施	5月	○○
⑦	リハに対する利用者ニーズ調査	・④と並行し、Needs把握 　（本人、家族Needs）	・利用者満足度の現状把握（数値）	7月	○○

2-4. 事業計画策定事例

> 事業計画を戦略的に作成するための資料、稼働率表、仕事棚卸シート、経営計画策定などの事例

事例法人概要

この高齢者施設は110床を有するホームと35人の利用枠を持つデイサービス、並びにヘルパーステーション、居宅介護支援事業所で構成されている。この事業計画は従来の行事日程を中心とした「活動計画書」ではなく、「ヒト」、「モノ・サービス」、「カネ」といった経営要素をどのように効果的に運用し事業推進していくか、といった事業戦略をもとに計画立案されている。
事例6には戦略立案に必要な資料（稼働率表、仕事棚卸シート、経営計画策定などのフォーマット例）を合わせて例示した。

事例6　経営計画策定資料

1．稼働率状況表フォーマット例

特養入居稼働率　　　　　　　　　　　　　　　　　　年　　月　　日〜　　月　　日

	入居者					入院数	合計数	稼働率%	退所予定	入居予定
	要介護1	要介護2	要介護3	要介護4	要介護5					
3F床										
2F床										
合計										

ショートステイ利用者

2．デイサービス利用率フォーマット例

デイサービスセンター　　　　　　　　　　　　　　　　　年　　月　　日〜　　月　　日

	○日(月)	○日(火)	○日(水)	○日(木)	○日(金)	○日(土)	週間合計	利用率	期初合計利用率
一般人								%	%
認知人								%	%
予防									
合計人								%	%

3．居宅介護支援事業所担当件数フォーマット例

　　　　　　　　　　　　　　　　　　　　　　　　　　　　年　　月　　日〜　　月　　日

担当者名	要支援1	要支援2	要介護1	要介護2	要介護3	要介護4	要介護5	合計	自社紹介率
合計									

4．仕事棚卸シートフォーマット例

部署名　　　　　役職　　　　　　　　　　　氏名

　　　　　　　　　　　　　　　　　　　　　　　　年　　　月　　　日

今行っている仕事内容（年間を通して）	比率%

⇒

本来行うべきだと思ってやり残している仕事内容	必要な知識・能力

2. 事業計画策定事例

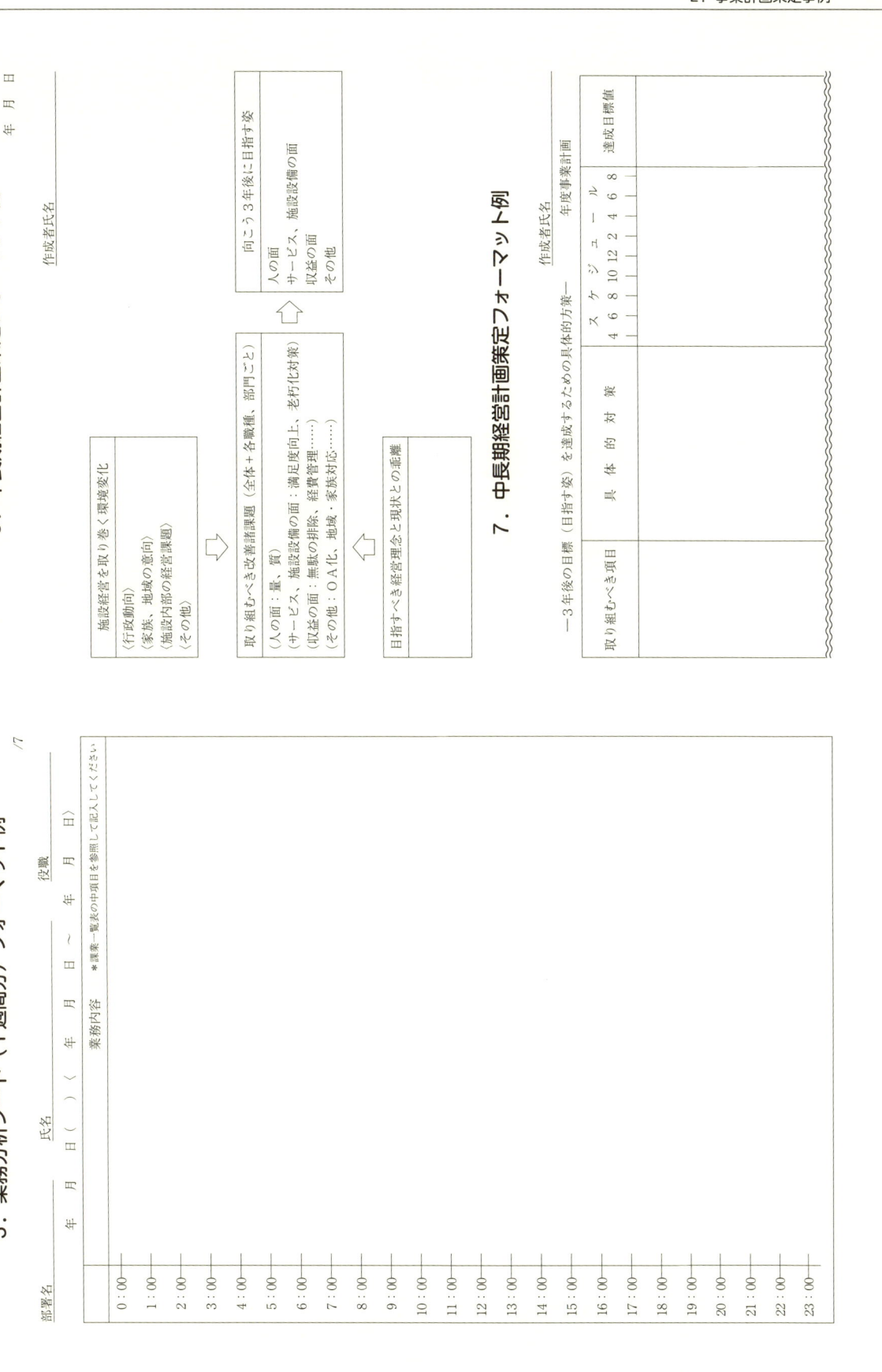

6. 中長期経営計画策定フォーマット例　　年　月　日

作成者氏名 _____

施設経営を取り巻く環境変化
〈行政動向〉
〈家族、地域の意向〉
〈施設内部の経営課題〉
〈その他〉

↓

取り組むべき改善諸課題（全体＋各職種、部門ごと）

（人の面：量、質
サービス、施設設備の面：満足度向上、老朽化対策
収益の面：無駄の排除、経費管理……
その他：OA化、地域、家族対応……）

↑

目指すべき経営理念と現状との乖離

→ 向こう3年後に目指す姿

人の面
サービス、施設設備の面
収益の面
その他

7. 中長期経営計画策定フォーマット例

作成者氏名 _____

―3年後の目標（目指す姿）を達成するための具体的方策―

取り組むべき項目	具体的対策	スケジュール　年度事業計画							達成目標値
		4	6	8	10	12	2	4 6 8	

5. 業務分析シート（1週間分）フォーマット例

部署名 _____　氏名 _____　役職 _____
　年　月　日（　）～　年　月　日

業務内容　＊課業一覧表の中項目を参照して記入してください

時刻	
0:00	
1:00	
2:00	
3:00	
4:00	
5:00	
6:00	
7:00	
8:00	
9:00	
10:00	
11:00	
12:00	
13:00	
14:00	
15:00	
16:00	
17:00	
18:00	
19:00	
20:00	
21:00	
22:00	
23:00	

3-1. 賃金制度改定事例

賃金改定に伴う新賃金への移行シミュレーションを例示した事例

事例法人概要

事例7は社会福祉法人の高齢者施設の賃金改定事例を示した。賃金制度改定に伴う新賃金への移行シミュレーション（試算表）を参考までに示した。

1．仕事給テーブル試算表（看護職テーブル）

7等級（課長）:
- S：228,900
- A：224,300
- B：215,100
- C：205,900
- D：201,300

6等級（係長）:
- S：188,700
- A：185,200
- B：178,300
- C：171,400
- D：167,900

5等級（主任）:
- S：166,300
- A：162,800
- B：155,900
- C：149,000
- D：145,500

4等級（副主任）:
- S：144,400
- A：140,900
- B：134,000
- C：127,100
- D：123,600

3等級:
- S：122,600
- A：119,700
- B：113,900
- C：108,100
- D：105,200

2等級:
- S：104,800
- A：101,900
- B：96,100
- C：90,300
- D：87,400

1等級:
- S：87,000
- A：84,100
- B：78,300
- C：72,500
- D：69,600

	1等級	2等級	3等級	4等級（副主任）	5等級（主任）	6等級（係長）	7等級（課長）
役職手当				5,000円	8,000円	12,000円	35,000円

事例 7 仕事給テーブル試算表例、賃金改定シミュレート例

2．仕事給テーブル試算表（ラインマネジャー＆スタッフマネジャー）

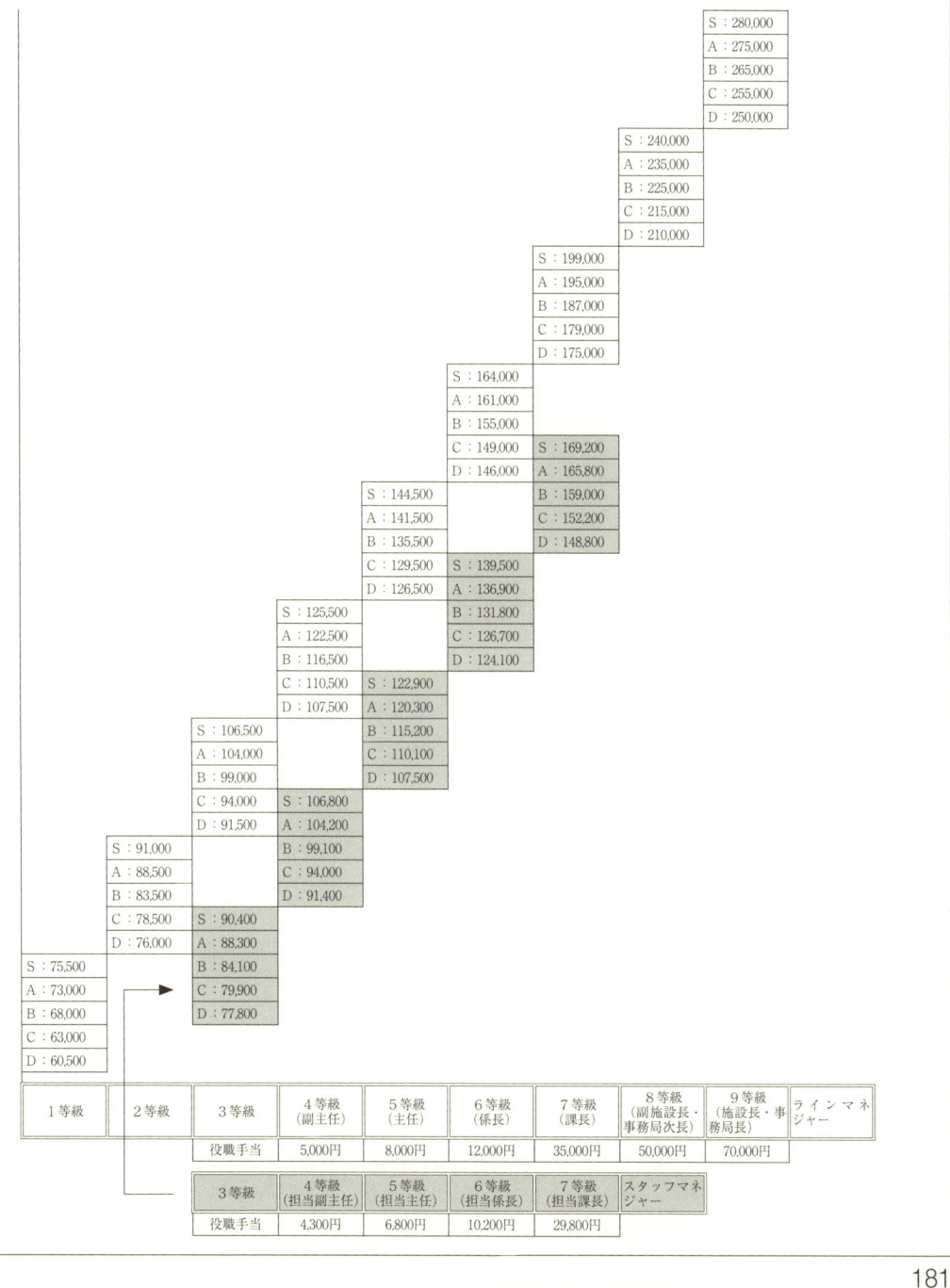

ラインマネジャー系列（各等級の仕事給）

等級	S	A	B	C	D
1等級	75,500	73,000	68,000	63,000	60,500
2等級	91,000	88,500	83,500	78,500	76,000
3等級	106,500	104,000	99,000	94,000	91,500
4等級（副主任）	125,500	122,500	116,500	110,500	107,500
5等級（主任）	144,500	141,500	135,500	129,500	126,500
6等級（係長）	164,000	161,000	155,000	149,000	146,000
7等級（課長）	199,000	195,000	187,000	179,000	175,000
8等級（副施設長・事務局次長）	240,000	235,000	225,000	215,000	210,000
9等級（施設長・事務局長）	280,000	275,000	265,000	255,000	250,000

役職手当：4等級 5,000円／5等級 8,000円／6等級 12,000円／7等級 35,000円／8等級 50,000円／9等級 70,000円

スタッフマネジャー系列（各等級の仕事給）

等級	S	A	B	C	D
3等級	90,400	88,300	84,100	79,900	77,800
4等級（担当副主任）	106,800	104,200	99,100	94,000	91,400
5等級（担当主任）	122,900	120,300	115,200	110,100	107,500
6等級（担当係長）	139,500	136,900	131,800	126,700	124,100
7等級（担当課長）	169,200	165,800	159,000	152,200	148,800

役職手当：4等級 4,300円／5等級 6,800円／6等級 10,200円／7等級 29,800円

3. ＜給与見直しシミュレーション例＞

（現行）

コード	職種	管理職・役職	性別	年齢	勤続年数	最終学歴	資格	採用日	等級	○年度本俸	調整	扶養	管理職手当	職務手当	業務手当	住宅手当	看待手当	特調手当	総支給A
1002	施設長	施設長	男	62	1.8	4大	施設長資格	H○年1月1日	4-40	394,900	47,388	15,000	98,725			8,500		55,165	569,110
1003	事務員	事務主任	女	45	5.8	高	簿記・調理師	H○年1月1日	2-26	249,700	29,946			5,000	6,000	5,000		38,390	298,845
2005	生活相談員	生活相談員	女	53	5.1	訓練校	介護福祉士・主事任用	H○年10月1日	2-23	237,400	28,488			5,000	15,000	8,500		39,627	297,690
1004	生活相談員	生活相談員	女	36	2.5	4大	主事任用	H○年4月1日	2-18	216,600	25,992			4,000	15,000	5,000		36,108	269,601
1005	管理栄養士	栄養士主任	男	45	5.6	4大	管理栄養士	H○年3月1日	2-34	279,700	33,564	19,500		5,000	8,000	8,500		46,954	358,177
1006	調理員	調理主任	男	52	5.6	専門	調理師	H○年3月1日	2-28	257,700	30,924	2,000		5,000	8,000	8,500		42,449	315,661
1007	調理員	調理副主任	女	34	5.6	専門	栄養士	H○年3月1日	2-23	237,400	28,488			4,000	8,000	5,000		39,627	286,190
1008	調理員		女	27	5.6	専門	調理師	H○年3月1日	1-11	175,000	21,000				8,000	5,000		29,070	211,423
1009	調理員		女	50	3.5	高	調理師	H○年4月1日	1-19	208,500	25,020				8,000	8,500		34,731	252,914
1010	調理員		女	25	2.5	専門	栄養士	H○年4月1日	1-20	166,900	20,028				8,000	5,000		27,846	202,249
1011	調理員		女	22	1.9	専門	栄養士	H○年12月1日	1-21	160,700	19,284				8,000	5,000		26,299	195,176
2001	生活室長	生活室長	女	65	3.8	専門	ケアマネ・主事	H○年1月1日	1-22	333,000	39,996		66,660			8,500		47,481	452,113
2001	介護員	介護主任	男	34	5.8	専門	介護福祉士	H○年1月1日	1-23	249,700	29,964	26,000		5,000	15,000	8,500		41,752	337,643
2003	介護員	介護主任	男	30	5.6	訓練校	ヘルパー1・介護福祉士	H○年3月1日	1-24	245,600	29,472			5,000	15,000			31,144	302,667
2004	介護員	介護副主任	男	25	5.6	専	介護福祉士・主事任用	H○年3月1日	1-25	191,300	22,956			4,000	15,000			31,144	240,851
2008	介護員	介護副主任	男	30	3.5	高	介護福祉士・主事任用	H○年4月1日	1-26	233,300	27,996	26,000		4,000	15,000	8,500		31,858	317,451
2009	介護員	介護副主任	女	26	5.6	専	介護福祉士・主事任用	H○年3月1日	1-27	191,300	22,956			4,000	15,000			31,144	240,851
2012	介護員	介護副主任	女	25	5.6	専	ヘルパー1級・介護福祉士	H○年3月1日	1-28	191,300	22,956			4,000	15,000			31,144	240,851
2011	介護員		女	28	3.8	訓練校	ヘルパー1級	H○年1月1日	1-29	183,200	21,984				15,000	5,000		30,447	227,721
2013	介護員		女	26	5.6	専	介護福祉士・主事任用	H○年3月1日	1-30	187,400	22,488				15,000			31,144	232,483
2014	介護員		女	54	2.8	高	ヘルパー2級	H○年1月1日	1-31	183,200	21,984				15,000	5,000		30,447	227,721
2015	介護員		女	28	2.1	4大	ヘルパー2級	H○年8月1日	1-32	187,000	22,440				15,000	8,500		31,076	235,530
2016	介護員		女	25	5.6	専	介護福祉士	H○年3月1日	1-33	187,400	22,488				15,000			31,144	232,483
2017	介護員		女	26	5.6	専	介護福祉士	H○年3月1日	1-34	187,400	22,488				15,000	8,500		31,144	235,983
2018	介護員		男	23	2.4	高	ヘルパー2級	H○年11月1日	1-35	171,000	20,520				15,000	8,500		25,823	217,172
2019	介護員		女	26	1.4	高	介護福祉士	H○3年7月1日	1-36	166,900	20,028				15,000	8,500		8,345	207,623
2020	介護員		女	39	2.5	4大	ヘルパー2級・主事任用	H○年4月1日	1-37	199,800	23,976				15,000	8,500		32,572	249,990
2021	介護員		女	29	2.1	専	ヘルパー2級	H○年8月1日	1-38	179,100	21,492				15,000	5,000		28,373	222,956
2022	介護員		女	26	5.6	専	介護福祉士	H○年3月1日	1-39	187,400	22,488				15,000			31,144	232,483
2023	介護員		女	29	2.1	4大	介護福祉士	H○年8月1日	1-40	199,800	23,976				15,000			33,235	246,546
2025	介護員		女	53	5.6	高	介護福祉士	H○年3月1日	1-41	195,900	23,508				15,000			32,572	242,122
2031	介護員		女	35	2.2	高	ヘルパー2級	H○年7月1日	1-42	179,100	21,492				15,000	5,000		29,070	223,015
2032	介護員		女	25	2.7	専	介護福祉士	H○年2月1日	1-43	187,400	22,488				15,000			31,144	232,483
2034	介護員		女	26	5.6	専	介護福祉士	H○年3月1日	1-44	187,400	22,488				15,000			31,144	232,483
2035	介護員		女	21	1.5	専	介護福祉士	H○年3月11日	1-45	163,800	19,656				15,000	8,500		27,319	209,233
2036	介護員		女	55	1.4	高	ヘルパー2級	H○年5月1日	1-46	179,100	21,492				15,000	5,000		14,328	221,786
2038	介護員		女	53	1	高		H○年10月1日	1-10	171,000	20,520				15,000	5,000		5,130	211,948
2039	介護員		男	25	11ヵ月	大	ヘルパー2級	H○年1月1日	2-10	182,800	21,936				15,000	8,500		5,484	228,693
2040	介護員		女	24	5ヵ月	高	ヘルパー2級	H○年4月1日	1-9	166,900	20,028				15,000	8,500			210,428
2041	介護員		男	26	5ヵ月	専	介護福祉士	H○年4月1日	1-7	160,700	19,284				15,000	8,500			203,484
2042	介護員		女	43	5ヵ月	大	介護福祉士	H○年4月1日	2-10	182,800	21,936				15,000	5,000			224,736
2043	介護員		女	52	2ヵ月	高	ヘルパー2級	H○年7月1日	1-10	171,000	20,520				15,000	5,000			211,520
2200	看護師	看護師主任	女	42	5.2	専門	正看	H○年9月1日	2-35	283,100	33,972			5,000	15,000	5,000	6,000	38,233	351,258
2201	看護師		女	54	3.2	専門	准看	H○年7月1日	1-30	251,800	30,216				15,000	5,000	6,000	42,197	311,532
2202	看護師		女	54	2	専門	准看	H○年9月1日	1-29	248,200	29,784				15,000	5,000	6,000	41,565	307,448
2203	看護師		女	50	5ヵ月	高	准看	H○年4月1日	1-14	187,400	22,488				15,000	5,000	6,000		235,888
2030	介護員		女	26	5.6	専	介護福祉士	H○年3月1日	1-14	187,400	22,488				15,000			31,144	232,483
4002	介護員		女	26	5.6	専	介護福祉士	H○年3月1日	1-14	187,400	22,488				15,000			31,144	232,483
2045	リハビリ	リハ主任	男	37	5.6	専	針灸・ケアマネ・主事任用	H○年3月1日	2-34	279,700	33,564	26,000		5,000	15,000	8,500		46,954	371,677
2046	リハビリ		男	38	2.3	4大	針灸・ケアマネ	H○年6月1日	2-27	253,700	30,444				15,000	8,500		42,449	311,181

3．賃金制度改定事例

(改訂)

新・仮格付	新本俸	仕事給案	扶養	管理職手当	業務手当	職務手当	業務手当	住宅手当	看待手当	特調手当	総支給B	現在総支給A	総A-B
7	268,130	230,000		75,000			(削除)	8,500		(削除)	581,630	569,110	12,520
4	169,710	112,000		20,000	6,000			5,000			312,710	298,845	13,865
4	161,510	112,000		20,000	15,000			8,500			317,010	297,690	19,320
3	147,360	97,000		15,000	15,000			5,000			279,360	269,601	9,759
4	202,010	112,000	19,500	20,000	8,000			8,500			370,010	358,177	11,833
4	176,500	112,000	2,000	20,000	8,000			8,500			327,000	315,661	11,339
3	161,510	97,000		15,000	8,000			5,000			286,510	286,190	320
2	119,050	84,500			8,000			5,000			216,550	211,423	5,127
1	141,850	74,000			8,000			8,500			232,350	252,914	−20,564
1	113,550	74,000			8,000			5,000			200,550	202,249	−1,699
1	109,310	74,000			8,000			5,000			196,310	195,176	1,134
6	226,170	175,000		60,000				8,500			469,670	452,113	17,557
4	185,490	112,000	26,000	20,000	15,000			8,500			366,990	337,643	29,347
4	166,600	112,000		20,000	15,000			5,000			318,600	302,667	15,933
3	130,110	97,000		15,000	15,000			5,000			262,110	240,851	21,259
3	173,970	97,000	26,000	15,000	15,000			8,500			335,470	317,451	18,019
3	130,110	97,000		15,000	15,000			5,000			262,110	240,851	21,259
3	130,110	97,000		15,000	15,000			5,000			262,110	240,851	21,259
2	124,630	84,500			15,000			5,000			229,130	227,721	1,409
2	127,490	84,500			15,000			5,000			231,990	232,483	−493
1	124,630	74,000			15,000			5,000			218,630	227,721	−9,091
1	127,220	74,000			15,000			8,500			224,720	235,530	−10,810
2	127,490	84,500			15,000			5,000			231,990	232,483	−493
1	127,490	74,000			15,000			8,500			224,990	235,983	−10,993
1	116,200	74,000			15,000			8,500			213,700	217,172	−3,472
1	112,570	74,000			15,000			5,000			206,570	207,623	−1,053
2	135,890	84,500			15,000			8,500			243,890	249,990	−6,100
2	121,770	84,500			15,000			5,000			226,270	222,956	3,314
2	127,490	84,500			15,000			5,000			231,990	232,483	−493
2	135,930	84,500			15,000			5,000			240,430	246,546	−6,116
1	133,270	74,000			15,000			5,000			227,270	242,122	−14,852
2	121,810	84,500			15,000			5,000			226,310	223,015	3,295
1	127,490	74,000			15,000			8,500			224,990	232,483	−7,493
1	127,490	74,000			15,000			5,000			221,490	232,483	−10,993
1	111,440	74,000			15,000			8,500			208,940	209,233	−293
1	121,070	74,000			15,000			5,000			215,070	221,786	−6,716
1	115,170	74,000			15,000			5,000			209,170	211,948	−2,778
1	123,120	74,000			15,000			8,500			220,620	228,693	−8,073
1	112,160	74,000			15,000			8,500			209,660	210,428	−768
1	107,990	74,000			15,000			8,500			205,490	203,484	2,006
1	122,840	74,000			15,000			5,000			216,840	224,736	−7,896
1	114,910	74,000			15,000			5,000			208,910	211,520	−2,610
4	192,150	112,000		20,000	15,000			5,000	6,000		350,150	351,258	−1,108
2	171,320	84,500			15,000			5,000	6,000		281,820	311,532	−29,712
2	168,870	84,500			15,000			5,000	6,000		279,370	307,448	−28,078
2	125,930	84,500			15,000			5,000	6,000		236,430	235,888	542
1	127,490	74,000			15,000			5,000			221,490	232,483	−10,993
1	127,490	74,000			15,000			5,000			221,490	232,483	−10,993
4	205,910	112,000	26,000	20,000	15,000			8,500			387,410	371,677	15,733
2	172,610	84,500			15,000			8,500			280,610	311,181	−30,571

3-2. 賃金制度改定事例

職員に対して制度改定の説明に使用する「新人事制度の手引き」の事例

事例法人概要

社会福祉法人の高齢者施設の賃金改定事例を示した。高齢者施設の職員に対して制度改定の説明に使用する「新人事制度の手引き」を例示した。ミッションマネジメント・システムにおける「仕事等級制度」において策定しなくてはならない重要な視点であるので参照されたい。

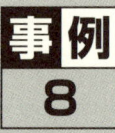

事例8　新人事制度の手引き例

社会福祉法人　○○会

職員の皆さまへ

新人事制度の手引き

年　　月　　日

新しい時代は新しい制度で

　平成12年に介護保険が導入されて以来、社会福祉法人を取り巻く経営環境は大きく変化しています。福祉サービス利用者が自らの自由意思と選択で、福祉サービスを受けることができるという「自由契約制度」へと、大きく転換いたしました。
　すでに、介護保険制度下の在宅介護サービス分野では、事業参入の規制緩和が進み、東京を始めとした都市部では多くの民間企業やNPO法人などが参入して、競い合いが始まっております。われわれ社会福祉法人は、こうしたNPO法人や営利企業を始めとするさまざまな事業体とサービスの競争をし

て、勝ち残っていかなければなりません。

　そのためには施設の運営や利用者サービスに関して、なお一層の創意工夫や経営努力が必要となります。「選択される質の高いサービス」を目指して、人材育成を図らなければなりません。

　法人としても、今までの延長線上での取り組みでは、将来立ち行かなくなる場面が来るとの危機意識から、「新しい時代に向けた新しい人事管理制度」の準備を進めてまいりました。

　新しい人事管理制度は、従来の「年功序列方式」から職員の果たした「仕事の成果や実績を重視した人事運営」へと転換するものです。

　その内容は、職員一人ひとりに対し法人が求める仕事目標を明示の上、その達成度や法人貢献度に応じて評価を行い、賃金や昇進昇格といった人事上の処遇に結びつけることで、賃金の公平な配分や適材適所を実現するものです。これは、一人ひとりの意識改革を行動改革にまで結びつけ、最終的には仕事を通した自己実現を目指したものです。

　この転換の趣旨を理解していただき、当法人とともに「利用者に喜ばれるホーム」を目指していこうではありませんか。

仕事の成果・実績で処遇する新しい人事制度（仕事等級制度）が導入されます
■新しい人事制度は

> 『法人が期待する一人ひとりの仕事内容・役割を具体的に職種別・等級別に整理して、皆さんに提示し、それをきっちりやったかどうか（達成した成果に応じて）で評価し、さらにそれに基づいて、賃金や昇進昇格を決定していく』

というものです。
　　これを『仕事等級制度』と呼ぶことにします。
　この『仕事等級制度』の構築・導入に際しては、「法人が期待する一人ひとりの仕事・役割内容を職種別・等級別に具体的に整理」して、皆さんに明示するという**評価制度**の構築と、評価の結果を適切に賃金（仕事給）に反映させていくという**賃金制度**の構築が欠かせません。今回、賃金制度の構築作業がようやく終了いたしましたので、平成○○年度下期に入る、平成○○年○○月○○日付けで評価制度に先行する形で制度導入いたしたいと思います。なお、評価制度につきましては各部署の課長・主任を中心に作業を進めてきており、その内容については今後まとまり次第皆さんに報告いたしたいと思います。

　この解説書はこの『仕事等級制度』のポイントを知ってもらうために作成したものですので、どうかこの内容を十分に理解の上、これからの仕事に生かしてください。

１．仕事等級制度のねらいと概念図
■一人ひとりが自分の仕事の目標を再認識したり、仕事の上で欠けていた点を自覚したり、自分の能力開発の方向を確認するなどで、自分の仕事への取り組み方を見直すスタートともいえますが、その『仕事等級制度』のねらいと概念図は次のとおりです。

《仕事等級制度のねらい》

* 本人の成果を明確な基準で評価し処遇する
* 賃金原資の公正な配分を実現する
* 今後の昇格体系と仕事目標を明示し、自己啓発を促進する
* チャレンジャブル(挑戦的)な法人風土をつくる

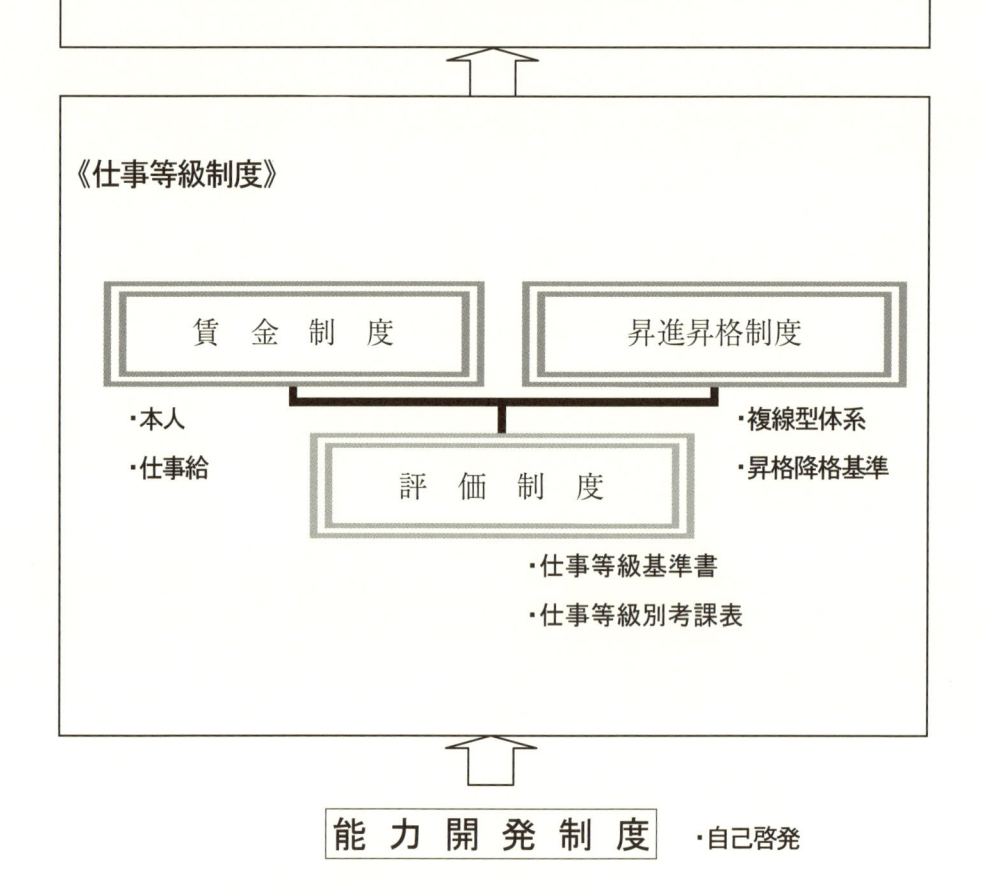

《仕事等級制度》

| 賃　金　制　度 | 昇進昇格制度 |

評　価　制　度

・本人
・仕事給

・複線型体系
・昇格降格基準

・仕事等級基準書
・仕事等級別考課表

| 能 力 開 発 制 度 | ・自己啓発

2．評価制度（仕事等級基準書、仕事等級別考課表）

■職種ごとに、法人として必要な仕事・役割・目標を洗い出し、等級・役職ごとに明示したのが

『仕事等級基準書』です。

■また、この『仕事等級基準書』に定められたそれぞれの仕事目標の達成度を5段階で評価し、各自の合計考課ポイントを算出する考課ツールを

『仕事等級別考課表』といいます。

＊これらは同時に職場における各自の仕事目標となるとともに、年度ごとにその仕事目標の達成の度合いを評価し、賃金や昇給や昇進昇降格といった人事処遇の基礎資料となります。なお、必要に応じて部門間の偏りをなくすために調整を行う予定です。
＊『仕事等級基準書』に定められた評価対象となる項目は、「業績・成果につながる仕事内容・項目」と、「プロセス・能力にかかわる仕事内容・項目」との2つに大別されて、各自の組織上の等級や役職に応じて評価要素（成果・能力）のウエイトを変えていく予定です。
＊最終評価の確定後、本人に対して直属の管理職がフィードバックする予定です。

（評価ウエイト例）

	1、2、3等級	4等級（副主任）	5等級（主任）	6等級（課長）
成　果	30%	40%	50%	60%
プロセス能力	70%	60%	50%	40%
合　計	100%	100%	100%	100%

〈評価の仕組み〉

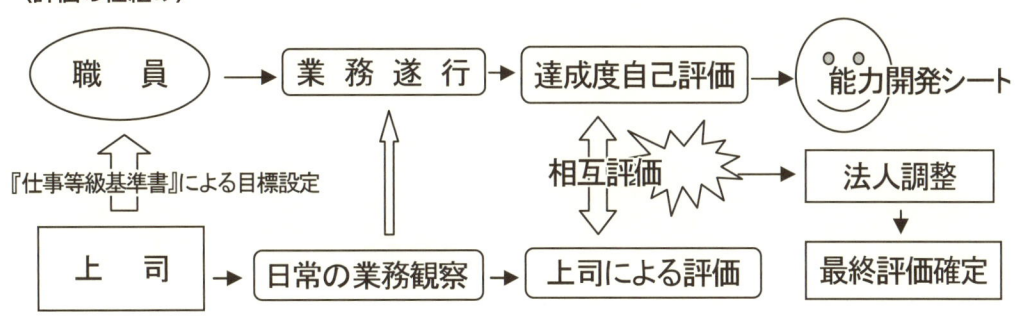

3．新しい賃金制度

■賃金項目は大きく分けて、「本人給」、「仕事給」とに分けられます。またこれに加え、「役職手当」、「家族手当」、「住宅手当」などを必要な改定を加え上乗せしています。

　なお、今回の賃金移行がスムースに行われるように、必要に応じて調整給を支給しました（調整給支給対象者については今後一定のルールでその取り崩しを行っていくなど、別途詳細をご説明する予定です）。

　「本人給」と「仕事給」の考課確定後の昇給はコース別・考課別に定めた、「賃金積み上げテーブル」が設定されておりこれに基づいて行われることになります。

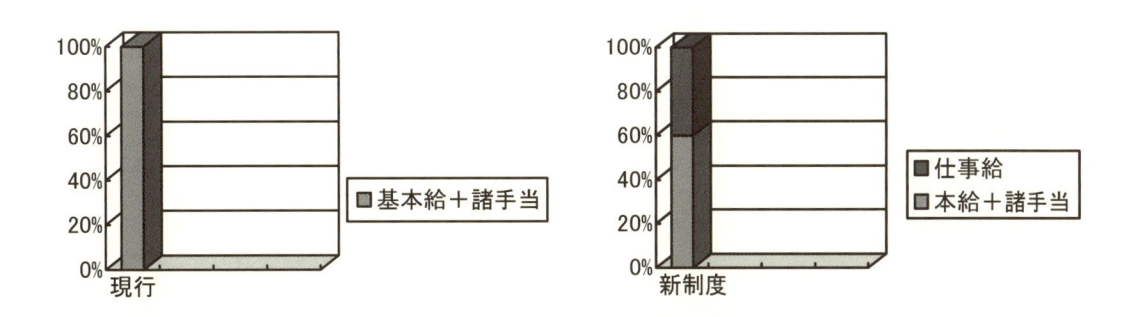

コースによって違いがありますが、本給の割合は50〜60％、仕事給は40〜50％程度となります。
＊「本人給」の積み上げテーブルは、特別な経済変化がない限り、テーブルの書き替えを行わず、昇給原資は「仕事給テーブル」の書き替えに充当して、今後は一層、仕事の成果・実績に応じたメリハリのある賃金にしていこうと考えています。

4．昇給の決め方

■「本人給」と「仕事給」の昇給は、先にご説明した評価制度に従い、『仕事等級基準書』に定められた各自の仕事目標の達成度を客観的に把握した上で、『仕事等級別考課表』の考課ポイントをもとに決められます。この一連の作業を「人事考課」といいます。

■「本人給」の昇給は年功的要素を取り入れ、毎年、等級と評価により定めた賃金が積み上がっていく形となっています。また、「仕事給」は仕事の成果・業績（目標の達成度）の要素を取り入れ、毎年等級と人事考課結果により、仕事給テーブルで定められた賃金が置き換わる形（総洗い替え方式）となっています。

　これは、前年の成績が悪かったとしても、今年度、仕事の成果・実績を上げれば取り返すことも可能となり、仕事の成果・実績が即賃金に反映する仕組みになっています。

　また、逆に仕事の目標達成が著しく悪く、評価結果が前年度を下回った場合は、仕事給は前年に比べて下がることになります。本人給は積み上がっていきますので一概には言えませんが、場合によってはトータルとして賃金が下がる場合もありますので、この点も十分認識しておくことが必要です。

■いずれにせよ、各自が『仕事等級基準書』で定められた仕事目標や役割をきちんと認識して、その目標の達成に向けて努力し、創意工夫を続けていくことが重要であることは言うまでもありません。

5．新しい昇進昇格ルート

■これまでのように、すべての職種を1つの昇進昇格ルートで管理するやり方を改め、いくつかの昇進昇格ルートを設定、複線型の昇格ルートで職員を格付けし昇格処遇することになります。

例（職種別の昇格ルートイメージ図）

| ケアワーカー　事務 | 看護師　ケアマネジャー、相談員　栄養士 | 調理 |

ケアワーカー・事務ルート：
- 8　施設長
- 7　副施設長
- 6　課長
- 5　主任
- 4　副主任
- 3／2／1　一般

事務ルート：
- 7　事務長
- 6　課長
- 5／4／3／2／1

看護師ルート：
- 5／4

ケアマネジャー・相談員ルート：
- 5／4／3／2

栄養士ルート：
- 5／4／3／2

調理ルート：
- 5／4／3／2／1

6．能力開発
■これからは自己啓発が能力開発の基本となります。

　「能力開発」に必要なことは、自らの意思と選択であり、自己をさらに高めていこうとする自己啓発意欲が基本となります。その上で開発成長させるべき目標・テーマを決め、その目標に向かって努力することになります。法人は、仕事等級基準書を通して、自己啓発の必要性・方向性を明示しており、やるかやらないかは本人の意思・意欲次第なのです。

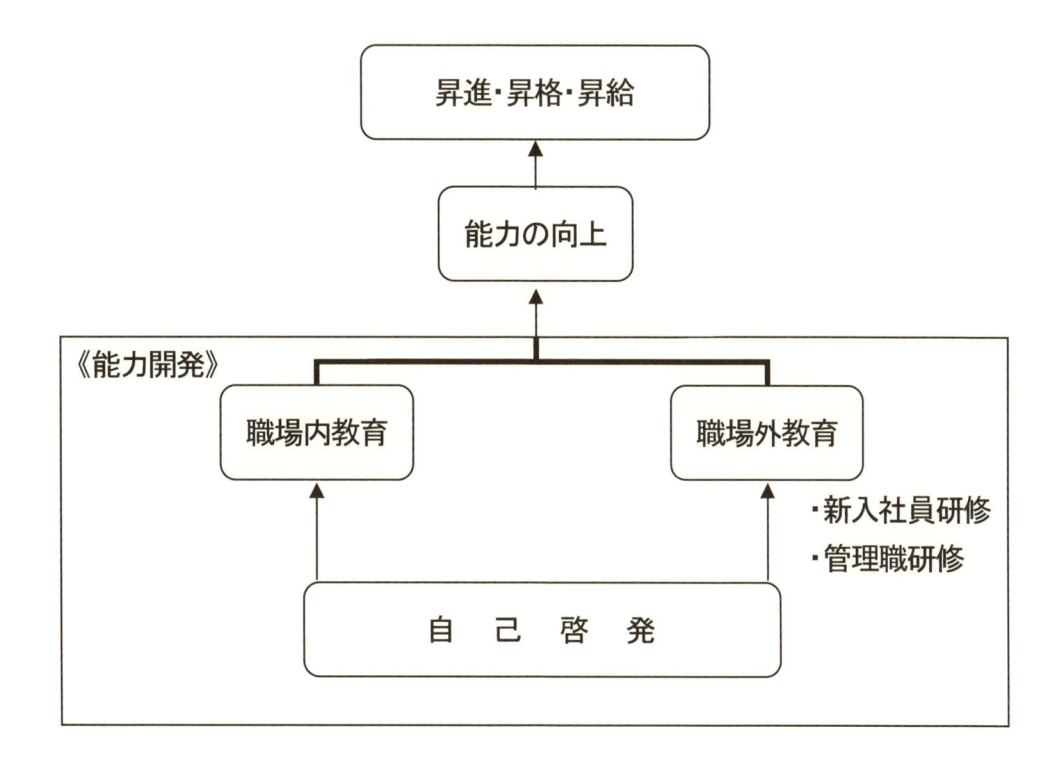

```
                    ┌──────────────┐
                    │  昇進・昇格・昇給  │
                    └──────┬───────┘
                           ↑
                    ┌──────────────┐
                    │   能力の向上    │
                    └──────┬───────┘
                           ↑
┌──《能力開発》─────────────────────────┐
│      ┌──────────┐      ┌──────────┐    │
│      │ 職場内教育 │      │ 職場外教育 │    │
│      └────┬─────┘      └────┬─────┘    │
│           ↑                  ↑           ・新入社員研修
│           │                  │           ・管理職研修
│      ┌────┴──────────────────┴─────┐   │
│      │      自 己 啓 発              │   │
│      └──────────────────────────────┘   │
└──────────────────────────────────────────┘
```

7．まとめ
　以上のように、新しい時代のためには、新しい制度が必要なことがお分かりいただけたと思います。また、その目標とする制度の概略や移行の方法もご理解いただけたことと思います。以下に現在との違いの主な点をもう一度まとめてみますのでご確認ください。
■成果に対応した給与体系と、果たすべき仕事の目標が明示され、給与との関係が明らかになります。
■現在の「基本給」が２つに分かれ、「本人給」、「仕事給」となります（これらはテーブルとして明示されます）。
■昇進、昇降格規定に準じて、昇格、降格の基準を明示します。
■能力開発制度を別途準備いたします。
■仕事等級基準書、仕事等級別考課表を明示します。

以　　上

3-3. 賃金制度改定事例

慢性期病院の賃金改定事例「複線型昇格体系図」の事例

― 事例法人概要 ―

地方の慢性期病院の賃金改定事例は「複線型昇格体系図」を示した。これは、ミッションマネジメント・システムにおける「仕事等級制度」において策定しなくてはならない重要な視点である。

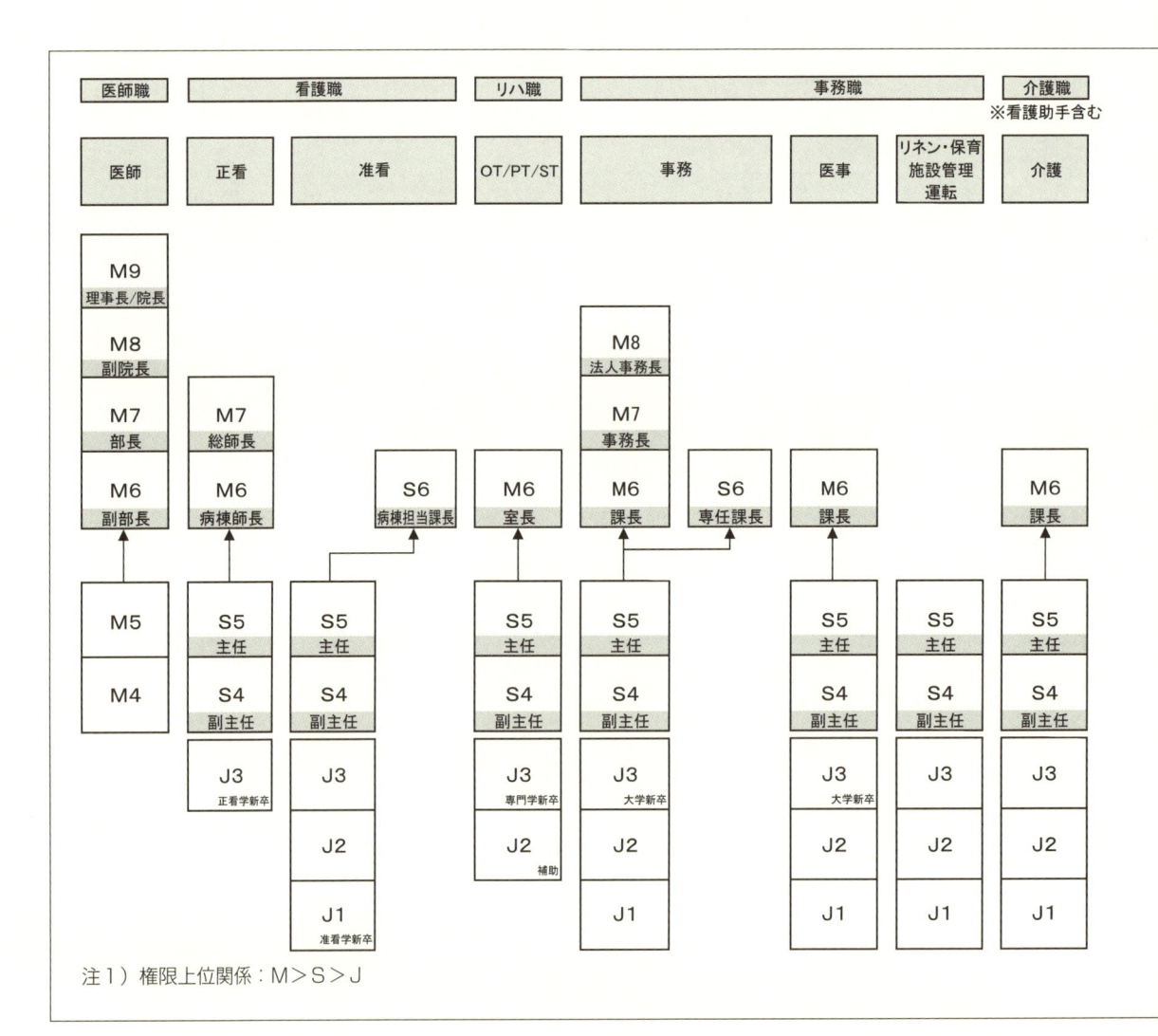

医師職	看護職		リハ職	事務職				介護職
								※看護助手含む
医師	正看	准看	OT/PT/ST	事務	医事	リネン・保育施設管理運転		介護

M9 理事長/院長								
M8 副院長				M8 法人事務長				
M7 部長	M7 総師長			M7 事務長				
M6 副部長	M6 病棟師長	S6 病棟担当課長	M6 室長	M6 課長	S6 専任課長	M6 課長		M6 課長
M5	S5 主任	S5 主任	S5 主任	S5 主任		S5 主任	S5 主任	S5 主任
M4	S4 副主任	S4 副主任	S4 副主任	S4 副主任		S4 副主任	S4 副主任	S4 副主任
	J3 正看学新卒	J3	J3 専門学新卒	J3 大学新卒		J3 大学新卒	J3	J3
		J2	J2 補助	J2		J2	J2	J2
		J1 准看学新卒		J1		J1	J1	J1

注1）権限上位関係：M＞S＞J

事例9 病院昇格・賃金体系モデル例・職種別モデル昇格体系

- **M7～9**：部門のみならず、法人全体の責任者として法人運営に気を配り部門目標達成に向け十分な成果を期待できるクラス
- **M6**：部門管理の直接的責任者として全体の運営に気を配り部門目標達成に向け十分な成果を期待できるクラス
- **S6**：業務全般に豊富な知識とノウハウを持ち、他従業員の模範となるべく行動することができ、安定的かつ十分な成果を期待できるクラス
- **S5**：部門の中核として部下をよくまとめ、施設方針の徹底とその目的達成に向けて貢献が期待できるクラス
- **S4**：施設の方針をよく理解し、主任補佐として部下をよくまとめ自らの業務の遂行と部下指導が行えるクラス
- **J1～J3**：施設の方針を理解でき、上司からの指示のもと定型的業務を誠実に遂行できるクラス

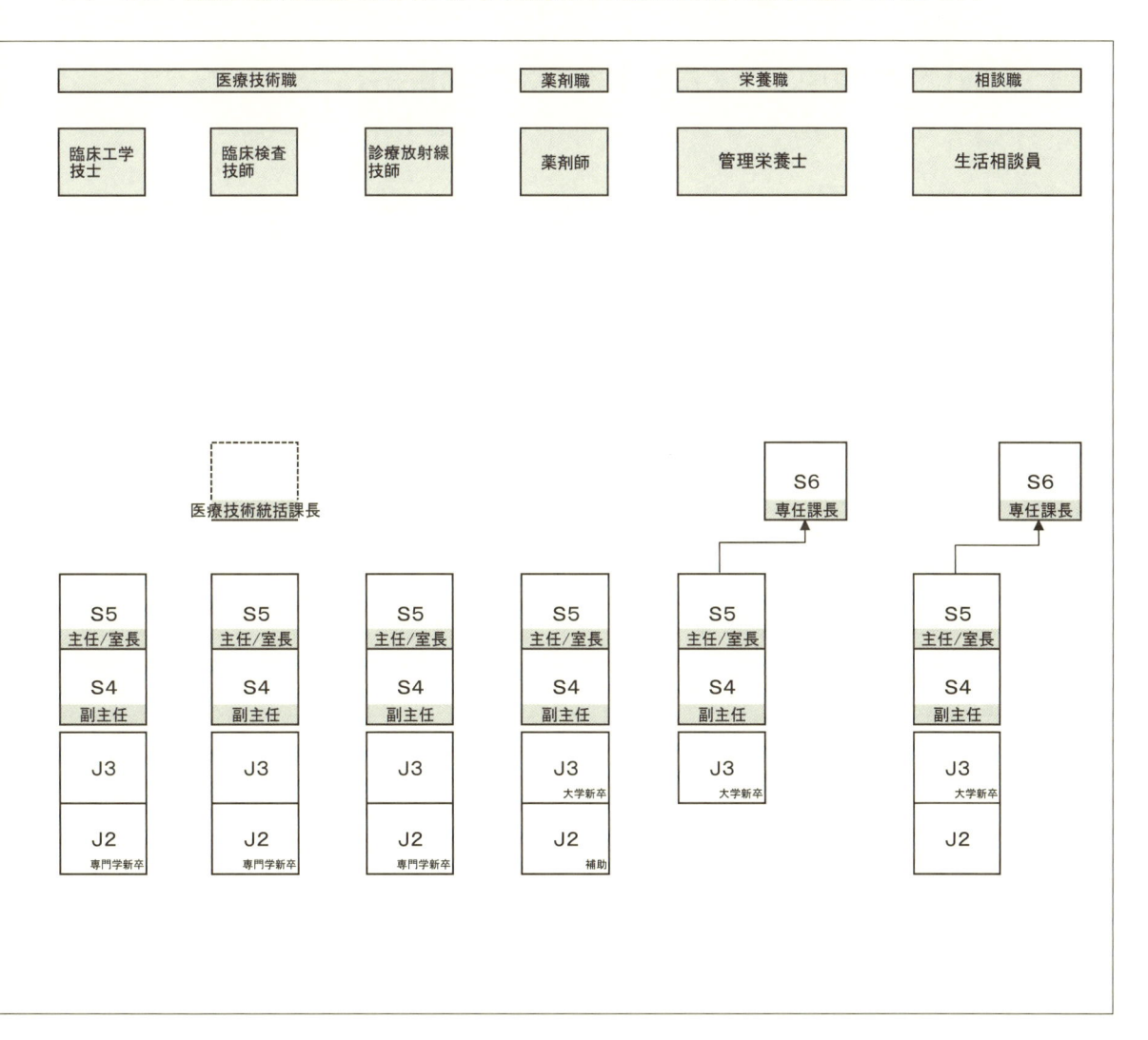

医療技術職			薬剤職	栄養職	相談職
臨床工学技士	臨床検査技師	診療放射線技師	薬剤師	管理栄養士	生活相談員

医療技術統括課長（点線枠）

				S6 専任課長	S6 専任課長
S5 主任/室長	S5 主任/室長	S5 主任/室長	S5 主任/室長	S5 主任/室長	S5 主任/室長
S4 副主任	S4 副主任	S4 副主任	S4 副主任	S4 副主任	S4 副主任
J3	J3	J3	J3 大学新卒	J3 大学新卒	J3 大学新卒
J2 専門学新卒	J2 専門学新卒	J2 専門学新卒	J2 補助		J2

4-1. 人事考課制度改定事例

人事考課表の管理職用考課表の事例

事例法人概要

社会福祉法人 特別養護老人ホームの人事考課表を例示した。
事例10は、管理職用考課表である。
考課表例は百社百様なのでこれがよいとは一概に言えないが、考課者や被考課者が納得できる考課内容にすることが重要なので「より具体的」、「客観的」な考課目標をどう設定するかがポイントとなる。

事例10　高齢者福祉管理職評価表

例　役職別評価区分（絶対評価方式）

	A	B	C	D	E
課　長 （6等級）	○○～○○ ポイント	○○～○○ ポイント	○○～○○ ポイント	○○～○○ ポイント	○○～○○ ポイント
部　長 （7等級）	○○～○○ ポイント	○○～○○ ポイント	○○～○○ ポイント	○○～○○ ポイント	○○～○○ ポイント

例　管理職賞与計算テーブル

	A	B	C	D	E
課　長 （6等級）	50p	40p	30p	20p	10p
部　長 （7等級）	60p	50p	40p	30p	20p

ポイント単価は、賞与支給額合計（○カ月分の一律支給分を除いた成果分の合計額）を上記テーブルで確定した該当者のポイント合計で割ったものになる

4．人事考課制度改定事例

特別養護老人ホーム管理職仕事等級別考課表（例）

平成　年　月

区分	評価対象項目		評価の視点	評　　点	評価ウエイト		得　点	特記事項
					課　長	部　長		
業績・成果	1．業務に関する成果（リーダーシップ） ①自ら率先して業務計画・目標の達成度に取り組んだか ②業務遂行に際して改善工夫の努力は怠らなかったか ③特命事項などに対する取り組みや成果は十分であったか		*部門の責任者として自らリーダーシップを発揮、部下をよくまとめながら施設経営の重要な課題の達成に向けて十分な貢献が果たせたか	5－4－3－2－1	10p	20p		
	2．部署の的確な運営・管理（問題発見能力、課題解決能力） ①日常管理の中で発生したクレームや業務課題に対して的確かつタイムリーに対応し解決できたか ②部下の指導育成は十分できたか		*重要なクレームや業務上の課題が発生したときも、その問題の本質を素早く的確にとらえ、その解決に向けて十分な創意工夫や発想力を持って問題解決ができたか	5－4－3－2－1	20p	15p		
	3．利用者満足度の向上 ①利用者個々人の特性をよく理解した上で、利用者に納得いただけるケアが十分できるよう、部下指導や環境整備が十分行えたか			5－4－3－2－1	5p	10p		
	4．経営理念の理解とその徹底 ①ホームの経営理念や方針をよく理解し、その浸透と徹底に向けた努力を怠らなかったか			5－4－3－2－1	5p	10p	(120) (165)	
業務遂行・プロセス能力	コンセプチャル・スキル	5．情報収集能力	*施設内外で見聞きした、施設経営にかかわると思われる種々の事実や出来事を的確に精査し、施設として対応する必要があると判断した事柄についてはタイムリーかつ的確に施設長に提言できる	5－4－3－2－1	5p	10p		
		6．自己の役割認識力	*法人組織における自己の立場や役割を十分認識し、その役割責任の達成に向けて、誠実に業務遂行できる	5－4－3－2－1	10p	10p		
				5－4－3－2－1	5p	10p		
	ヒューマン・スキル	7．ネットワーク形成とその活用	*施設外との人脈づくりを、社外研修や講習会あるいは個人的なサークルなどを通して積極的に行え、業務上に生かすことはもとより個人の人間的成長に資するべく努力している	5－4－3－2－1	5p	10p		
		8．意志伝達能力	*公式の会議の場などにおいて、相手に伝えるべき内容を相手の立場に立って分かりやすくまとめ、かつそれを相手が受け入れやすいような話し方で、自らの意志をきちんと伝達することができる	5－4－3－2－1	5p	5p		

4-2. 人事考課制度改定事例

人事考課表のさまざまな職種用考課表の事例

事例法人概要

高齢者施設の人事考課表を例示した。
事例11は、職種別コンピテンシー考課表である。
考課表例は百社百様なのでこれがよいとは一概にいえないが、考課者や被考課者が納得できる考課内容にすることが重要なので「より具体的」、「客観的」な考課目標をどう設定するかがポイントとなる。

人事考課表（看護師） 年度（前期・後期） ※P194の波線内削除はP196の内容と同じです

所属	社員番号	氏名	等級	1、2等級	考課面談日	年　月	一次考課者名

所属部署の目標：
個人目標：

評価項目		評価内容	自己評価 S A B C D	一次評価者 S A B C D	二次評価者 S A B C D
全部署共通評価項目	サービス対応能力／利用者指向性	1. 利用者や家族にいつも笑顔で挨拶ができ、同時に要望や意見を聞くことができる。	5-4-3-2-1	5-4-3-2-1	5-4-3-2-1
		2. 利用者や家族の不満や苦痛に対応できタイムリーに行動できる。	5-4-3-2-1	5-4-3-2-1	5-4-3-2-1
		3. 利用者や家族の期待や要望を理解し、具体的に実行し、利用者が満足できる成果があげられる。	5-4-3-2-1	5-4-3-2-1	5-4-3-2-1
		4. 利用者や家族の要望を実現できるように情報の整理や分析ができ、組織的に対応できるよう提案ができる。	5-4-3-2-1	5-4-3-2-1	5-4-3-2-1
	対人理解力	1. 言葉で表現されたことは理解できる。また、会話も良好にできる。	5-4-3-2-1	5-4-3-2-1	5-4-3-2-1
		2. 感情や思いを言葉ばかりではなく十分に理解でき、共感し、良好な関係ができる。	5-4-3-2-1	5-4-3-2-1	5-4-3-2-1
		3. 常時、自分のポジショニングがとれ、信頼関係が十分にとれる。	5-4-3-2-1	5-4-3-2-1	5-4-3-2-1
		4. 相手の深い心の部分までも理解でき、信頼関係が強く、相手のやる気を引き出すことができる。	5-4-3-2-1	5-4-3-2-1	5-4-3-2-1
		小　計	／24	／24	／24

～～～～～～～～～～～～～～～

専門性評価項目	仕事への取り組み姿勢	1. 医療・看護技術があり、基本的なケアが提供でき、計画書・報告書も作成できる。	5-4-3-2-1	5-4-3-2-1	5-4-3-2-1
		2. 利用者が安全で快適に生活できる工夫のある看護技術が提供できる。	5-4-3-2-1	5-4-3-2-1	5-4-3-2-1
		3. 看護技術を向上させるために上位資格を取得した。また、業務に活用し成果が出ている。	3-2-1	3-2-1	3-2-1
		4. 緊急時やとっさの事故にも対応できる技術や知識がある。また、その技術を周囲に広め、人材育成に貢献できる。	3-2-1	3-2-1	3-2-1
	仕事の専門性	1. フィジカルアセスメント・医療機器の取り扱いができる。医師や他機関との連携ができる。	3-2-1	3-2-1	3-2-1
		2. ターミナルケア・難病等の特殊な看護ができる。	3-2-1	3-2-1	3-2-1
		3. 認定看護師・専門看護師の資格を取得し、職員教育・利用者サービスを行っている。	3-2-1	3-2-1	3-2-1
		4. 看護研究・専門研究を行い、学会等への発表を行った。	3-2-1	3-2-1	3-2-1
事業計画達成の貢献度	積極性・協調性	1. 年度に定められた事業計画・目標の達成に向けて自分の課題と考えて積極的に参加できた。	5-4-3-2-1	5-4-3-2-1	5-4-3-2-1
		2. 自部署のみならず他部署との連携を考慮しながら、法人全体としての事業計画達成に向けて協力できた。	5-4-3-2-1	5-4-3-2-1	5-4-3-2-1
	創意工夫と独創性	1. 自分なりの創意工夫を発揮しながら計画達成に向けて成果を出せた。	5-4-3-2-1	5-4-3-2-1	5-4-3-2-1
		2. 自分の経験を十分に生かし、自分ならではの独創性で事業計画・目標に成果を出せた。	5-4-3-2-1	5-4-3-2-1	5-4-3-2-1
		小　計	／30	／30	／30
		総合計ポイント	／100	／100	／100

1. 評語判定の基準と考え方
   - S　上位等級クラスに匹敵するくらいできている
   - A　該当等級に期待する以上できている
   - B　該当等級の期待どおりできている
   - C　該当等級への期待にやや不十分
   - D　下位等級クラス並みにしかできていない

※最終判定は、総合計ポイントを基本に、事業計画への取り組みや成果を勘案した上で、該当等級とのバランスを考慮し合議により決定する

総評コメント欄			

事例11 人事考課表

4．人事考課制度改定事例

人事考課表（看護師）　　年度（前期・後期）　　※P195の波線内削除はP197の内容と同じです

所属	社員番号	氏名	等級	3、4等級	考課面談日	年　月	一次考課者名	

所属部署の目標：
個人目標：

評価項目		評　価　内　容	自己評価 S A B C D	一次評価者 S A B C D	二次評価者 S A B C D
全部署共通	サービス対応能力 / 利用者指向性	1．利用者や家族にいつも笑顔で挨拶ができ、同時に要望や意見を聞くことができる。	3-2-1	3-2-1	3-2-1
		2．利用者や家族の不満や苦痛に対応できタイムリーに行動できる。	3-2-1	3-2-1	3-2-1
		3．利用者や家族の期待や要望を理解し、具体的に実行し、利用者が満足できる成果があげられる。	3-2-1	3-2-1	3-2-1
		4．利用者や家族の要望を実現できるように情報の整理や分析ができ、組織的に対応できるよう提案ができる。	3-2-1	3-2-1	3-2-1
	対人理解力	1．言葉で表現されたことは理解できる。また、会話も良好にできる。	3-2-1	3-2-1	3-2-1
		2．感情や思いを言葉ばかりではなく十分に理解でき、共感し、良好な関係ができる。	3-2-1	3-2-1	3-2-1
		3．常時、自分のポジショニングがとれ、信頼関係が充分にとれる。	3-2-1	3-2-1	3-2-1
		4．相手の深い心の部分までも理解でき、信頼関係が強く、相手のやる気を引き出す事ができる。	3-2-1	3-2-1	3-2-1
		小　計	/16	/16	/16
評価項目	自己管理能力 / 柔軟性	4．部署内ばかりではなく、法人全体の業務改善への具体的な提案ができる。	3-2-1	3-2-1	3-2-1
	セルフコントロール	1．自分の感情的言動は、我慢し仕事ができる。体調管理もでき、無断欠勤がない。	3-2-1	3-2-1	3-2-1
		2．感情のコントロールができ、常に冷静に仕事ができる。	3-2-1	3-2-1	3-2-1
		3．強い怒りや不満を感じても、自分のエネルギーに変えて仕事ができる。また、同僚の支えにもなれる。	3-2-1	3-2-1	3-2-1
		4．自らの体調管理、感情コントロールは抜群にできている。また、周囲に気持ちの良い環境が提供できる。	3-2-1	3-2-1	3-2-1
		小　計	/16	/16	/16
			/60	/60	/60
専門性評価項目	仕事への取り組み姿勢	1．医療・看護技術があり、基本的なケアが提供でき、計画書・報告書も作成できる。	5-4-3-2-1	5-4-3-2-1	5-4-3-2-1
		2．利用者が安全で快適に生活できる工夫のある看護技術が提供できる。	5-4-3-2-1	5-4-3-2-1	5-4-3-2-1
		3．看護技術を向上させるために上位資格を取得した。また、業務に活用し成果が出ている。	5-4-3-2-1	5-4-3-2-1	5-4-3-2-1
		4．緊急時やとっさの事故にも対応できる技術や知識がある。また、その技術を周囲に広め、人材育成に貢献できる。	5-4-3-2-1	5-4-3-2-1	5-4-3-2-1
	仕事の専門性	1．フィジカルアセスメント・医療機器の取り扱いができる。医師や他機関との連携ができる。	6-5-4-3-2	6-5-4-3-2	6-5-4-3-2
		2．ターミナルケア・難病等の特殊な看護ができる。	6-5-4-3-2	6-5-4-3-2	6-5-4-3-2
		3．認定看護師・専門看護師の資格を取得し、職員教育・利用者サービスを行っている。	6-5-4-3-2	6-5-4-3-2	6-5-4-3-2
		4．看護研究・専門研究を行い、学会等への発表を行った。	6-5-4-3-2	6-5-4-3-2	6-5-4-3-2
事業計画達成の貢献度	積極性・協調性	1．年度に定められた事業計画・目標の達成に向けて自分の課題と考えて積極的に参加できた。	5-4-3-2-1	5-4-3-2-1	5-4-3-2-1
		2．自部署のみならず他部署との連携を考慮しながら、法人全体としての事業計画達成に向けて協力できた。	5-4-3-2-1	5-4-3-2-1	5-4-3-2-1
	創意工夫と独創性	1．自分なりの創意工夫を発揮しながら計画達成に向けて成果を出せた。	5-4-3-2-1	5-4-3-2-1	5-4-3-2-1
		2．自分の経験を十分に生かし、自分ならではの独創性で事業計画・目標に成果を出せた。	5-4-3-2-1	5-4-3-2-1	5-4-3-2-1
		小　計	/40	/40	/40
		総合計ポイント	/100	/100	/100

1．評語判定の基準と考え方
- S　上位等級クラスに匹敵するくらいできている
- A　該当等級に期待する以上できている
- B　該当等級の期待どおりできている
- C　該当等級への期待にやや不十分
- D　下位等級クラス並みにしかできていない

※最終判定は、総合計ポイントを基本に、事業計画への取り組みや成果を勘案した上で、該当等級とのバランスを考慮し合議により決定する

総評コメント欄		

人事考課表（ケアマネジャー）

所属		社員番号		氏名		等級	1、2等級	考課面談日	年　月	一次考課者名	

年度（前期・後期）

所属部署の目標	
個人目標	

評価項目			評価内容	自己評価 S A B C D	一次評価者 S A B C D	二次評価者 S A B C D
全部署共通評価項目	サービス対応能力	利用者指向性	1．利用者や家族にいつも笑顔で挨拶ができ、同時に要望や意見を聞くことができる。	5-4-3-2-1	5-4-3-2-1	5-4-3-2-1
			2．利用者や家族の不満や苦痛に対応できタイムリーに行動できる。	5-4-3-2-1	5-4-3-2-1	5-4-3-2-1
			3．利用者や家族の期待や要望を理解し、具体的に実行し、利用者が満足できる成果があげられる。	5-4-3-2-1	5-4-3-2-1	5-4-3-2-1
			4．利用者や家族の要望を実現できるように情報の整理や分析ができ、組織的に対応できるよう提案ができる。	5-4-3-2-1	5-4-3-2-1	5-4-3-2-1
		対人理解力	1．言葉で表現されたことは理解できる。また、会話も良好にできる。	5-4-3-2-1	5-4-3-2-1	5-4-3-2-1
			2．感情や思いを言葉ばかりではなく十分に理解でき、共感し、良好な関係ができる。	5-4-3-2-1	5-4-3-2-1	5-4-3-2-1
			3．常時、自分のポジショニングがとれ、信頼関係が十分にとれる。	5-4-3-2-1	5-4-3-2-1	5-4-3-2-1
			4．相手の深い心の部分までも理解でき、信頼関係が強く、相手のやる気を引き出すことができる。	5-4-3-2-1	5-4-3-2-1	5-4-3-2-1
			小計	／24	／24	／24
	組織管理能力	チームワーク力	1．自分の役割を認識してまじめに行動している。報告・連絡・相談は適切にしている。	5-4-3-2-1	5-4-3-2-1	5-4-3-2-1
			2．自分の役割を認識し、同僚と協力しチームとして積極的に行動できる。	5-4-3-2-1	5-4-3-2-1	5-4-3-2-1
			3．いつも同僚が活発に活動できるように、リーダーシップをとって行動できる。	5-4-3-2-1	5-4-3-2-1	5-4-3-2-1
			4．法人全体の成果が出るように、積極的に提案し行動できる。	5-4-3-2-1	5-4-3-2-1	5-4-3-2-1
		組織貢献力	1．組織のルールを理解し、行動している。	5-4-3-2-1	5-4-3-2-1	5-4-3-2-1
			2．組織の中で自分の役割を認識し、部署の目標、個人の目標を意識して行動している。	5-4-3-2-1	5-4-3-2-1	5-4-3-2-1
			3．部署目標を認識し、成果が出るように、積極的に行動している。	3-2-1	3-2-1	3-2-1
			4．法人目標を考え、部署目標を達成し、積極的に行動し、成果をあげている。	3-2-1	3-2-1	3-2-1
			小計	／22	／22	／22
	自己管理能力	柔軟性	1．業務は、自分のやり方で行っているが、決められた時間内に業務が終了できる。	5-4-3-2-1	5-4-3-2-1	5-4-3-2-1
			2．マニュアルに沿って行っており、段取り良く、適切な対処ができている。また、正確で丁寧である。	5-4-3-2-1	5-4-3-2-1	5-4-3-2-1
			3．業務の見直しを行い、効率良い改善ができ、成果がある。	5-4-3-2-1	5-4-3-2-1	5-4-3-2-1
			4．部署内ばかりではなく、法人全体の業務改善への具体的な提案ができる。	5-4-3-2-1	5-4-3-2-1	5-4-3-2-1
		セルフコントロール	1．自分の感情的言動は我慢し、仕事ができる。体調管理もでき、無断欠勤がない。	5-4-3-2-1	5-4-3-2-1	5-4-3-2-1
			2．感情のコントロールができ、常に冷静に仕事ができる。	5-4-3-2-1	5-4-3-2-1	5-4-3-2-1
			3．強い怒りや不満を感じても、自分のエネルギーに変えて仕事ができる。また、同僚の支えにもなれる。	5-4-3-2-1	5-4-3-2-1	5-4-3-2-1
			4．自らの体調管理、感情コントロールは抜群にできている。また、周囲に気持ちの良い環境が提供できる。	5-4-3-2-1	5-4-3-2-1	5-4-3-2-1
			小計	／24	／24	／24
				／70	／70	／70

評価項目			評価内容	自己評価 S A B C D	一次評価者 S A B C D	二次評価者 S A B C D
専門性評価項目		仕事への取り組み姿勢	1．介護保険制度は理解できている。居宅介護支援計画書、予防プランが作成できる。また、記録の整備ができる。	5-4-3-2-1	5-4-3-2-1	5-4-3-2-1
			2．困難ケース（精神障害者、ターミナルケアなど）の対応ができる。	5-4-3-2-1	5-4-3-2-1	5-4-3-2-1
			3．ケアマネジメント技術を向上させるために上位資格を取得した。また、業務に活用し成果が出た。	3-2-1	3-2-1	3-2-1
			4．緊急時やとっさの事故にも対応できる技術や知識がある。また、その技術を周囲に広め、人材育成ができる。	3-2-1	3-2-1	3-2-1
		仕事の専門性	1．利用者のニーズを理解し、多面的なアセスメントが的確にできる。	3-2-1	3-2-1	3-2-1
			2．ケアプランは、利用者に分かりやすい言葉で表現できる。また、インフォームドコンセントが十分にできる。	3-2-1	3-2-1	3-2-1
			3．サービス事業者との関係がスムーズであり、役割分担が的確に行える。	3-2-1	3-2-1	3-2-1
			4．ソーシャルワーク技術を通した事例研究ができ、学会等に発表できる。	3-2-1	3-2-1	3-2-1
事業計画達成の貢献度	積極性・協調性		1．年度に定められた事業計画・目標の達成に向けて自分の課題と考えて積極的に参加できた。	5-4-3-2-1	5-4-3-2-1	5-4-3-2-1
			2．自部署のみならず他部署との連携を考慮しながら、法人全体としての事業計画達成に向けて協力できた。	5-4-3-2-1	5-4-3-2-1	5-4-3-2-1
	創意工夫と独創性		1．自分なりの創意工夫を発揮しながら計画達成に向けて成果を出せた。	5-4-3-2-1	5-4-3-2-1	5-4-3-2-1
			2．自分の経験を十分に生かし、自分ならではの独創性で事業計画・目標に成果を出せた。	5-4-3-2-1	5-4-3-2-1	5-4-3-2-1
			小計	／30	／30	／30
			総合計ポイント	／100	／100	／100

1．評語判定の基準と考え方
- S　上位等級クラスに匹敵するくらいできている
- A　該当等級に期待する以上できている
- B　該当等級の期待どおりできている
- C　該当等級への期待にやや不十分
- D　下位等級クラス並みにしかできていない

※最終判定は、総合計ポイントを基本に、事業計画への取り組みや成果を勘案した上で、該当等級とのバランスを考慮し合議により決定する

総評コメント欄			

4．人事考課制度改定事例

人事考課表（ケアマネジャー）　　年度（前期・後期）

| 所属 | | 社員番号 | | 氏名 | | 等級 | 3、4等級 | 考課面談日 | 年　月 | 一次考課者名 | |

所属部署の目標

個人目標

評価項目			評　価　内　容	自己評価 S A B C D	一次評価者 S A B C D	二次評価者 S A B C D
全部署共通評価項目	サービス対応能力	利用者指向性	1．利用者や家族にいつも笑顔で挨拶ができ、同時に要望や意見を聞くことができる。	3-2-1	3-2-1	3-2-1
			2．利用者や家族の不満や苦痛に対応できタイムリーに行動できる。	3-2-1	3-2-1	3-2-1
			3．利用者や家族の期待や要望を理解し、具体的に実行し、利用者が満足できる成果があげられる。	3-2-1	3-2-1	3-2-1
			4．利用者や家族の要望を実現できるように情報の整理や分析ができ、組織的に対応できるよう提案ができる。	3-2-1	3-2-1	3-2-1
		対人理解力	1．言葉で表現されたことは理解できる。また、会話も良好にできる。	3-2-1	3-2-1	3-2-1
			2．感情や思いを言葉ばかりではなく十分に理解でき、共感し、良好な関係ができる。	3-2-1	3-2-1	3-2-1
			3．常時、自分のポジショニングがとれ、信頼関係が十分にとれる。	3-2-1	3-2-1	3-2-1
			4．相手の深い心の部分までも理解でき、信頼関係が強く、相手のやる気を引き出すことができる。	3-2-1	3-2-1	3-2-1
			小　　　計	/16	/16	/16
	組織管理能力	チームワーク力	1．自分の役割を認識してまじめに行動している。報告・連絡・相談は適切にしている。	5-4-3-2-1	5-4-3-2-1	5-4-3-2-1
			2．自分の役割を認識し、同僚と協力しチームとして積極的に行動できる。	5-4-3-2-1	5-4-3-2-1	5-4-3-2-1
			3．いつも同僚が活発に活動できるように、リーダーシップをとって行動できる。	5-4-3-2-1	5-4-3-2-1	5-4-3-2-1
			4．法人全体の成果が出るように、積極的に提案し行動できる。	5-4-3-2-1	5-4-3-2-1	5-4-3-2-1
		組織貢献力	1．組織のルールを理解し、行動している。	6-5-4-3-2	6-5-4-3-2	6-5-4-3-2
			2．組織の中で自分の役割を認識し、部署の目標、個人の目標を意識して行動している。	6-5-4-3-2	6-5-4-3-2	6-5-4-3-2
			3．部署目標を認識し、成果が出るように、積極的に行動している。	6-5-4-3-2	6-5-4-3-2	6-5-4-3-2
			4．法人目標を考え、部署目標を達成し、積極的に行動し、成果をあげている。	6-5-4-3-2	6-5-4-3-2	6-5-4-3-2
			小　　　計	/28	/28	/28
	自己管理能力	柔軟性	1．業務は、自分のやり方で行っているが、決められた時間内に業務が終了できる。	3-2-1	3-2-1	3-2-1
			2．マニュアルに沿って行っており、段取り良く、適切な処置ができている。また、正確で丁寧である。	3-2-1	3-2-1	3-2-1
			3．業務の見直しを行い、効率良い改善ができ、成果がある。	3-2-1	3-2-1	3-2-1
			4．部署内ばかりではなく、法人全体の業務改善への具体的な提案ができる。	3-2-1	3-2-1	3-2-1
		セルフコントロール	1．自分の感情的言動は我慢し、仕事ができる。体調管理もでき、無断欠勤がない。	3-2-1	3-2-1	3-2-1
			2．感情のコントロールができ、常に冷静に仕事ができる。	3-2-1	3-2-1	3-2-1
			3．強い怒りや不満を感じても、自分のエネルギーに変えて仕事ができる。また、同僚の支えにもなれる。	3-2-1	3-2-1	3-2-1
			4．自らの体調管理、感情コントロールは抜群にできている。また、周囲に気持ちの良い環境が提供できる。	3-2-1	3-2-1	3-2-1
			小　　　計	/16	/16	/16
				/60	/60	/60

評価項目		評　価　内　容	自己評価 S A B C D	一次評価者 S A B C D	二次評価者 S A B C D
専門性評価項目	仕事への取り組み姿勢	1．介護保険制度は理解できている。居宅介護支援計画書、予防プランが作成できる。また、記録の整備ができる。	5-4-3-2-1	5-4-3-2-1	5-4-3-2-1
		2．困難ケース（精神障害者、ターミナルケアなど）の対応ができる。	5-4-3-2-1	5-4-3-2-1	5-4-3-2-1
		3．ケアマネジメント技術を向上させるために上位資格を取得した。また、業務に活用し成果が出た。	5-4-3-2-1	5-4-3-2-1	5-4-3-2-1
		4．緊急時やとっさの事故にも対応できる技術や知識がある。また、その技術を周囲に広め、人材育成ができる。	5-4-3-2-1	5-4-3-2-1	5-4-3-2-1
	仕事の専門性	1．利用者のニーズを理解し、多面的なアセスメントが的確にできる。	6-5-4-3-2	6-5-4-3-2	6-5-4-3-2
		2．ケアプランは、利用者に分かりやすい言葉で表現できる。また、インフォームドコンセントが十分にできる。	6-5-4-3-2	6-5-4-3-2	6-5-4-3-2
		3．サービス事業者との関係がスムースであり、役割分担が的確に行える。	6-5-4-3-2	6-5-4-3-2	6-5-4-3-2
		4．ソーシャルワーク技術を通した事例研究ができ、学会等に発表できる。	6-5-4-3-2	6-5-4-3-2	6-5-4-3-2
事業計画達成の貢献度	積極性・協調性	1．年度に定められた事業計画・目標の達成に向けて自分の課題と考えて積極的に参加できた。	5-4-3-2-1	5-4-3-2-1	5-4-3-2-1
		2．自部署のみならず他部署との連携を考慮しながら、法人全体としての事業計画達成に向けて協力できた。	5-4-3-2-1	5-4-3-2-1	5-4-3-2-1
	創意工夫と独創性	1．自分なりの創意工夫を発揮しながら計画達成に向けて成果を出せた。	5-4-3-2-1	5-4-3-2-1	5-4-3-2-1
		2．自分の経験を十分に生かし、自分ならではの独創性で事業計画・目標に成果を出せた。	5-4-3-2-1	5-4-3-2-1	5-4-3-2-1
		小　　　計	/40	/40	/40
		総合計ポイント	/100	/100	/100

1．評語判定の基準と考え方
- S　上位等級クラスに匹敵するくらいできている
- A　該当等級に期待する以上できている
- B　該当等級の期待どおりできている
- C　該当等級への期待にやや不十分
- D　下位等級クラス並みにしかできていない

※最終判定は、総合計ポイントを基本に、事業計画への取り組みや成果を勘案した上で、該当等級とのバランスを考慮し合議により決定する

| 総評コメント欄 | | | |

人事考課表（ケアワーカー）

所属		社員番号		氏名		等級	1、2等級	考課面談日	年　月	一次考課者名	

所属部署の目標	
個人目標	

	評価項目		評　価　内　容	自己評価 S A B C D	一次評価者 S A B C D	二次評価者 S A B C D
全部署共通評価項目	サービス対応能力	利用者指向性	1. 利用者や家族にいつも笑顔で挨拶ができ、同時に要望や意見を聞くことができる。	5-4-3-2-1	5-4-3-2-1	5-4-3-2-1
			2. 利用者や家族の不満や苦痛に対応できタイムリーに行動できる。	5-4-3-2-1	5-4-3-2-1	5-4-3-2-1
			3. 利用者や家族の期待や要望を理解し、具体的に実行し、利用者が満足できる成果があげられる。	5-4-3-2-1	5-4-3-2-1	5-4-3-2-1
			4. 利用者や家族の要望を実現できるように情報の整理や分析ができ、組織的に対応できるよう提案ができる。	5-4-3-2-1	5-4-3-2-1	5-4-3-2-1
		対人理解力	1. 言葉で表現されたことは理解できる。また、会話も良好にできる。	5-4-3-2-1	5-4-3-2-1	5-4-3-2-1
			2. 感情や思いを言葉ばかりではなく十分に理解でき、共感し、良好な関係ができる。	5-4-3-2-1	5-4-3-2-1	5-4-3-2-1
			3. 常時、自分のポジショニングがとれ、信頼関係が十分にとれる。	5-4-3-2-1	5-4-3-2-1	5-4-3-2-1
			4. 相手の深い心の部分までも理解でき、信頼関係が強く、相手のやる気を引き出すことができる。	5-4-3-2-1	5-4-3-2-1	5-4-3-2-1
	小　　計			／24	／24	／24
	組織管理能力	チームワーク力	1. 自分の役割を認識してまじめに行動している。報告・連絡・相談は適切にしている。	5-4-3-2-1	5-4-3-2-1	5-4-3-2-1
			2. 自分の役割を認識し、同僚と協力しチームとして積極的に行動できる。	5-4-3-2-1	5-4-3-2-1	5-4-3-2-1
			3. いつも同僚が活発に活動できるように、リーダーシップをとって行動できる。	5-4-3-2-1	5-4-3-2-1	5-4-3-2-1
			4. 法人全体の成果が出るように、積極的に提案し行動できる。	5-4-3-2-1	5-4-3-2-1	5-4-3-2-1
		組織貢献力	1. 組織のルールを理解し、行動している。	5-4-3-2-1	5-4-3-2-1	5-4-3-2-1
			2. 組織の中で自分の役割を認識し、部署の目標、個人の目標を意識して行動している。	5-4-3-2-1	5-4-3-2-1	5-4-3-2-1
			3. 部署目標を認識し、成果が出るように、積極的に行動している。	3-2-1	3-2-1	3-2-1
			4. 法人目標を考え、部署目標を達成し、積極的に行動し、成果をあげている。	3-2-1	3-2-1	3-2-1
	小　　計			／22	／22	／22
	自己管理能力	柔軟性	1. 業務は、自分のやり方で行っているが、決められた時間内に業務が終了できる。	5-4-3-2-1	5-4-3-2-1	5-4-3-2-1
			2. マニュアルに沿って行っており、段取り良く、適切な対処ができている。また、正確で丁寧である。	5-4-3-2-1	5-4-3-2-1	5-4-3-2-1
			3. 業務の見直しを行い、効率良い改善ができ、成果がある。	5-4-3-2-1	5-4-3-2-1	5-4-3-2-1
			4. 部署内ばかりではなく、法人全体の業務改善への具体的な提案ができる。	5-4-3-2-1	5-4-3-2-1	5-4-3-2-1
		セルフコントロール	1. 自分の感情的言動は我慢し、仕事ができる。体調管理もでき、無断欠勤がない。	5-4-3-2-1	5-4-3-2-1	5-4-3-2-1
			2. 感情のコントロールができ、常に冷静に仕事ができる。	5-4-3-2-1	5-4-3-2-1	5-4-3-2-1
			3. 強い怒りや不満を感じても、自分のエネルギーに変えて仕事ができる。また、同僚の支えにもなれる。	5-4-3-2-1	5-4-3-2-1	5-4-3-2-1
			4. 自らの体調管理、感情コントロールは抜群にできている。また、周囲に気持ちの良い環境が提供できる。	5-4-3-2-1	5-4-3-2-1	5-4-3-2-1
	小　　計			／24	／24	／24
				／70	／70	／70

	評価項目		評　価　内　容	自己評価 S A B C D	一次評価者 S A B C D	二次評価者 S A B C D
専門性評価項目	仕事への取り組み姿勢		1. 基本的な介護技術ができる。	5-4-3-2-1	5-4-3-2-1	5-4-3-2-1
			2. 利用者が安全で快適に生活できる工夫のある介護技術が提供できる。	5-4-3-2-1	5-4-3-2-1	5-4-3-2-1
			3. 介護技術を向上させるために上位資格を取得した。また、業務に活用し成果が出た。	3-2-1	3-2-1	3-2-1
			4. 緊急時やとっさの事故にも対応できる技術や知識がある。また、その技術を周囲に広め、人材育成ができる。	3-2-1	3-2-1	3-2-1
	仕事の専門性		1. 利用者のニーズを理解し、訪問介護計画書が作成できる。	3-2-1	3-2-1	3-2-1
			2. ボディメカニクスを理解した援助ができる。	3-2-1	3-2-1	3-2-1
			3. 特殊な介護技術（認知症・ターミナルケア）ができる。	3-2-1	3-2-1	3-2-1
			4. 利用者の特性や環境に適応した介護が柔軟に提供でき、事例を振り返り、事例検討ができる。	3-2-1	3-2-1	3-2-1
事業計画達成の貢献度	積極性・協調性		1. 年度に定められた事業計画・目標の達成に向けて自分の課題と考えて積極的に参加できた。	5-4-3-2-1	5-4-3-2-1	5-4-3-2-1
			2. 自部署のみならず他部署との連携を考慮しながら、法人全体としての事業計画達成に向けて協力できた。	5-4-3-2-1	5-4-3-2-1	5-4-3-2-1
	創意工夫と独創性		1. 自分なりの創意工夫を発揮しながら計画達成に向けて成果が出せた。	5-4-3-2-1	5-4-3-2-1	5-4-3-2-1
			2. 自分の経験を十分に生かし、自分ならではの独創性で事業計画・目標に成果が出せた。	5-4-3-2-1	5-4-3-2-1	5-4-3-2-1
	小　　計			／30	／30	／30
	総合計ポイント			／100	／100	／100

1. 評語判定の基準と考え方
   - S　上位等級クラスに匹敵するくらいできている
   - A　該当等級に期待する以上できている
   - B　該当等級の期待どおりできている
   - C　該当等級への期待にやや不十分
   - D　下位等級クラス並みにしかできていない

※最終判定は、総合計ポイントを基本に、事業計画への取り組みや成果を勘案した上で、該当等級とのバランスを考慮し合議により決定する

総評コメント欄			

4．人事考課制度改定事例

人事考課表（ケアワーカー）

所属		社員番号		氏名		等級	3、4等級	考課面談日	年　月	一次考課者名	

所属部署の目標	
個人目標	

評価項目		評　価　内　容	自己評価 S A B C D	一次評価者 S A B C D	二次評価者 S A B C D
全部署共通評価項目	サービス対応能力／利用者指向性	1．利用者や家族にいつも笑顔で挨拶ができ、同時に要望や意見を聞くことができる。	3-2-1	3-2-1	3-2-1
		2．利用者や家族の不満や苦痛に対応できタイムリーに行動できる。	3-2-1	3-2-1	3-2-1
		3．利用者や家族の期待や要望を理解し、具体的に実行し、利用者が満足できる成果があげられる。	3-2-1	3-2-1	3-2-1
		4．利用者や家族の要望を実現できるように情報の整理や分析ができ、組織的に対応できるよう提案ができる。	3-2-1	3-2-1	3-2-1
	対人理解力	1．言葉で表現されたことは理解できる。また、会話も良好にできる。	3-2-1	3-2-1	3-2-1
		2．感情や思いを言葉ばかりではなく十分に理解でき、共感し、良好な関係ができる。	3-2-1	3-2-1	3-2-1
		3．常時、自分のポジショニングがとれ、信頼関係が十分にとれる。	3-2-1	3-2-1	3-2-1
		4．相手の深い心の部分までも理解でき、信頼関係が強く、相手のやる気を引き出すことができる。	3-2-1	3-2-1	3-2-1
		小　　計	／16	／16	／16
	組織管理能力／チームワーク力	1．自分の役割を認識してまじめに行動している。報告・連絡・相談は適切にしている。	5-4-3-2-1	5-4-3-2-1	5-4-3-2-1
		2．自分の役割を認識し、同僚と協力しチームとして積極的に行動できる。	5-4-3-2-1	5-4-3-2-1	5-4-3-2-1
		3．いつも同僚が活発に活動できるように、リーダーシップをとって行動できる。	5-4-3-2-1	5-4-3-2-1	5-4-3-2-1
		4．法人全体の成果が出るように、積極的に提案し行動できる。	5-4-3-2-1	5-4-3-2-1	5-4-3-2-1
	組織貢献力	1．組織のルールを理解し、行動している。	6-5-4-3-2	6-5-4-3-2	6-5-4-3-2
		2．組織の中で自分の役割を認識し、部署の目標、個人の目標を意識して行動している。	6-5-4-3-2	6-5-4-3-2	6-5-4-3-2
		3．部署目標を認識し、成果が出るように、積極的に行動している。	6-5-4-3-2	6-5-4-3-2	6-5-4-3-2
		4．法人目標を考え、部署目標を達成し、積極的に行動し、成果をあげている。	6-5-4-3-2	6-5-4-3-2	6-5-4-3-2
		小　　計	／28	／28	／28
	自己管理能力／柔軟性	1．業務は、自分のやり方で行っているが、決められた時間内に業務が終了できる。	3-2-1	3-2-1	3-2-1
		2．マニュアルに沿って行っており、段取り良く、適切な対処ができている。また、正確で丁寧である。	3-2-1	3-2-1	3-2-1
		3．業務の見直しを行い、効率良い改善ができ、成果がある。	3-2-1	3-2-1	3-2-1
		4．部署内ばかりではなく、法人全体の業務改善への具体的な提案ができる。	3-2-1	3-2-1	3-2-1
	セルフコントロール	1．自分の感情的言動は我慢し、仕事ができる。体調管理もでき、無断欠勤がない。	3-2-1	3-2-1	3-2-1
		2．感情のコントロールができ、常に冷静に仕事ができる。	3-2-1	3-2-1	3-2-1
		3．強い怒りや不満を感じても、自分のエネルギーに変えて仕事ができる。また、同僚の支えにもなれる。	3-2-1	3-2-1	3-2-1
		4．自らの体調管理、感情コントロールは抜群にできている。また、周囲に気持ちの良い環境が提供できる。	3-2-1	3-2-1	3-2-1
		小　　計	／16	／16	／16
			／60	／60	／60

評価項目		評　価　内　容	自己評価 S A B C D	一次評価者 S A B C D	二次評価者 S A B C D
専門性評価項目	仕事への取り組み姿勢	1．基本的な介護技術ができる。	5-4-3-2-1	5-4-3-2-1	5-4-3-2-1
		2．利用者が安全で快適に生活できる工夫のある介護技術が提供できる。	5-4-3-2-1	5-4-3-2-1	5-4-3-2-1
		3．介護技術を向上させるために上位資格を取得した。また、業務に活用し成果が出た。	5-4-3-2-1	5-4-3-2-1	5-4-3-2-1
		4．緊急時やとっさの事故にも対応できる技術や知識がある。また、その技術を周囲に広め、人材育成ができる。	5-4-3-2-1	5-4-3-2-1	5-4-3-2-1
	仕事の専門性	1．利用者のニーズを理解し、訪問介護計画書が作成できる。	6-5-4-3-2	6-5-4-3-2	6-5-4-3-2
		2．ボディーメカニクスを理解した援助ができる。	6-5-4-3-2	6-5-4-3-2	6-5-4-3-2
		3．特殊な介護技術（認知症・ターミナルケア）ができる。	6-5-4-3-2	6-5-4-3-2	6-5-4-3-2
		4．利用者の特性や環境に適応した介護が柔軟に提供でき、事例を振り返り、事例検討ができる。	6-5-4-3-2	6-5-4-3-2	6-5-4-3-2
事業計画達成の貢献度	積極性・協調性	1．年度に定められた事業計画・目標の達成に向けて自分の課題と考えて積極的に参加できた。	5-4-3-2-1	5-4-3-2-1	5-4-3-2-1
		2．自部署のみならず他部署との連携を考慮しながら、法人全体としての事業計画達成に向けて協力できた。	5-4-3-2-1	5-4-3-2-1	5-4-3-2-1
	創意工夫と独創性	1．自分なりの創意工夫を発揮しながら計画達成に向けて成果を出せた。	5-4-3-2-1	5-4-3-2-1	5-4-3-2-1
		2．自分の経験を十分に生かし、自分ならではの独創性で事業計画・目標に成果を出せた。	5-4-3-2-1	5-4-3-2-1	5-4-3-2-1
		小　　計	／40	／40	／40
		総合計ポイント	／100	／100	／100

1．評語判定の基準と考え方
- S　上位等級クラスに匹敵するくらいできている
- A　該当等級に期待する以上できている
- B　該当等級の期待どおりできている
- C　該当等級への期待にやや不十分
- D　下位等級クラス並みにしかできていない

※最終判定は、総合計ポイントを基本に、事業計画への取り組みや成果を勘案した上で、該当等級とのバランスを考慮し合議により決定する

総評コメント欄			

人事考課表（事務職）

所　属	社員番号	氏名	等級	1、2等級	考課面談日	年　月	一次考課者名

年度（前期・後期）

所属部署の目標

個人目標

評価項目		評　価　内　容	自己評価 S A B C D	一次評価者 S A B C D	二次評価者 S A B C D
全部署共通評価項目	サービス対応能力 / 利用者指向性	1. 利用者や家族にいつも笑顔で挨拶ができ、同時に要望や意見を聞くことができる。	5-4-3-2-1	5-4-3-2-1	5-4-3-2-1
		2. 利用者や家族の不満や苦痛に対応できタイムリーに行動できる。	5-4-3-2-1	5-4-3-2-1	5-4-3-2-1
		3. 利用者や家族の期待や要望を理解し、具体的に実行し、利用者が満足できる成果があげられる。	5-4-3-2-1	5-4-3-2-1	5-4-3-2-1
		4. 利用者や家族の要望を実現できるように情報の整理や分析ができ、組織的に対応できるよう提案ができる。	5-4-3-2-1	5-4-3-2-1	5-4-3-2-1
	対人理解力	1. 言葉で表現されたことは理解できる。また、会話も良好にできる。	5-4-3-2-1	5-4-3-2-1	5-4-3-2-1
		2. 感情や思いを言葉ばかりではなく十分に理解でき、共感し、良好な関係ができる。	5-4-3-2-1	5-4-3-2-1	5-4-3-2-1
		3. 常時、自分のポジショニングがとれ、信頼関係が十分にとれる。	5-4-3-2-1	5-4-3-2-1	5-4-3-2-1
		4. 相手の深い心の部分までも理解でき、信頼関係が強く、相手のやる気を引き出すことができる。	5-4-3-2-1	5-4-3-2-1	5-4-3-2-1
	小　　計		／24	／24	／24
	組織管理能力 / チームワーク力	1. 自分の役割を認識してまじめに行動している。報告・連絡・相談は適切にしている。	5-4-3-2-1	5-4-3-2-1	5-4-3-2-1
		2. 自分の役割を認識し、同僚と協力しチームとして積極的に行動できる。	5-4-3-2-1	5-4-3-2-1	5-4-3-2-1
		3. いつも同僚が活発に活動できるように、リーダーシップをとって行動できる。	5-4-3-2-1	5-4-3-2-1	5-4-3-2-1
		4. 法人全体の成果が出るように、積極的に提案し行動できる。	5-4-3-2-1	5-4-3-2-1	5-4-3-2-1
	組織貢献力	1. 組織のルールを理解し、行動している。	5-4-3-2-1	5-4-3-2-1	5-4-3-2-1
		2. 組織の中で自分の役割を認識し、部署の目標、個人の目標を意識して行動している。	5-4-3-2-1	5-4-3-2-1	5-4-3-2-1
		3. 部署目標を認識し、成果が出るように、積極的に行動している。	3-2-1	3-2-1	3-2-1
		4. 法人目標を考え、部署目標を達成し、積極的に行動し、成果をあげている。	3-2-1	3-2-1	3-2-1
	小　　計		／22	／22	／22
	自己管理能力 / 柔軟性	1. 業務は、自分のやり方で行っているが、決められた時間内に業務が終了できる。	5-4-3-2-1	5-4-3-2-1	5-4-3-2-1
		2. マニュアルに沿って行っており、段取り良く、適切な対処ができている。また、正確で丁寧である。	5-4-3-2-1	5-4-3-2-1	5-4-3-2-1
		3. 業務の見直しを行い、効率良い改善ができ、成果がある。	5-4-3-2-1	5-4-3-2-1	5-4-3-2-1
		4. 部署内ばかりではなく、法人全体の業務改善への具体的な提案ができる。	5-4-3-2-1	5-4-3-2-1	5-4-3-2-1
	セルフコントロール	1. 自分の感情的言動は我慢し、仕事ができる。体調管理もでき、無断欠勤がない。	5-4-3-2-1	5-4-3-2-1	5-4-3-2-1
		2. 感情のコントロールができ、常に冷静に仕事ができる。	5-4-3-2-1	5-4-3-2-1	5-4-3-2-1
		3. 強い怒りや不満を感じても、自分のエネルギーに変えて仕事ができる。また、同僚の支えにもなれる。	5-4-3-2-1	5-4-3-2-1	5-4-3-2-1
		4. 自らの体調管理、感情コントロールは抜群にできている。また、周囲に気持ちの良い環境が提供できる。	5-4-3-2-1	5-4-3-2-1	5-4-3-2-1
	小　　計		／24	／24	／24
			／70	／70	／70

評価項目		評　価　内　容	自己評価 S A B C D	一次評価者 S A B C D	二次評価者 S A B C D
専門性評価項目	仕事への取り組み姿勢	1. 基本的事務業務ができる。ＯＳがスムースに活用できる。	5-4-3-2-1	5-4-3-2-1	5-4-3-2-1
		2. 介護保険制度・医療保険制度を理解している。また、在庫管理が実践できる。	5-4-3-2-1	5-4-3-2-1	5-4-3-2-1
		3. すべての事務業務が円滑にできる。予算、決算、会計管理ができる。業務に活用できる資格を取得できる。	3-2-1	3-2-1	3-2-1
		4. 組織経営を考えた事業提案ができる。また、先駆的な経営提案ができる。	3-2-1	3-2-1	3-2-1
	仕事の専門性	1. 社会福祉事業会計事務、介護保険・医療保険請求が確実にできる。	3-2-1	3-2-1	3-2-1
		2. 人事管理システムを円滑に活用できる。	3-2-1	3-2-1	3-2-1
		3. 施設環境整備・指定基準管理・職場環境整備への具体的な提案や計画が立てられる。	3-2-1	3-2-1	3-2-1
		4. 社会福祉経営実務が実践できる。	3-2-1	3-2-1	3-2-1
事業計画達成の貢献度	積極性・協調性	1. 年度に定められた事業計画・目標の達成に向けて自分の課題と考えて積極的に参加できた。	5-4-3-2-1	5-4-3-2-1	5-4-3-2-1
		2. 自部署のみならず他部署との連携を考慮しながら、法人全体としての事業計画達成に向けて協力できた。	5-4-3-2-1	5-4-3-2-1	5-4-3-2-1
	創意工夫と独創性	1. 自分なりの創意工夫を発揮しながら計画達成に向けて成果を出せた。	5-4-3-2-1	5-4-3-2-1	5-4-3-2-1
		2. 自分の経験を十分に生かし、自分ならではの独創性で事業計画・目標に成果を出せた。	5-4-3-2-1	5-4-3-2-1	5-4-3-2-1
	小　　計		／30	／30	／30
	総合計ポイント		／100	／100	／100

1. 評語判定の基準と考え方
 - S　上位等級クラスに匹敵するくらいできている
 - A　該当等級に期待する以上できている
 - B　該当等級の期待どおりできている
 - C　該当等級への期待にやや不十分
 - D　下位等級クラス並みにしかできていない

※最終判定は、総合計ポイントを基本に、事業計画への取り組みや成果を勘案した上で、該当等級とのバランスを考慮し合議により決定する

総評コメント欄	

4．人事考課制度改定事例

人事考課表（事務職）

| 所属 | | 社員番号 | | 氏名 | | 等級 | 3、4等級 | 考課面談日 | 年 月 | 一次考課者名 | |

所属部署の目標：
個人目標：

評価項目			評価内容	自己評価 S A B C D	一次評価者 S A B C D	二次評価者 S A B C D
全部署共通評価項目	サービス対応能力	利用者指向性	1．利用者や家族にいつも笑顔で挨拶ができ、同時に要望や意見を聞くことができる。	3-2-1	3-2-1	3-2-1
			2．利用者や家族の不満や苦痛に対応できタイムリーに行動できる。	3-2-1	3-2-1	3-2-1
			3．利用者や家族の期待や要望を理解し、具体的に実行し、利用者が満足できる成果があげられる。	3-2-1	3-2-1	3-2-1
			4．利用者や家族の要望を実現できるように情報の整理や分析ができ、組織的に対応できるよう提案ができる。	3-2-1	3-2-1	3-2-1
		対人理解力	1．言葉で表現されたことは理解できる。また、会話も良好にできる。	3-2-1	3-2-1	3-2-1
			2．感情や思いを言葉ばかりではなく十分に理解でき、共感し、良好な関係ができる。	3-2-1	3-2-1	3-2-1
			3．常時、自分のポジショニングがとれ、信頼関係が十分にとれる。	3-2-1	3-2-1	3-2-1
			4．相手の深い心の部分までも理解でき、信頼関係が強く、相手のやる気を引き出すことができる。	3-2-1	3-2-1	3-2-1
			小　計	／16	／16	／16
	組織管理能力	チームワーク力	1．自分の役割を認識してまじめに行動している。報告・連絡・相談は適切にしている。	5-4-3-2-1	5-4-3-2-1	5-4-3-2-1
			2．自分の役割を認識し、同僚と協力しチームとして積極的に行動できる。	5-4-3-2-1	5-4-3-2-1	5-4-3-2-1
			3．いつも同僚が活発に活動できるように、リーダーシップをとって行動できる。	5-4-3-2-1	5-4-3-2-1	5-4-3-2-1
			4．法人全体の成果が出るように、積極的に提案し行動できる。	5-4-3-2-1	5-4-3-2-1	5-4-3-2-1
		組織貢献力	1．組織のルールを理解し、行動している。	6-5-4-3-2	6-5-4-3-2	6-5-4-3-2
			2．組織の中で自分の役割を認識し、部署の目標、個人の目標を意識して行動している。	6-5-4-3-2	6-5-4-3-2	6-5-4-3-2
			3．部署目標を認識し、成果が出るように、積極的に行動している。	6-5-4-3-2	6-5-4-3-2	6-5-4-3-2
			4．法人目標を考え、部署目標を達成し、積極的に行動し、成果をあげている。	6-5-4-3-2	6-5-4-3-2	6-5-4-3-2
			小　計	／28	／28	／28
	自己管理能力	柔軟性	1．業務は、自分のやり方で行っているが、決められた時間内に業務が終了できる。	3-2-1	3-2-1	3-2-1
			2．マニュアルに沿って行っており、段取り良く、適切な対処ができている。また、正確で丁寧である。	3-2-1	3-2-1	3-2-1
			3．業務の見直しを行い、効率良い改善ができ、成果がある。	3-2-1	3-2-1	3-2-1
			4．部署内ばかりではなく、法人全体の業務改善への具体的な提案ができる。	3-2-1	3-2-1	3-2-1
		セルフコントロール	1．自分の感情的言動は我慢し、仕事ができる。体調管理もでき、無断欠勤がない。	3-2-1	3-2-1	3-2-1
			2．感情のコントロールができ、常に冷静に仕事ができる。	3-2-1	3-2-1	3-2-1
			3．強い怒りや不満を感じても、自分のエネルギーに変えて仕事ができる。また、同僚の支えにもなれる。	3-2-1	3-2-1	3-2-1
			4．自らの体調管理、感情コントロールは抜群にできている。また、周囲に気持ちの良い環境が提供できる。	3-2-1	3-2-1	3-2-1
			小　計	／16	／16	／16
				／60	／60	／60

評価項目			評価内容	自己評価 S A B C D	一次評価者 S A B C D	二次評価者 S A B C D
専門性評価項目	仕事への取り組み姿勢		1．基本的事務業務ができる。OSがスムースに活用できる。	5-4-3-2-1	5-4-3-2-1	5-4-3-2-1
			2．介護保険制度・医療保険制度を理解している。また、在庫管理が実践できる。	5-4-3-2-1	5-4-3-2-1	5-4-3-2-1
			3．すべての事務業務が円滑にできる。予算、決算、会計管理ができる。業務に活用できる資格を取得する。	5-4-3-2-1	5-4-3-2-1	5-4-3-2-1
			4．組織経営を考えた事業提案ができる。また、先駆的な経営提案ができる。	5-4-3-2-1	5-4-3-2-1	5-4-3-2-1
	仕事の専門性		1．社会福祉事業会計事務、介護保険・医療保険請求が確実にできる。	6-5-4-3-2	6-5-4-3-2	6-5-4-3-2
			2．人事管理システムを円滑に活用できる。	6-5-4-3-2	6-5-4-3-2	6-5-4-3-2
			3．施設環境整備・指定基準管理・職場環境整備への具体的な提案や計画が立てられる。	6-5-4-3-2	6-5-4-3-2	6-5-4-3-2
			4．社会福祉経営実務が実践できる。	6-5-4-3-2	6-5-4-3-2	6-5-4-3-2
事業計画達成の貢献度	積極性・協調性		1．年度に定められた事業計画・目標の達成に向けて自分の課題と考えて積極的に参加できた。	5-4-3-2-1	5-4-3-2-1	5-4-3-2-1
			2．自部署のみならず他部署との連携を考慮しながら、法人全体としての事業計画達成に向けて協力できた。	5-4-3-2-1	5-4-3-2-1	5-4-3-2-1
	創意工夫と独創性		1．自分なりの創意工夫を発揮しながら計画達成に向けて成果を出せた。	5-4-3-2-1	5-4-3-2-1	5-4-3-2-1
			2．自分の経験を十分に生かし、自分ならではの独創性で事業計画・目標に成果を出せた。	5-4-3-2-1	5-4-3-2-1	5-4-3-2-1
			小　計	／40	／40	／40
			総合計ポイント	／100	／100	／100

1．評語判定の基準と考え方
- S　上位等級クラスに匹敵するくらいできている
- A　該当等級に期待する以上できている
- B　該当等級の期待どおりできている
- C　該当等級への期待にやや不十分
- D　下位等級クラス並みにしかできていない

※最終判定は、総合計ポイントを基本に、事業計画への取り組みや成果を勘案した上で、該当等級とのバランスを考慮し合議により決定する

| 総評コメント欄 | | |

4-3. 人事考課制度改定事例

高齢者施設の人事考課表で職員マナーを評価軸とした考課表の事例

事例法人概要

高齢者施設での人事考課表を例示した。例示したものは職員マナーを評価軸とした考課表である。
考課表例は百社百様なのでこれがよいとは一概にいえないが、考課者や被考課者が納得できる考課内容にすることが重要なので「より具体的」、「客観的」な考課目標をどう設定するかがポイントとなる。

事例 12　介護職員としてのマナー考課

「職員としてのマナー」の考課表

部署	役職	氏名
仕事等級（　　　）級	査定期間　／　〜　／	昇給、賞与（夏、冬）

	考課項目	一次考課	二次考課	最終考課
1．勤務態度 （各2点）	①遅刻、無断欠勤、正当な理由のない急な勤務変更はなかったか			
	②勤務時間内での、さぼり・談笑はなかったか			
	③守秘義務（利用者の情報をほかの利用者に話してしまう等）は守れているか			
	④公私混同するようなことはなかったか （私用電話、備品の私物化、人間関係等）			
	⑤無意味な居残りはなかったか			
2．職場の人間関係 （各3点）	①上司を、肩書きで呼んでいるか			
	②上司への意見・提案・ほかの部署への依頼などは、直属の上司を通じて行っているか			

		考課項目	一次考課	二次考課	最終考課
		③挨拶は、大きな声で「おはようございます」とできているか			
		④職員、利用者、お客さまへの言葉遣いは、マニュアルに沿ってできているか			
		⑤上司・先輩・同僚・他部門の職員と積極的にかかわり、協調して仕事を進めることができるか			
3．身だしなみ（各1点）		①ポロシャツの第2ボタンはかけているか			
		②ズボンは、身体にあった長さに整えているか			
		③通勤時に、ユニホームを着用していないか			
		④（女性）肩までの髪は、小さくまとめているか （男性）清潔で、不快感を与えない髪になっているか			
		⑤（女性）化粧は、華美にならず身だしなみの範囲としているか （男性）無精ひげ、フケ、目やに、汗臭いにおいなど不快感を与えない身だしなみをしているか			
		⑥課長から指導されている方法で、胸に名札を付けているか			
		⑦歩行時、音の立たない靴を使用しているか 靴のかかとを踏んでいないか			
		⑧爪は短く切っているか （女性）マニュキア使用時は、透明か肌色とする			
		⑨靴下またはストッキングを着用しているか			
		⑩アクセサリーは装着していないか			
		⑪業務中、タオル・ハンカチを首に巻いていないか			
4．仕事に対する取り組み（各3点）		①上司の指示を正確に理解し、実践につなげているか			
		②仕事終了時や中間時、報告できているか			
		③報告書や会議録等、速やかに提出できているか			
		④ミスやクレーム発生時、上司に迅速に報告できたか			
5．自己啓発（各2点）		①仕事に関して、深く学ぼうと自己啓発に努めているか			
一次考課コメント サイン	二次考課コメント サイン	最終考課コメント サイン	合計 ／50点 ％	合計 ／50点 ％	合計 ／50点 ％

「職員としてのマナー」を考課するに当たっての視点

考課項目		考課のポイント
1.勤務態度	①遅刻……	・それぞれについて、カウントする
	②勤務時間内での……	・仕事しながらの、ちょっとした会話は該当しない
	③守秘義務……	・利用者の情報を、ほかの利用者に聞かれたとき話してしまった等
	④公私混同……	私用電話：勤務時間に、私用のためにホームの電話を使う 　　　　　（かける場合、かかってくる場合）緊急時は該当しない 備品の私物化：勤務時間に、パソコンを私用で使う 人間関係：勤務時間に、友達感覚での会話・態度で、不快感を感じさせる場合 　　　　：勤務時間に、携帯でメールのやり取りをする 　　　　：勤務終了後、勤務中の職員と談笑する 　　　　：退職者が訪問したとき、勤務中の職員が談笑する
	⑤無意味な……	・勤務終了後、職場内で雑談して時間をつぶす ・勤務終了後、4階で過ごす（4階は休憩場所ではない）
2.職場の人間関係	①上司を肩……	・所属する課のみでなく、他の課の課長・主任・副主任も含まれる
	②上司への……	・基本的には、直属の上司を通じて意見・提案・他部署への依頼をする（一般職⇒副主任、副主任⇒主任、主任⇒課長） ・直属の上司が不在の場合は、次の段階の上司となる ・緊急性の場合は、他の課の課長が指示・指導してもよい。ただし、後で課長同士の報告・連絡は必要である
	③挨拶は‥	・挨拶は、職場の雰囲気づくり、また職員同士のコミュニケーションをとる上で大切な要素です。サービス業であるという観点から、明るく元気にも含めて、大きな声での挨拶を入れております。性格・声が小さい等にかかわらず、努力してください
	④職員、利用‥	・マニュアルの中の「○○会の職員としての言葉の基準」に沿って判断してください ・B欄は友達言葉です。A欄の言葉を手本にしてください。 ・評価は、評価期間中にB欄の言葉が3個以上またはC欄の言葉が1つでもあれば、できていないと判断してください ・ご利用者さま・お客さまのみでなく、職員間にも該当します
	⑤上司・先輩‥	・協調性がないとは、余力を残しながら自分の仕事の範囲を自分で決めてしまい、それ以外の仕事に向かおうとしない姿勢をいいます。このような姿勢は、部門の壁になりやすく、問題です
3.身だしなみ：「職員としてのマナー」のマニュアルに記入されているとおりです		

	考課項目	考課のポイント
4.仕事への取り組み	①上司の指示‥	・指示を正しく理解し、実践しているか
	③報告書や会‥	・上司は、指示するときは期限を指定することが必要です 　速やかにとは：指示された期限内に提出する ・基本的に：日報は当日に提出する 　　　　　　：会議録は翌日提出する 　　　　　　：研修報告書は1週間以内に提出する
5.自己啓発		例えば ・具体的内容の研修希望の相談がある ・仕事に関連する新聞記事、テレビ番組に関心を持ち、職員と情報を交換している ・仕事に関連する通信教育または外部研修に自発的に参加している等が見られる

「職員としてのマナー」の考課の流れ

1．考課期間　　平成〇〇年〇〇月〇〇日～〇〇月〇〇日

2．考課内容　　「職員としてのマナー」（各職員に配布されている）

3．考課方法
　①〇〇月〇〇日に職員会議で考課について、《資料》をもとに説明をする
　《資料》・「職員としてのマナー」の考課表
　　　　　・「職員としてのマナー」を考課するに当たっての視点
　　　　　・「職員としてのマナー」の評価区分
　②〇〇月〇〇日に総務課より考課表が各部門の課長に配布される
　③課長は職員に一次考課の依頼をする
　　　一次考課：職員が各自考課期間中の業務への取り組み、姿勢を振り返り記入する
　④同時に、課長は二次考課を行う
　　　二次考課：直属の上司（課長）が、期間中の職員の業務への取り組み、姿勢を観察し記入する
　⑤擦り合わせを行う
　　　同席者：課長、主任、職員
　　　方　法：職員の評価結果を聞き、課長の評価を伝え、お互いに内容・結果を理解する
　⑥〇〇月末日、総務課に提出する
　⑦最終考課を行う
　　　施設長を中心に、考課表を元に各課の課長が話し合い、最終考課を決定する
　⑧職員へ最終考課を伝達する
　　　面　接：課長は、職員へ最終考課の結果とその根拠となる理由を説明し、今後の意欲につなげる

4．考課の基準

	期間中、できていないことが1～2回あったが、特に問題なかった	期間中、できなかった
1．勤務態度の項目	各2点	0点
2．職場の人間関係の項目	各3点	0点
3．身だしなみの項目	各1点	0点
4．仕事に対する取り組み	各3点	0点
5．自己啓発の項目	各2点	0点

①上記の基準をもとに点数をつけ、合計点を出す。
②パーセンテージを出す。

5．考課者と考課を受ける人の関係

考　課　者	考課を受ける人
施設長	事務長
施設長　副施設長　事務長	課長
所属課の課長	1～5等級の職員（正職員、常勤嘱託）

職員としてのマナー評価区分

仕事等級別	評　価　区　分（達　成　率）	
一般 （1、2、3等級）	S	95～100%
	A	85～95%未満
	B	70～85%未満
	C	55～70%未満
	D	55%未満
副主任、主任 （4、5等級）	S	95～100%
	A	85～95%未満
	B	75～85%未満
	C	60～75%未満
	D	60%未満
課長（6等級）	S	98～100%
	A	90～98%未満
	B	80～90%未満
	C	70～80%未満
	D	70%未満

4-4. 人事考課制度改定事例

> **高齢者施設の人事考課表で下半期昇給考課表**

> **事例法人概要**
> 高齢者施設での人事考課表を例示した。例示したものは高齢者社会福祉法人○○年度下半期昇給人事考課表である。
> 考課表例は百社百様なのでこれがよいとは一概に言えないが、考課者や被考課者が納得できる考課内容にすることが重要なので「より具体的」、「客観的」な考課目標をどう設定するかがポイントとなる。

事例13 高齢者社会福祉法人 ○○年度下半期昇給考課表例

○○年度下半期昇給考課表

部署	役職	氏名
仕事等級（　　　）級	査定期間　／　～　／	昇給、賞与（夏、冬）

		1～2回問題があったができている	まったくできていない			

		一次考課	二次考課	
	考課項目		課長	面談後
1. 経費削減の推進（20点）				
1. 光熱水の削減（10点）	①不要な電気をこまめに消すことができる 全　　　　　　　　　　　　　（3点）（0点）			
	②エレベーターの使用は4階、5階に行くときのみ使用する 全　　　　　　　　　　　　　（3点）（0点）			
	③エアコンの設定温度を、○○会の基準に沿って設定することができる 全　　　　　　　　　　　　　（1点）（0点）			
	④浴槽への給湯時、設定された給湯方法に沿って、給湯することができる 生、デイサ　　　　　　　　　（3点）（0点）			
	⑤流水時、一時的にその場を離れるときは、水道の蛇口を閉めることができる 栄、健、総、経、居宅、ヘルパー　（3点）（0点）			

1．経費削減の推進 （20点）	考　課　項　目	一次考課	二次考課	
			課長	面談後
1．光熱水の削減（10点）	⑥節水を心掛けて、洗車をすることができる 運　　（3点）（0点）			
	⑦トイレ、洗面所等にある蛇口のゴムパッキングの消耗に気を配ることができる 営　　（3点）（0点）			
2．消耗品の削減・備品の丁寧な扱い（5点）	①利用者の状態に応じて、紙おむつを正しくあてることができる 生　　（2点）（0点）			
	②使用規定に沿って、各種洗剤を使用することができる 生、栄、デイサ　　（1点）（0点）			
	③市の指定ゴミ袋を、無駄なく有効に使用することができる 生、栄、デイサ ⇒（1点）（0点） 上記以外の課 ⇒（2点）（0点）			
	④備品を丁寧に取り扱うことができる 生 ⇒（1点）（0点） 上記以外の課 ⇒（3点）（0点）			
3．経費削減に関する提案が、1件以上提出できる 　　（5点）（3点）（0点）				
	小　計			

2．リスクマネジメント（20点）	一次考課	二次考課	
		課長	面談後
1．第三者サービス評価の必要性を理解し、開示された報告内容（○○ホームの「良い点」「改善点」等）を熟知した上で、自らの業務改善につなげることができる　　（5点）（3点）（0点）			
2．ヒヤリ・ハットレポートを1件以上提出することができる 　　（5点）（3点）（0点）			
3．主任が立てた事故対策を理解し、誠実に実践することができる 　　（10点）（5点）			
小　計			

3．サービスマナー（15点）	考　課　項　目	一次考課	二次考課	
			課長	面談後
1．勤務態度（5点）	①遅刻、無断欠勤、正当な理由のない急な勤務変更はなかったか　（1点）（0点）			
	②勤務時間内は、さぼり・談笑はなかったか　（1点）（0点）			
	③守秘義務は守れているか　（1点）（0点）			

3．サービスマナー （15点）	考　課　項　目	一次考課	二次考課	
			課　長	面談後
1．勤務態度 　　　　（5点）	④公私混同するようなことはなかったか 　　　　　　　　　　　　　　(1点) (0点)			
	⑤上司からの指示のない無意味な居残りはなかったか 　　　　　　　　　　　　　　(1点) (0点)			
2．仕事に対する取り組み　（5点）	①上司の指示を正確に理解し、実践につなげることができる　(1点) (0点)			
	②上司より指示を受けた業務終了時、長期にわたる場合は中間時に進捗状況を報告することができる　(1点) (0点)			
	③報告書や会議録が指示された期限内に提出することができる　(1点) (0点)			
	④業務上のミスや利用者からのクレームを受けた場合は、上司に迅速に報告することができる　(1点) (0点)			
3．「○○会職員としての言葉の基準」に沿った言葉遣いができる　(5点) (3点)				
	小　計			

4．既存のサービスの改善提案（15点）		一次考課	二次考課	
			課　長	面談後
1．ミーティング等で、問題や改善点について積極的に意見を述べることができる　(5点) (3点) (0点)				
2．見直し改善提案を、「提案用紙」の書面にて、1件以上提出することができる　(10点) (5点) (0点)				
	小　計			

5．部門特有の技術・知識にかかわる項目（30点）		一次考課	二次考課	
			課　長	面談後
生活課　　　　　　　　　　(30点) (25点) (20点) (15点) (10点) ・介護マニュアルに沿った介護サービスが行える（別添チェック表利用）				
デイサービス　　　　　　　(30点) (25点) (20点) (15点) (10点) ・介護マニュアルに沿った介護サービスが行える（別添チェック表利用）				
相談員　　　　　　　　　　(30点) (25点) (20点) (15点) (10点) ・相談員業務マニュアルに沿った業務が行える　（別添チェック表利用）				
健康推進課　　　　　　　　(30点) (25点) (20点) (15点) (10点) ・看護マニュアルに沿った看護サービスが行える（別添チェック表利用）				
リハビリ　　　　　　　　　(30点) (25点) (20点) (15点) (10点) ・リハビリ業務マニュアルに沿ったリハビリサービスが行える 　　　　　　　　　　　　　　（別添チェック表利用）				

5．部門特有の技術・知識にかかわる項目（30点）	一次考課	二次考課	
		課　長	面談後
栄養課　　　(30点) (25点) (20点) (15点) (10点) ・栄養士マニュアル（献立作成、給食懇談会の開催）に沿ったサービスが行える　　　　　　　　　　　　　　　（別添チェック表利用）			
調理師　　　(30点) (25点) (20点) (15点) (10点) ・調理マニュアルに沿ったサービスが行える 　　　　　　　　　　　　　　　　　　　　（別添チェック表利用）			
居宅介護支援事業所　(30点) (25点) (20点) (15点) (10点) ・ケアプランの作成が的確にできる ・イメージがわくような認定調査票を作成することができる 　　　　　　　　　　　　　　　（別添チェックポイント表利用）			
ヘルパーステーション　(30点) (25点) (20点) (15点) (10点) ・介護マニュアル（清拭、おむつ交換）に沿った介護サービス指導が行える 　　　　　　　　　　　　　　　（別添チェックポイント表利用）			
総務グループ　(30点) (25点) (20点) (15点) (10点) ・日々の給与計算（年末調整業務）を正確に行うことができる ・物品管理規定（事務用品）に沿って、業務を遂行できる 　　　　　　　　　　　　　　　（別添チェックポイント表利用）			
経理グループ　(30点) (25点) (20点) (15点) (10点) ・毎月の試算表などの月次報告資料の作成が行える ・介護保険請求事務並びにその未収入金管理が行える 　　　　　　　　　　　　　　　（別添チェックポイント表利用）			
運行グループ　(30点) (25点) (20点) (15点) (10点) ・法人車の車両管理（配車・稼動・運行スケジュールなど）が的確に行える 　　　　　　　　　　　　　　　（別添チェックポイント表利用）			
営繕グループ　(30点) (25点) (20点) (15点) (10点) ・「定期補修チェックリスト」を作成し、それに基づいた定期点検が正しく行える ・物品管理規定（消耗品）に沿って、業務遂行できる 　　　　　　　　　　　　　　　（別添チェックポイント表利用）			
ボランティアグループ　(30点) (25点) (20点) (15点) (10点) ・地域にボランティア募集を配布し、申込者の対応を行うことができる ・ボランティアの受け入れ並びにその受け皿となる各課調整が行える 　　　　　　　　　　　　　　　（別添チェックポイント表利用）			
小　計			

6．自己啓発（10点）　　＊加算点とする	一次考課	二次考課	
		課　長	面談後
・上司との面談を設定し、自分なりの目標設定（仕事に関連したもの）を行い、それに向かって積極的に取り組んでいる内容について話し合う 　　　　　　　　　　　　　　　　　　　　　(10点) (5点)			

6. 自己啓発（10点）　　＊加算点とする		一次考課	二次考課	
			課　長	面談後
	総合計点数（1～6）	／ 100	／ 100	／ 100

一　次　考　課		二　次　考　課				最　終　考　課	
		課　　長		面　談　後			
考課者印	印	考課者印	印	考課者印	印	考課者印	印
考課点数	／ 100	考課点数	／ 100	考課点数	／ 100	最終考課	
コメント		コメント		コメント		コメント	

4-5. 人事考課制度改定事例

高齢者施設の人事考課表で人事考課マニュアル

―事例法人概要―
高齢者施設での人事考課マニュアルを例示した。
考課表例は百社百様なのでこれがよいとは一概に言えないが、考課者や被考課者が納得できる考課内容にすることが重要なので「より具体的」、「客観的」な考課目標をどう設定するかがポイントとなる。

事例14 人事考課マニュアル標準例

第1章 評価制度について

1．評価制度のねらい
　① 『目標の明示』
　　職員一人ひとりの「仕事・役割」目標を明示し、会社の期待してる仕事目標を明らかにする。
　② 『賃金制度・昇格制度への連動』
　　明示された目標を達成し、成果を上げた職員には、それなりに報いる（昇給・賞与・昇格への反映）ことで、やりがいのある組織風土の醸成を図る。
　③ 『人材育成』
　　人事考課の結果、目標達成度が十分でないと認められる「仕事・役割」目標項目を明らかにし改善方向を明らかにすることで、将来の社員育成の方向を明示し能力開発につなげていく。

2．評価の種類と期間

評価の種類	回数	時期	対象期間
賃金考課 仕事等級考課	年1回	4月	前年の4月1日より当年3月31日まで
賞与考課	年2回	6月	前年の10月1日より当年の3月31日まで
		12月	当年の4月1日より当年の9月30日まで

3．評価関連の種類

① 基準書、規定類
　A．仕事等級基準書
　B．仕事等級考課表
　C．人事考課規定
　D．昇進・昇降格規定
　E．給与規定

② 考課を補助・活用するためのシート
　A．目標設定シート
　B．仕事観察シート
　C．フィードバックシート

第2章　評価の手順について

1．評価における管理職の役割

```
        【 期　首 】
        各人の役割の確認
    《仕事等級基準書、目標設定シート》

【 その後の人材育成 】    評価管理      【 期　中 】
  フィードバック面接      サイクル      日々の行動管理
《フィードバックシート》              《仕事観察シート》

        【 期　末 】
           評　価
      《仕事等級別考課表》
```

2．評価の手順

【期　首】

(1) 法人の年度方針を受けて、各部署ごとに具体的な年間計画が作成される。それに伴い必要に応じて「仕事等級基準書」の見直しを行います。

(2) 「仕事等級基準書」の見直しがあった場合は、「仕事等級別考課表」の見直しも行います（見直した内容は事務管理部に報告します）。

(3) 各部門では、「仕事等級基準書」に基づき管理職が各職員の面接を行い、項目別の目標設定（目標設定シート活用）を行います。

【期　中】

(4) 「仕事等級基準書」該当項目に関する各職員の日常業務内容を「仕事観察シート」に記録します。このシートは、評価の資料であるとともに評価結果のフィードバックの資料ともなります。
(5) 仕事等級基準に基づき設定した各職員の役割を適宜話し合い、具体的な助言を行い、役割・目標を達成できるよう支援します。

【期　末】

(6) 各部門は、「仕事等級基準書」、「仕事等級別考課表」、「仕事観察シート」を準備します。
(7) 「仕事等級別考課表」の所属・氏名・入社年月日・仕事等級ランク・考課対象期間を記入します。
(8) 一次考課は本人による自己評価とします。自己評価は期初にあらかじめ説明された「仕事等級基準書」、管理職から設定された項目別目標値を元に、各項目ごとに考課を行います。
(9) 二次考課者は被考課者の直属上司（課長もしくはその上位者）が期初にあらかじめ説明した「仕事等級基準書」や設定した項目別目標値をもとに「仕事観察シート」を参考にしながら考課を行います。
(10) 二次考課が確定したら、できるだけ早く考課のフィードバックを実施します。ポイントとしては、不足している知識・経験を明らかにし、育成方向を示して能力開発に結び付けるように支援することです。
　　評価結果が違う場合は、よく話し合って考課を決定します。その際は本人の意見を素直に良く聞き、管理職としての考え方を明確に打ち出し、双方が納得できる結果を出すよう心掛けます。
(11) 考課が確定したら「仕事等級別考課表」を事務管理部に提出します。
(12) 事務管理部より、部門間調整をして、最終考課を行った確定人事考課の連絡がきます。

第3章　評価日程について

1．賃金考課

「仕事等級基準書」の全項目について、1年間の達成度を評価し、昇給、昇進昇降格の資料とします。

日　程	項　目	担　当
2月10日ごろ	賃金考課実施の連絡	事務管理部
2月20日～3月1日	各部門にて考課表作成	各　部　門
3月1日	企画管理部へ考課表提出	各　部　門
3月1日～3月14日	企画管理部で整理、各部門との調整	事務管理部
3月14日～3月21日	最終考課者による考課 （昇給、昇進昇格の決定）	事務管理部
3月14日～3月21日	理事会にて昇降格を決定 （必要に応じて）	事務管理部
3月21日～3月31日	各部門へ決定考課を連絡	事務管理部
4月1日～	昇給、昇進昇降格の実施	事務管理部
～4月30日	考課のフィードバックと目標設定	各　部　門

2．賞与考課（夏期）

「仕事等級基準書」の業績・成果および能力について、各評価期間の達成度を評価し賞与の資料とする。

日　程	項　目	担　当
4月10日	賞与考課の実施の連絡	事務管理部
4月21日～4月31日	各部門にて考課表作成	各　部　門
5月1日	企画管理部へ考課表提出	各　部　門
5月1日～5月14日	企画管理部で整理、各部門との調整	事務管理部
5月14日～5月21日	最終考課者による考課 （賞与考課の決定）	事務管理部
5月21日～5月25日	決定考課に基づく賞与計算・調整	事務管理部
6月10日ごろ	夏期賞与支給	事務管理部

3．賞与考課（冬期）

日　程	項　目	担　当
10月10日	賞与考課の実施の連絡	事務管理部
10月21日～10月31日	各部門にて考課表作成	各　部　門
11月1日	企画管理部へ考課表提出	各　部　門
11月1日～11月14日	企画管理部で整理、各部門との調整	事務管理部
11月14日～11月21日	最終考課者による考課 （賞与考課の決定）	事務管理部
11月21日～11月25日	決定考課に基づく賞与計算・調整	事務管理部
12月10日ごろ	冬期賞与支給	事務管理部

5. 教育制度改定事例

人材育成理念を明確にし、職員のキャリアステージごとの「教育体系図」を策定した事例

事例法人概要

一般的な社会福祉法人は、特に人材育成に関しては明確な制度やシステム、さらには人材育成にかかわる理念を有しているところが残念ながら少ない。自己啓発という名のもとに社外で行われる各種セミナーや研修会には積極的に参加させている施設もあるが、それが介護業務などの実務にどれだけ生かされているのか、また、それで職員がどのように成長してきたのかをきちんと把握している施設はどれだけあるのだろうか。

教育制度改定事例、事例15の人材育成制度を例示したこの法人では施設長が自ら積極的に人材育成に乗り出し、これから時代、介護職は専門性を高めていかなくてはならないとの思いで、人材育成制度を構築するにいたった。

人材育成で重要なのは施設にとってどのような人材を育成するのかといった「人材像」を明確にすることである。さらに、それを持って職員のキャリアステージを明確にするという「教育体系図」を策定することが重要となる。

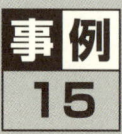

事例15　人材育成制度

社会福祉法人○○　人材育成制度
（専門人材育成スクール）

1．人材育成のねらい・理念

Ⅰ　教育理念
　職員個々が自己実現できるような自立した創造性豊かな発想が持て、やりがいと生きがいを持って仕事にまい進できる職員の育成を目指す。

Ⅱ　教育目標
　1）チームケアを担う一員としての役割認識を持ち、それを実行することにより利用者への個別的で質の高い介護サービスが提供できる職員を育成する。
　2）安全管理・リスクマネジメントの意義と必要性が理解でき、実践できる職員の育成を目指す。

3）福祉・医療専門職であることを自覚し、自ら主体的に学習しながら自己の向上と自己実現ができる職員を目指す。
4）「職員」として必要な社会常識と教養を身に付け、円滑な人間関係を築くことができる職員の育成を目指す。
5）常に分析的、探求的、科学的な視点を持ってケアに取り組める職員を目指す。

2．職員人材像

1）社会人・職業人としてのマナー・ルールの遵守および自己規律のできる人
2）チームの一員としての自覚を持ち、チームの中で期待される役割と責任を遂行できる人
3）安全管理・リスクマネジメントの意義と必要性を理解し実践できる人
4）自己の専門性を理解し、その向上と発展に向けて積極的に行動できる人
5）常に研究心と探究心を持ち続け、業務に対する改善提案はもちろん、必要に応じて外部に向けて研究発表が行える人
6）何事につけてもチャレンジ精神を忘れずに、やる気を持って業務にまい進できる人
7）過去の経験にとらわれずに、多様な視点、観点から物事をとらえられ、また実践できる人

3．教育体系構築に当たっての考え方とその概要
考え方
・当法人では、職員のキャリア形成に向け、教育理念との連動を図る目的で「教育ラダーシステム」を導入する。当ラダーの目的は、職員に対して①実践力の評価、②人間関係能力の育成、③専門性向上への研究心、探究心、④組織管理・マネジメント能力、⑤仕事への取り組み姿勢、この5つの視点から見た実践能力の育成と向上を目指そうとするものである。
　そのために、職員のキャリア形成のためのコースを、職員の適性と法人ニーズを踏まえ、2コース設定した。
　1つは、組織管理を主たる業務としてキャリア形成していくコースとして「マネジメントコース」を、2つ目は専門領域を高めてケアの質を上げていくためのコースとして「スペシャリストコース」をそれぞれ設定した。
　これにより、多面的な視点からサービス実践できる職員を育てることと、1人の社会人としての成長をサポートしようというものである。
・上記のねらいを確実に実践していくために、法人内に専任の「教育担当」を配置し、具体的な教育プログラム（基礎教育、階層教育、専門領域教育などの各過程）の企画・立案・実施を推進していく。
・最近になって医療・福祉法人の人材育成上の課題として注目されている「キャリアパス」概念を制度に組み入れていくために、各教育コース、プログラムの成果を人事考課と連動する形で運用していく。

・以上のような職員適性に応じた教育ラダーシステムを導入することで、1）職員個々が恒常的に能力開発に取り組めるようにし、2）職員の仕事への満足度を高められるようにしようというものである。

教育体系図の概要

・「人材育成体系図」、左側に「職員のキャリアステージ」（役職等級や専門職階層）を設定し、それぞれの階層、ステージに対応する形で、「全体共通教育」（層別教育、社会人教育、高齢者福祉教育）および「部門別専門教育」（介護、看護、相談員、ケアマネジャー、事務）を設置、各ステージ別、コース別、部門別に在籍する職員に必要な教育内容・プログラムを列記した。

・なお、「マネジメントコース」と「専門職コース」とは職員の要望や適性などを考慮し、必要に応じ相互に乗り換えられるよう（コース変更できるよう）に別途「昇降格規定」に明記するものとする。

・また、各「部門別専門教育」には「マネジメントコース」に必要な教育内容・プログラムと、「専門職コース」に必要な教育内容・プログラムとに区分して内容を列記した。

各教育コース（全体共通教育、部門別専門教育など）のねらいと具体的内容について

・当初は別紙のとおりとし、今後さらに充実を図る。

4．人材育成プログラム運用要領

第1条（目的）

この要領は○○法人人材育成制度における、層別研修および機能別専門研修の運用に当たり、その研修内容や各種取り決めなどを定め、職員の能力開発に資することを目的とする。

第2条（用語の定義）

ここで定める「層別研修」とは、法人における役職等級の昇格を果たすために必要なマネジメント（組織管理）力を習得し、職場管理や部下指導などに適切に反映してもらうために行う研修であり、「機能別専門研修」とは、各部門・職種ごとに求められる必要な知識・技術・能力を取得し、自らの専門性の向上やサービスの質向上を果たしてもらうために行う研修をいう。

第3条（受講対象者）

原則として全職員（正社員、非正社員）を対象とし、自らの意思と選択に基づく「自己啓発」を基本とする。ただし、正社員を対象とした「マネジメントコース」における役職昇進や「専門職コース」における高度専門職への昇格に際しては、教育受講歴を昇進昇格要件の1つとして参考にする。また、非正社員については契約更新時の資料として参考にする。

第4条（開講日時）

法人内で行う「社内教育研修」については、原則として終業時間外または休日に行い、90分を1単位として数回に分けて実施する。必要単位数は各教育プログラムごとに設定する。

第5条（教育プログラム終了期間）

各教育プログラムごとに終了期間を設定するが、原則として1教育プログラムにつき3カ月以内で終了するようにプログラム作成をする。

なお、必要に応じてこれとは別にフォロー研修を実施することもある。

第6条（教育開講回数）

原則として年度内2回（上期、下期）の開講を原則とする。

第7条（定員）

教育開講に際しては、定員制を設けないが、5人以上をめどに受講者募集をする。

5人に満たない場合、受講希望者が教室規模を大きく超える場合には別途開講を検討する。

第8条（教育受講の取り扱い）

原則として、法人で定められた当該教育研修に参加する受講者、ならびに社内講師は「業務上扱い」とする（残業認定する）。

また、社外で行われる外部教育研修の参加についても法人が必要と認定した場合は社内研修同様に業務上扱いとする。

第9条（教育講師）

当該教育プログラムの教育講師は原則として法人が職員の中から選任する。

第10条（教育会場）

法人内会議室の使用を原則とする。教育設備などの関係で法人内実施が困難な場合は必要に応じ外部会議室を使用する。

第11条（受講案内）

各事業所の掲示板、運営会議などを通して教育開講の周知徹底を行う。

第12条（教育担当者の役割）

① 専門人材育成スクール開催に関する社内啓蒙。
② 受講希望者の受付、質疑応対。
③ 教育開催時の教室準備、教育機材手配。
④ 教育開催中の各種問題トラブルの解決窓口。
⑤ 各教育終了後の反響集約、教育カリキュラムへの反映。
⑥ 新たな教育ニーズの調査・分析・把握。

第13条（受講申し込み）

教育受講希望者は、専門人材育成スクール受講申し込み票に必要事項を記載し、自分が在籍する各事業部の事業所長を経由して教育担当者宛に提出する。

第14条（受講認定と人事考課）

受講したと認定されるのは、原則として65％以上とする（2回/3回出席以上をめど）。

受講後の効果測定についてはレポート提出を原則とし、受講レベルの社内認定を行う。

これに併せ教育受講後、実務にどの程度反映させ実績を上げたかについては、別途行う「人事考課」において評価反映をする。

第15条（社内認定制度）

専門人材育成スクールでは、所定の教育受講後に社内認定制度（別途運用細則作成）に則って、法人独自の「受講認定」（S、A、B、C、Dの5段階認定でD以下は不合格）を行う。

第16条（教育受講履歴管理）

教育受講内容や受講後の評価は法人内人事管理システム（別途愛称作成）において一元管理し、職員の将来育成の基礎データとして活用する。

第17条（その他）

本運用要領に定めのない事項については、そのつど定める。

付　則

この要領は平成〇〇年5月1日より施行する。

人材育成

キャリアステージ	等級ランク	マネジメントコース	専門職コース	全体共通教育			マネジメント教育
				層別教育	社会人教育	高齢者福祉教育	
ステージ6	7	部長					
ステージ5	6	所長 センター長					
ステージ4	5	課長	専門課長				
ステージ3	4	主任 ⇔	専門主任				M）事業計画の立案と実践 M）経理研修 （社会福祉法人会計の基礎） 人事考課者訓練 人事制度の理解
ステージ2	3	副主任 チームリーダー		リーダーシップの取り方 コミュニケーション研修			
ステージ1b	1, 2	一般		組織内他事業所との連携・理解 組織の中の個人の役割と責任	文書作成研修 接遇研修 社会人マナー、ルール倫理の理解	腰痛予防について 緊急時対応 介護保険制度の理解 高齢者観察の視点 高齢者の病いとその理解 高齢者の特徴 心理的理解	
ステージ1a							

体系図（イメージ）

部門別専門教育				
介護職	看護職（医務・訪問看護）	相談員	ケアマネジャー	事務
	老年看護の理解と実践： 医療機器の取り扱い 終末期の看護 急性期・緊急時の看護			
介護計画書の立案・作成	感染症の看護			
		終末期対応技術の習得		
困難事例対応： 認知高齢者対応	認知症の看護			
困難事例の対応	腎疾患の看護			
（不穏、徘徊、暴言、拘縮利用者）	呼吸器疾患の看護			
	心疾患の看護	急変時対応技術の習得		
介護技術の理解と実践： 2．介護基礎技術の習得（中級編—口腔ケア、食事介助、入浴介助）	脳血管疾患後遺症看護			
	看護計画の立案・作成	アセスメント技術の習得		
	フィジカルアセスメントの理解と実践			
1．介護基礎技術の習得（初級編—移乗、排泄）	施設看護と在宅看護の違い	利用者ニーズの引き出し方		
	福祉施設における看護師の役割	相談員の役割と責任	ケアマネジャーの役割と責任	
介護倫理の理解	看護倫理の理解			

第4部

参考資料編

ミッションマネジメント・システムの構築資料

第4部　参考資料一覧

1. **組織管理規定例**
   - 資料1　組織管理規定　社会福祉法人○○会
   - 資料2　業務分掌規定・決裁権限規定　社会福祉法人○○会
2. **組織図作成例**
   - 資料3　医療法人○○会　組織図（ピラミッド型カンパニー制）
   - 資料4　社会福祉法人○○老人福祉部門　職員配置図
3. **人事諸規定例**
   - 資料5　社会福祉法人○○○　給与規定
   - 資料6　社会福祉法人○○会　人事考課規定
   - 資料7　社会福祉法人○○会　昇進・昇降格規定
   - 資料8　社会福祉法人○○会　研修規定
4. **仕事等級基準書・仕事等級別考課表例**
   - 資料9-1　知的障害者施設音楽療法士　仕事等級別考課表（音楽療法職、主任）
   - 資料9-2　知的障害者施設音楽療法士　仕事等級別考課表（音楽療法職、副主任）
   - 資料9-3　知的障害者施設音楽療法士　仕事等級別考課表（音楽療法職、一般）
   - 資料10-1　知的障害者施設音楽指導員　仕事等級別考課表（音楽療法職、一般）
   - 資料10-2　知的障害者施設音楽指導員　仕事等級別考課表（音楽療法職、副主任）
   - 資料10-3　知的障害者施設音楽指導員　仕事等級別考課表（音楽療法職、主任）
   - 資料11-1　知的障害者施設生活支援員　仕事等級別考課表（生活支援員、一般）
   - 資料11-2　知的障害者施設生活支援員　仕事等級別考課表（生活支援員、副主任）
   - 資料11-3　知的障害者施設生活支援員　仕事等級別考課表（生活支援員、主任）
   - 資料12　知的障害者施設　仕事等級基準書（生活支援者）
   - 資料13　知的障害者施設　仕事等級基準書（音楽療法職）
   - 資料14　知的障害者施設　仕事等級基準書（生活指導部）
   - 資料15　特養ホーム　仕事等級基準書（リハビリ職）
   - 資料16　特養ホーム　仕事等級基準書（看護職）
   - 資料17　特養ホーム　仕事等級基準書（ケアマネジャー職）
   - 資料18　デイサービス　仕事等級基準書（介護職）
   - 資料19　特養ホーム　仕事等級基準書（相談員）
5. **適性検査例**
   - 資料20　福祉系職員採用時適性検査例
   - 資料21　福祉職員用適性検査例
6. **介護手順チェックシート表例**
   - 資料22　介護手順チェックシート表
7. **組織管理ルール例**
   - 資料23　社会福祉法人ビジネス・マナールール

1．組織管理規定例

資料1　組織管理規定　社会福祉法人○○会
資料2　業務分掌規定・決裁権限規定　社会福祉法人○○会

―― 資 料 概 要 ――

組織管理規定、業務分掌規定・決裁権限規定例

社会福祉法人（特別養護老人ホーム）における組織体制整備の一環として作成した資料で業務分掌と決裁権限とが縦横のマトリックスで作成した事例

資料1 組織管理規定 社会福祉法人○○会

第1章 総則

（目的）
第1条 この規定は、社会福祉法人○○会（以下「法人」という）が設置運営する、特別養護老人ホーム（以下「施設」という）ならびに「高齢者在宅サービスセンター」（以下「センター」という）、「高齢者在宅介護支援センター」（以下「支援センター」という）が老人福祉法の理念に基づき、各種サービスの提供に当たって的確かつ効率的な運営が行えることを目的に、必要な業務組織およびその運営基準について定めたものである。

（用語の定義）
第2条 この規定中に用いる用語の定義は次によるものとする。
 (1) 業務組織：法人業務を運営するべき各部署相互間の体系をいう。
 (2) 役職職位：一定の職務権限を割り当てられた組織上の地位をいう。
 (3) 職務権限：各職位に割り当てられた業務遂行上の役割と責任事項をいう。
 (4) 業務分掌：各部署に割り当てられた担当業務の範囲をいう。

（業務組織）
第3条 業務組織は別に定める、組織図による。またこれ以外に必要により係、チーム、委員会、準備室等を置くことができる。

（組織化の原則）
第4条 組織の構成はできるだけ簡潔にし、指揮命令など、指示の徹底と報告の伝達が確実に行われるような組織体制を原則とする。

（業務運営上の原則）
第5条 法人業務は次の原則に従って運営するものとする。
 (1) 積極性および機動性の原則
   業務運営に当たっては、業務方針、目標などの諸目標や基準に従うとともに必要に応じて、部署外のメンバーともチームを編成するなど重点業務や課題の解決に向けて積極的かつ機動的な対応をとるものとする。
 (2) 組織の尊重と相互補完の原則
   業務の遂行に当たっては互いにその担当業務と職務権限を尊重するとともに不明確な点は法人

の事業目的に従って相互にこれを補完し合うものとする。
(3) 相互連携の強化および協調の原則
　　法人経営の総合的な力を発揮するため、各役職・職位はその業務遂行に当たり、上下左右と密接な連携を保ち、意思疎通を図るように努めなくてはならない。
(4) 指示および勧告、助言
　　各役職・職位はその所管する事項に関し、他部署の関連する職位に対して、適切な権限内で指揮命令や指示、勧告、助言を行うことができ、この指示、勧告、助言に対しては特別の理由がない限り、これを尊重し拒否してはならない。

第2章　職務権限

（職務権限の基準化）
第6条　すべての役職・職位はその職務の遂行に当たり、必要な役割と権限を有し、その権限行使または不行使によって生じた結果について責任を負う。
　　（なお職務とは、第3章で定める業務分掌に則って業務遂行するための役職・職位別、職種別に定めた最小業務単位をいい、業務分掌とともに別に定める）。
(2) 管理・監督責任者の共通の職務権限基準については別に定める。
(3) 各役職・職位は法人の目的、法人を取り巻く環境や状況の変化などを勘案し、基準で定められたものはもちろん、それ以外の事項についても主体的に権限の基準化を図り、適切な運用を図るものとする

（理事長の職務権限）
第7条　理事長の職務権限について以下に定める。
(1) 法人全体の経営の基本目標、方針を決定するとともに業務の遂行状況を総括管理する。
(2) 理事会を招集し、これを主宰して業務執行上の重要事項を審議，決裁する。
(3) 全般的な業務組織を整備し、主要な人事について適切な配置と職務権限を定め、その士気高揚に努める。
(4) 各部門の方針、計画、目標を調整し特に重要な個別計画を専決する（理事長の専決事項については別に定める）。
(5) 部下の成果業績や能力、適性を的確に把握するとともに、後継者の育成に努める。
(6) 法人の代表として対外関係を処理する。

（常務理事の職務権限）
第8条　常務理事の職務権限について以下に定める。
(1) 理事長を補佐して業務全般を総括管理する。
(2) 理事長が不在または事故あるときにその職務を代行する。
(3) 「施設」および「センター」、「支援センター」、事務管理部門を管掌し各部門の基本方針、計画、目標の調整ととりまとめを行い重要な個別事項につき専決し、合わせて理事長に適切な報告と進言を行う（常務理事専決決裁事項については別に定める）。
(4) 「施設」および「センター」、「支援センター」、事務管理部門内の業務運営方式を確立し、部下

への職務権限の適切な委譲と配分を行うとともにその士気高揚に努める。
(5) 業務の進捗状況について理事長に報告するとともに、適切な進言を行い、また部下の進言の適切な活用を図る。
(6) 「施設」および「センター」、「支援センター」、事務管理部門の各管理職の成果、業績や適性を的確に把握するとともに、人材の育成に努める。
(7) 定款および理事会の定めるところにより法人を代表して決裁および対外関係を処理する。

（施設長の職務権限）
第9条　施設長の職務権限を以下に定める。
(1) 理事長および常務理事を補佐し、「施設」の適切な管理運営を図る（施設長固有の職務権限については別に定める）。
(2) 「施設」の経営方針、計画、目標を策定し、必要な個別事項について専決決裁し、その内容について常務理事に報告するとともに、適切な進言を行う（施設長専決決裁事項については別に定める）。
(3) 「施設」の業務運営方式を確立し部下への職務権限の適切な委譲と配分を行いその士気高揚に努める。
(4) 業務進捗状況について理事長、および常務理事に報告をするとともに適切な進言を行い、また部下の進言の適切な活用を図る。
(5) 「施設」内の各管理職の成果、業績や適正を的確に把握するとともに人材の育成に努める。
(6) 担当部門外との協調関係を促進し重要事項の調整を図る。

（センター長の職務権限）
第10条　センター長の職務権限を以下に定める。
(1) 理事長および常務理事を補佐し、「センター」および「支援センター」の適切な管理運営を図る（センター長固有の職務権限は別に定める）。
(2) 「センター」、「支援センター」の経営方針、計画、目標を策定し、必要な個別事項について専決決裁し、その内容について常務理事に報告するとともに適切な進言を行う（センター長専決決裁事項については別に定める）。
(3) 「センター」、「支援センター」の業務運営方式を確立し、部下への職務権限の適切な委譲と配分を行い、その士気高揚に努める。
(4) 業務進捗状況について、理事長および常務理事に報告をするとともに適切な進言を行い、また部下の進言の適切な活用を図る。
(5) 「センター」、「支援センター」内の各管理職の成果、業績や適正を的確に把握するとともに人材の育成に努める。
(6) 担当部門外との協調関係を促進し重要事項の調整を図る。

（事務長の職務権限）
第11条　事務長の職務権限について以下に定める。
(1) 理事長および常務理事を補佐し、事務管理部門の適切な管理運営を図る（事務長固有の職務権限については別に定める）。

(2) 事務管理部門の経営方針、計画、目標を策定し、必要な個別事項について専決決裁し、その内容について常務理事に報告するとともに適切な進言を行う(事務長専決決裁事項については別に定める)。
(3) 事務管理部門の業務運営方式を確立し、部下への職務権限の適切な委譲と配分を行いその士気高揚に努める。
(4) 業務進捗状況について、理事長および常務理事に報告をするとともに適切な進言を行い、また部下の進言の適切な活用を図る。
(5) 事務管理部門内の各管理職の成果、業績や適正を的確に把握するとともに人材の育成に努める。
(6) 担当部門外との協調関係を促進し、重要事項の調整を図る。

(管理、監督職の設置と職務権限)
第12条　各部署には原則としてそれぞれ一人の管理者(課長)とそれを補佐する監督者(主任、副主任)数人を設置する。
　　　　管理、監督者の共通職務権限については別に定める。

(補佐職の設置と職務権限)
第13条　業務の都合および正職位者たる管理者(課長)が、不在または事故のときは、それを代行する補佐職位を置くことができる。なお補佐職位者は上位者または適任と認めた下位職位者(主任)がこれを代行する。

(職務権限の委譲)
第14条　各職位は自己の職務権限を下位職位に委譲することができるが、全般的な管理、監督責任は残るものとする。なお定型化した職務権限はできる限り実際に業務を遂行している下位者に委譲していくものとする。

第3章　業務分掌

(業務分掌)
第15条　各部署の業務分掌は別に定める。

(業務分掌の一般原則)
第16条　業務分掌は各部署部署の主要な業務を定めたもので、各職位はこれを遵守するとともに良識をもってこれを補い、業務活動の完遂を果たさなければならない。
２　業務分掌の運用に当たっては常に法人の最終目的を考え、いたずらに字義の枝葉末節にこだわって業務の円滑な運営を阻害することがあってはならない。

(業務分掌の変更)
第17条　業務分掌の変更は各部門長(施設長、センター長)が部門内業務を円滑に運営することを目的に、組織管理担当責任者(事務長)に申請して変更することができる。

第4章　理事会

（目的）
第18条　理事会は法人の経営方針、政策決定のため、法人全体または各部門にまたがる長中期的な目標や計画、および当法人の経営に大きな影響を与える個別事項等を全法人的立場から討議し、理事長を補佐する目的で開催される。

（構成）
第19条　理事会は理事長、常務理事、理事他、理事長が指名するものをもって構成する。

（運営）
第20条　理事会の運営は、理事長が主宰する。理事長に事故等ある場合は、常務理事がその職務を代行する。

（開催日時および場所）
第21条　理事会は原則として毎月1回開催するものとし、その日時、場所は理事長が定める。

（付議事項）
第22条　理事会の付議事項は別に定める。付議事項に関する提案書および書類は緊急の場合を除いて構成員に会議の1週間前までに渡さなければならない。

（決定）
第23条　理事会に付議された事項は理事会の議を経て理事長がこれを決定する。

（事務局）
第24条　理事会の事務局は、事務管理部門がこれに当たる。

（議事録）
第25条　事務局は理事会の経過の概要、および結果を議事録に記載し、理事長の署名捺印を得る。議事録は事務管理部門がこれを保管する。

（決定通知）
第26条　理事会の審議結果の伝達方法は事務局が必要に応じこれを行うものとする。

第5章　委員会

（委員会の設置および改廃）
第27条　委員会の設置および改廃について以下に定める。
(1) 重要事項を審議、または各部署間の調整を図るなどのために、必要がある場合には委員会を設

置することができる。
(2) 委員会存続の事由が消滅した場合はこれを廃止する。
(3) 当法人内に置かれる委員会は通達をもって設置および改廃する。

（委員会の組織）
第28条　委員会は委員長1人、副委員長、委員および幹事若干名（以下「構成員」と称する）をもって構成する。
 2　必要があるときは委員会の事務局となる部署を特に指定することができる。

（委員長）
第29条　委員長は委員会をまとめ、委員会を代表する。

（副委員長）
第30条　副委員長は委員長を補佐し、委員長に事故あるときなどに委員長の職務を代行する。

（事務局）
第31条　事務局は委員長が指名し、その指示のもとに議案の作成審議のための必要な調査等を行う。

（開催日時および場所）
第32条　委員会の開催日時および場所は委員長が定める。

（定足数）
第33条　委員会は原則として委員の過半数の出席がなければ開催することができない。

（議事録）
第34条　事務局は委員会が開催されたときに、議事の概要およびその結果を記載した議事録を作成し、委員長の承認を経て、委員会の構成員に配布しなければならない。

（関係部署の協力）
第35条　関係部署およびその責任者は、委員会から依頼を受けたときは積極的にこれに協力しなければならない。

（部会の設置）
第36条　委員会はその決議により「部会」を設置することができる。
 2　部会には部会長を置き、委員もしくは委員長が指名した者をこれに任ずる。
 3　部会の構成員は委員長が委員会の構成員のうちからこれを指名する。ただし必要がある場合は委員会以外の者に部会の構成員を委嘱することができる。

以　上

資料2 業務分掌規定・決裁権限規定 社会福祉法人○○会

デイサービスセンター（★決裁

No.	業務分掌事項	職務内容	理事長	統括施設長	事務長	担当課長	担当主任	担当副主任	相談員
1	年度事業計画に関すること	①昨年度の振り返りと反省				◎	◇	◇	
		②法人年度事業計画確認				◎	◎	◎	
		③デイサービスセンターの事業計画立案・策定		★	◎	◎	◇	◇	
2	年間業務スケジュールに関すること	①年度計画に則った年間業務スケジュールの策定		◎	◎	★	◇	◇	
		②月間、週間業務スケジュールの策定		◎	◎	★	◇	◇	
3	利用者サービスに関すること	①ケアプランに基づくサービス利用者の健康状況、要介護度の調査把握				◎	◇	◇	
		②サービス利用者への満足度調査と把握分析			◎	◎	◇	◇	
		③利用者家族との適切なコミュニケーション				◎	◇		
		④利用者の日々の健康状態の観察と把握				◎	◇	◇	
		⑤ケアマネジャーとの適切な情報交換、情報の共有化				◎	◇	◇	
		⑥利用者苦情の把握と適切な処理、対応	★	◎	◎	◎	◇	◇	
		⑦送迎、入浴、フロア業務等に関するマニュアルの作成と周知徹底		◎	◎	◎	◇	◇	
		⑧利用者の事故、ケガ・病気等の緊急時への対応処理	★	◎	◎	◎	◇	◇	
4	利用者送迎に関すること	①利用者の居住地、利用時間帯などを勘案した効率的な送迎ルートの見直し設定		◎	◎	◎	◇	◇	
		②送迎要員の確保と適切な業務の指示、分担		◎	◎	◎	◇	◇	

1．組織管理規定例

◎確認・報告　◇起案・実行）

No.	業務分掌事項	職務内容	職務権限区分					
			理事長	統括施設長	事務長	担当課長	担当主任	担当副主任	相談員
5	NPOなどのボランティア組織との連携に関すること	○○会独自のボランティア組織の育成とその連携				◎	◇	◇	
6	介護サービス実績の把握管理に関すること	①介護サービス実績の把握と管理	★	◎	◎	◎	◇	◇	
		②適切な介護請求処理	★	◎	◎	◎	◇	◇	
7	関連部門との連携協力に関すること	ショートスティなどの他サービス部門とのもれない連携				◎	◇	◇	
8	ケアプランに関すること	①介護度に応じたケアプランの立案				◎	◇		
		②ケアプランに基づいた介助業務の実践				◎	◇		
		③ケアプランの評価と管理		◎	◎	◎	◇		
9	生きがいデイサービス（委託業務）に関すること		★	◎	◎	◎	◇		
10	業務の効率化と経費削減	①年度経費予算の立案と策定	★	◎	◎	◎	◇		
		②経費予算の進捗管理とその報告	★	◎	◎	◎	◇		
		③介護関連業務に関する効率化策の立案と実施	★	◎	◎	◎	◇		
11	その他管理に関すること	業務日誌の作成と必要な申し送り			◎	◎			
12	その他	①利用者に喜んでもらえるデイサービスプログラムの改善				◎	◇	◇	
		②十分な介護技術の習得				◎	◇	◇	
		③ヘルパー実習、体験学習の受け入れ管理		◎	◎	◎	◇		
		④利用枠の拡大見直しと受け入れ	★	◎	◎	◎	◇	◇	

ヘルパーステーション（★決裁　◎確認・報告　◇起案・実行）

No.	業務分掌事項	職務内容	理事長	施設長	事務長	担当課長	担当主任	担当副主任	ケアマネジャー
1	年度事業計画に関すること	1. 昨年度の振り返りと反省				★	◎		◇
		2. 法人年度事業計画確認				★	◎		◇
		3. ヘルパーステーションの事業計画立案、策定				★	◎		◇
2	年間業務スケジュールに関すること	1. 年度計画に則った年間業務スケジュールの策定				★	◎		◇
		2. 月間、週間業務スケジュールの策定				★	◎		◇
3	利用者サービスに関すること	1. ケアプランに基づくサービス利用者の健康状況の調査把握				◎	◇		◇
		2. サービス利用者とヘルパーとの相性の適切な把握と必要な担当替えの実施				◎	◇		◇
		3. 利用者の的確な苦情処理と対応	◎		◎	◎	◇		◇
		4. 利用者の日々の健康状態の観察と把握必要に応じたケアマネジャーへの報告				◎	◇		◇
		5. ケアマネジャーとの適切な情報交換と情報の共有化				◎	◇		◇
4	登録ヘルパー管理に関すること	1. 登録ヘルパーの管理把握（資格、介護技術力、人柄、住居、職業、家族構成など）	★		◎	◎	◇		◇
		2. 登録ヘルパーに対する適切な教育の実施（社内教育や外部研修への参加促進など）		★	◎	◎	◇		◇
		3. 新規登録ヘルパーの獲得拡大	★	◎	◎	◎	◇	◇	◇
		4. 登録ヘルパーに対する精神面、技術面双方での適切なフォローやカウンセリングの実施			◎	◎	◇	◇	
5	サービス実績の把握と管理	1. 介護サービス実績の把握と管理	★	◎	◎	◎	◇	◇	
		2. 適切な介護請求処理			◎	◎	◇	◇	
6	業務の効率化と経費削減	①年度経費予算の立案と策定	★	◎	◎	◎	◇	◇	
		②経費予算の進捗管理と報告	★	◎	◎	◎	◇	◇	
		③介護関連業務に関する効率化の立案と実施	★	◎	◎	◎	◇	◇	
6	関連部門との連携協力	1. デイケアサービスなどの在宅サービス部門及び○○ホームとの適切な連携と情報の共有化	★	◎	◎	◎	◇	◇	
7	その他	1. 利用者のサービス情報のデータベース化	★	◎	◎	◎	◇	◇	
		2. 業務月報などの業務管理報告の充実徹底	★	◎	◎	◎	◎	◇	◇

栄養課 （★決裁 ◎確認・報告 ◇起案・実行）

No	業務分掌事項	職務内容	理事長	統括施設長	事務長	担当課長	担当主任	担当副主任	栄養士
1	年度事業計画に関すること	①昨年度の振り返りと反省			◎	◎	◇	◇	
		②法人年度事業計画の確認		◎	◎	◎	◇		
		③栄養課の事業計画の立案、策定	★	◎	◎	◎	◇	◇	
2	年間業務スケジュールに関すること	①年度計画に則した年間業務スケジュールの策定	★	◎	◎	◎	◇	◇	
		②月間・週間業務スケジュールの策定	★	◎	◎	◎	◇	◇	
3	利用者サービスに関すること	①利用者の嗜好調査、ヒアリングの実施		◎	◎	◎	◇	◇	◇
		②喫食状況の観察		◎	◎	◎	◇	◇	◇
		③各種メニューへの反映		◎	◎	◎	◇	◇	◇
		④テーブルバイキングなどの独自メニューの作成		◎	◎	◎	◇	◇	◇
		⑤利用者の健康度に応じた個別献立メニューの提供（利用者個人別健康メニュー表の作成）	★	◎	◎	◎	◇	◇	◇
4	食材の発注、仕入れに関すること	年間メニューに合わせた外部業者の選定と適切な価格の交渉	★		◎	◎	◇	◇	◇
5	納品管理に関すること	指示どおりの食材が納入されているかのチェックと必要な指導				◎	◇	◇	◇
6	原価管理に関すること	仕入れ、加工その他のコスト管理と分析		◎	◎	◎	◇	◇	◇
7	安全衛生に関すること	厨房内、食堂内など必要な個所・場所の衛生管理の徹底と指導教育		◎	◎	◎	◇	◇	◎
8	作業管理に関すること	①効率的な人員配置、作業スケジュール、作業分担の実施		◎		◎	◇	◇	◎
		②調理技術の向上			◎	◎	◇	◇	◇
9	ケアプランに関すること	①カンファレンスの参加			◎	◎	◇	◇	◇
		②ケアプランに基づいた献立への反映			◎	◎	◇	◇	◇
10	その他	①業務日誌などの記録作成	★		◎	◎	◇	◇	◎
		②加工食材の定期保存の実施				◎	◇	◇	◎

健康推進課（★決裁 ◎確認・報告 ◇起案・実行）

No.	業務分掌事項	職務内容	理事長	統括施設長	事務長	担当課長	担当主任	担当副主任
1	年度事業計画に関すること	①昨年度の振り返りと反省		◎	◎	◎	◎	◇
		②法人年度事業計画確認	★	◎	◎	◎	◎	◇
		③健康推進課の事業計画立案・策定	★	◎	◎	◎	◎	◇
2	年間業務スケジュールに関すること	①年度計画に則った年間業務スケジュールの策定	★	◎	◎	◎	◎	◇
		②月間、週間業務スケジュールの策定		★	◎	◎	◎	◇
3	利用者サービスに関すること	①利用者の健康管理に関する計画立案および実施	★	◎	◎	◎	◎	◇
		＊定期健康診断の実施		★	◎	◎	◎	◇
		＊利用者個々人の健康カルテ作成とメンテナンス		★	◎	◎	◎	◇
		＊利用者事故報告に基づく改善、対応マニュアルの作成と周知徹底		◎	◎	◎	◎	◇
		②利用者の事故、ケガ、病気等の緊急時への対応処理	★	◎	◎	◎	◎	◇
		③利用者およびその家族・職員への健康教育の立案・実施			◎	◎		◇
		＊糖尿病、高血圧、貧血、院内感染症などに関する健康教育の開催実施		◎	◎	◎	◎	◇
		＊健康教育パンフレットの作成		◎	◎	◎		◇
4	関連部門との連携・協力	④精神衛生などメンタルケアに関する知識習得とその啓蒙		◎	◎	◎	◎	◇
		利用者入院時、ケアプラン作成時、ショートステイ時などの際の生活介護課との連携協力			◎	◎	◎	◇
5	業務の効率化と経費削減	①年度経費予算の立案と策定	★	★	◎	◎	◎	◇
		②経費予算の進捗管理とその報告		◎	◎	◎	◎	◇
6	その他管理に関すること	業務日誌の作成と必要な申し送り	★	★	◎	◎	◎	◇
7	ケアプランに関すること	ケアカンファレンス参加		◎	◎	◎	◎	◇

居宅介護支援事業 (★決裁 ◎確認・報告 ◇起案・実行)

No.	業務分事項	職務内容	理事長	施設長	事務長	担当課長	担当主任	副主任	ケアマネジャー
1	年度事業計画に関すること	①昨年度の振り返りと反省		◎	◎	★	◇	◇	
		②法人年度事業計画確認		◎	◎	★	◇	◇	
		③居宅介護支援事業の事業計画立案、策定		◎	◎	★	◇	◇	
2	年間業務スケジュールに関すること	①年度計画に則った年間業務スケジュールの策定		◎	◎	★	○	○	
		②月間、週間業務スケジュールの策定		◎	◎	★	○	○	
3	利用者サービスに関すること	①ケアプラン作成	◎			◎	◇		◇
		②各種サービス申請代行		◎		◎	◇		◇
		③総合相談事業		◎		◎	◇		◇
		④他関連機関との連絡調整				◎	◇		◇
		⑤ケアプラン見直し				◎	◇		◇
		⑥新規利用者の拡大				◎	◇		◇
4	給付管理業務	①国保連への請求事務	◎	◎		◎	◇	◇	
		②他介護支援事業者との実績確認・連絡				◎	◇	◇	
		③適切な介護請求フォロー				◎	◇	◇	
5	支援センター業務	①総合相談	★	◎	◎	◎		◇	
		②高齢者の実態把握	★		◎	◎		◇	
		③介護保険対象外の方への支援				◎		◇	
		④福祉用具の展示および紹介				◎		◇	
6	地域との連携	民生委員および相談協力員との連携調整	★	◎		◎		◇	
7	関連部門との連携協力	デイケアサービスなどの在宅サービス部門および○○ホームとの適切な連携と情報の共有化				◎		◇	
8	職員協力	ケアマネジャーの質の向上		◎	◎	◎		◇	
9	その他	①利用者のサービス情報のデータベース化	★	◎	◎	◎		◇	◇
		②業務月報などの業務管理報告の充実徹底	★	◎	◎	◎		◇	◇

生活介護課 （★決裁　◎確認・報告　◇起案・実行）

No.	業務分掌事項	職務内容	理事長	統括施設長	事務長	担当課長	担当主任	担当副主任	相談員	ケアマネジャー
1	年度事業計画に関すること	①昨年度の振り返りと反省	◎		◎	◎	◇	◇		
		②法人年度事業計画の確認		★	◎	◎	◎			
		③生活介護課の事業計画立案および策定		★	◎	◎	◇	◇		
2	年間業務スケジュールに関すること	①年度計画に即った年間業務スケジュールの策定		★	◎	◎	◇	◇		
		②月間、週間業務スケジュール（早、中、遅）策定		★	◎	◎				
3	利用者サービスに関すること	①利用者満足度向上のための日常業務改善計画の立案、策定			◎	◎				
		②業務改善課題の遂行			◎	◎	◇	◇		
		③利用者との面談、相談、利用者カルテの作成メンテナンス等の利用者状況の把握と管理		★	★	◎	◇	◇	◇	
		④利用者やその家族等からのクレームの受付、対応その連絡と処理		★	◎	◎			◇	
		⑤〇〇会の月間予定表の作成			◎	◎	◇			
4	ケアプランに関すること	①介護度に応じたケアプランの立案			◎	◎	◎	◇		
		②ケアプランに基づいた介助業務の実践		★	◎	◎	◇	◇		
		③ケア実績の把握と管理（OAインプットやケアチェック記録の実施）			◎	◎	◇	◇		★
5	業務の効率化と経費削減	①年度経費予算の立案と策定	★	◎	◎	◎	◇	◇		
		②経費予算の進捗管理とその報告		◎	◎	◎	◇	◇		
		③介護関連業務に関する効率化の立案と実施		◎	◎	◎	◇	◇		
6	利用者の金銭管理に関すること	①利用者からの小口預かり金の管理		★	◎	◎	◇	◇	◇	
		②利用者の小遣い払い出し表の管理と手続き		★	◎	◎	◇	◇	◇	
7	管理に関すること	①業務日誌の作成と必要な申し送り		★	◎	◎	◇	◇		
		②施設および介護関連器具の維持管理		★	◎	◎	◇	◇		
		③ヘルパー実習の受け入れ管理			★	◎	◇	◇		
8	事故対策	①事故報告書の作成		★	◎	◎◇	◎	◇		
		②事故対策防止			◎	◎	◇			
9	入所受け入れに関すること	①新入所者ケアカンファレンス		★	◎	◎	◇	◇	◇	
		②判定会議		★	◎	◎	◇	◇	◇	
		③ショート受け入れ入所準備			◎	◎	◇	◇	◇	

1. 組織管理規定例

総務課（★決裁　◎確認・報告　◇起案・実行）その1

No.	業務分掌 事項	職務内容	職務権限区分					
			理事長	統括施設長	事務長	担当課長	担当主任	担当副主任
1	法人理念、経営計画に関すること	①法人理念の制定、改定	★	◎	◎			
		②経営計画のまとめ策定	★	◎	◎	◇	◇	◇
2	業務組織に関すること	①業務分掌、職務権限の変更修正	★	◎	◎	◇	◇	◇
		②業務組織の新設、改廃等の変更	★	◎	◎			
		③センター、事業所などの開設・改廃	★	◎	◎			
3	予算管理に関すること	①年度予算計画（経費、売上）のまとめ策定	★	◎	◎	◇	◇	◇
		②予算、実算の差異の分析と報告	★	◎	◎	◇	◇	◇
4	経営分析に関すること	①経営指標に関する年度比較と分析	◎	◎	◎	◇	◇	◇
		②他施設との情報収集と比較分析	◎	◎	◎		◇	◇
		③経営に重要な影響を与える各種情報の収集と分析	◎	◎	◎		◇	◇
5	会議に関すること	理事会、幹部会の事務局業務	◎	◎	◎		◇	◇
6	経営内容開示に関すること	①開示内容の調整、決定	★	◎	◎		◇	◇
		②開示資料の作成管理	◎	◎	◎		◇	◇
7	監査に関すること	①監査関連資料の作成と調整	★	◎	◎	◇	◇	◇
		②監査の受け入れ対応	★	◎	◎	◇	◇	◇
8	規定に関すること	①各種基本規定の制定、改廃	★	◎	◎	◇	◇	◇
		②諸規定全般の運用管理	◎	◎	◎	◇	◇	◇
9	庶務業務に関すること	①各種行事の運営管理	◎	◎	◎	◇	◇	◇
		②来客受け入れ、電話交換他	◎	◎	◎	◇	◇	◇
		③社外の慶弔関連	★	◎	◎	◇	◇	◇
		④防災、安全管理	★	◎	◎	◇	◇	◇
		⑤各種リース・レンタルの契約管理	◎	◎	◎	◇	◇	◇
		⑥その他庶務業務一般	◎	◎	◎	◇	◇	◇
10	契約文書に関すること	①利用者との介護関連契約など重要な文書の作成と保管	★	◎	◎	◇	◇	◇
		②各種契約書の審査、締結、管理	★	◎	◎	◇	◇	◇
11	財産管理に関すること	①固定資産の購入、処分の決定と管理	★	◎	◎	◇	◇	◇
		②固定資産台帳の作成管理	★	◎	◎	◇	◇	◇

総務課（★決裁 ◎確認・報告 ◇起案・実行）その2

No.	業務分掌 事項	職務内容	理事長	統括施設長	事務局長	担当課長	担当主任	担当副主任
14	給与等の事務手続きに関すること	③出張旅費などの管理、運用	★	◎	◎	○	◇	◇
15	勤怠管理に関すること	①勤務形態の制定、改廃に関する運用	★	◎	◎	○	◇	◇
		②年間休日の設定	★	◎	◎	○	◇	◇
		③所定内、外労働時間の運用管理	★	◎	◎	○	◇	◇
		④職員の勤怠管理	★	◎	◎	○	◇	◇
		⑤海外出張費の管理	★	◎	◎	○	◇	◇
		⑥身分証明に関する管理運用	★	◎	◎	○	◇	◇
16	労務に関すること	労使間協議に関すること	★	◎	◎	○	◇	◇
17	福利厚生に関すること	①福利厚生施策の立案	★	◎	◎	○	◇	◇
		②福利厚生施設の運営、管理	★	◎	◎	○	◇	◇
		③社会保険、労働保険に関すること	★	◎	◎	○	◇	◇
		④業務上災害に関すること	★	◎	◎	○	◇	◇
		⑤定期健康診断に関すること	★	◎	◎	○	◇	◇
		⑥職員共済、慶弔に関すること	★	◎	◎	○	◇	◇
18	車輌運転に関すること		★	★	◎	○	◇	◇
19	外部NPO・ボランティアとのかかわり		◎	◎	◎	○		◇

No.	業務分掌 事項	職務内容	理事長	統括施設長	事務局長	担当課長	担当主任	担当副主任
12	人事管理に関すること	①人事政策・制度の立案	★	◎	◎	○	◇	◇
		②人事・給与関連規定の制定・改廃	★	◎	◎	○	◇	◇
		③部門別要員計画の立案・管理	★	◎	◎	○	◇	◇
		④人件費予算の作成・管理	★	◎	◎	○	◇	◇
		⑤各種表彰制度の企画・実施	★	◎	◎	○	◇	◇
		⑥各種人事関連資料の作成・管理	★	◎	◎	○	◇	◇
13	採用・任免・評価に関すること	①職員の募集、採用	★	◎	◎	○	◇	◇
		②臨時職員の募集、採用	★	◎	◎	○	◇	◇
		③職員の配置、異動の立案	★	◎	◎	○	◇	◇
		④退職、求職、復職、解雇の決定	★	◎	◎	○	◇	◇
		⑤人事考課の実施、調整	★	◎	◎	○	○	◇
		⑥昇格、昇進、降格の評価とその調整	★	◎	◎	○	○	◇
		⑦昇給、賞与の評価、調整、決定	★	◎	◎	○	○	◇
		⑧賞罰の検討調整	★	◎	◎	○		◇
14	給与等の事務手続きに関すること	①給与・賞与の計算、支給	★	◎	◎	○	◇	◇
		②源泉徴収・年末調整の事務手続き	★	◎	◎	○	◇	◇

2. 組織図作成例

資料3　医療法人○○会　組織図(ピラミッド型カンパニー制)
資料4　社会福祉法人○○老人福祉部門　職員配置図

資料概要

組織図作成例

地方の療養型病院（医療、福祉施設混在型）の組織図例と東京都下の社会福祉法人（特別養護老人ホーム）2個所の組織図を例示

第4部 ミッションマネジメント・システムの構築資料

資料3　医療法人○○会　組織図（ピラミッド型カンパニー制）

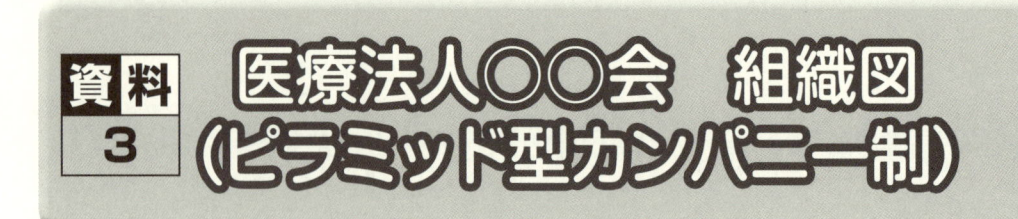

経営改善委員会

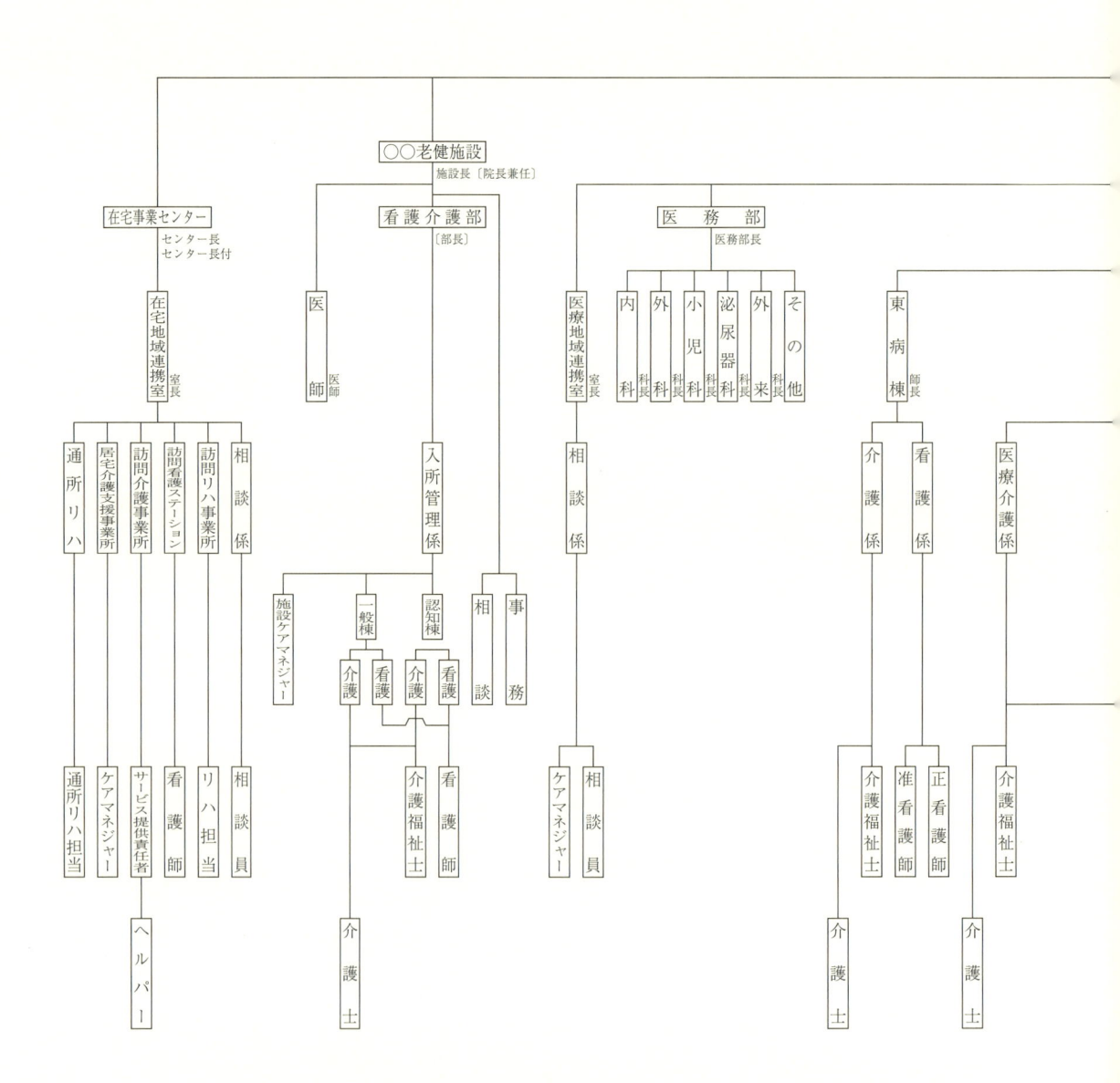

○○老健施設（施設長〔院長兼任〕）

- **在宅事業センター**（センター長／センター長付）
  - 在宅地域連携室（室長）
    - 通所リハ → 通所リハ担当
    - 居宅介護支援事業所 → ケアマネジャー
    - 訪問介護事業所 → サービス提供責任者 → ヘルパー
    - 訪問看護ステーション → 看護師
    - 訪問リハ事業所 → リハ担当
    - 相談係 → 相談員

- **看護介護部**〔部長〕
  - 医師
  - 入所管理係
    - 施設ケアマネジャー
    - 一般棟（介護／看護）
    - 認知棟（介護／看護）
    - → 看護師／介護福祉士 → 介護士
  - 相談 → 事務

- **医務部**（医務部長）
  - 医療地域連携室（室長）
    - 相談係 → ケアマネジャー／相談員
  - 内科（科長）
  - 外科（科長）
  - 小児科（科長）
  - 泌尿器科（科長）
  - 外来（科長）
  - その他（科長）
  - 東病棟（師長）
    - 介護係 → 介護福祉士 → 介護士
    - 看護係 → 正看護師／准看護師
  - 医療介護係 → 介護福祉士 → 介護士

242

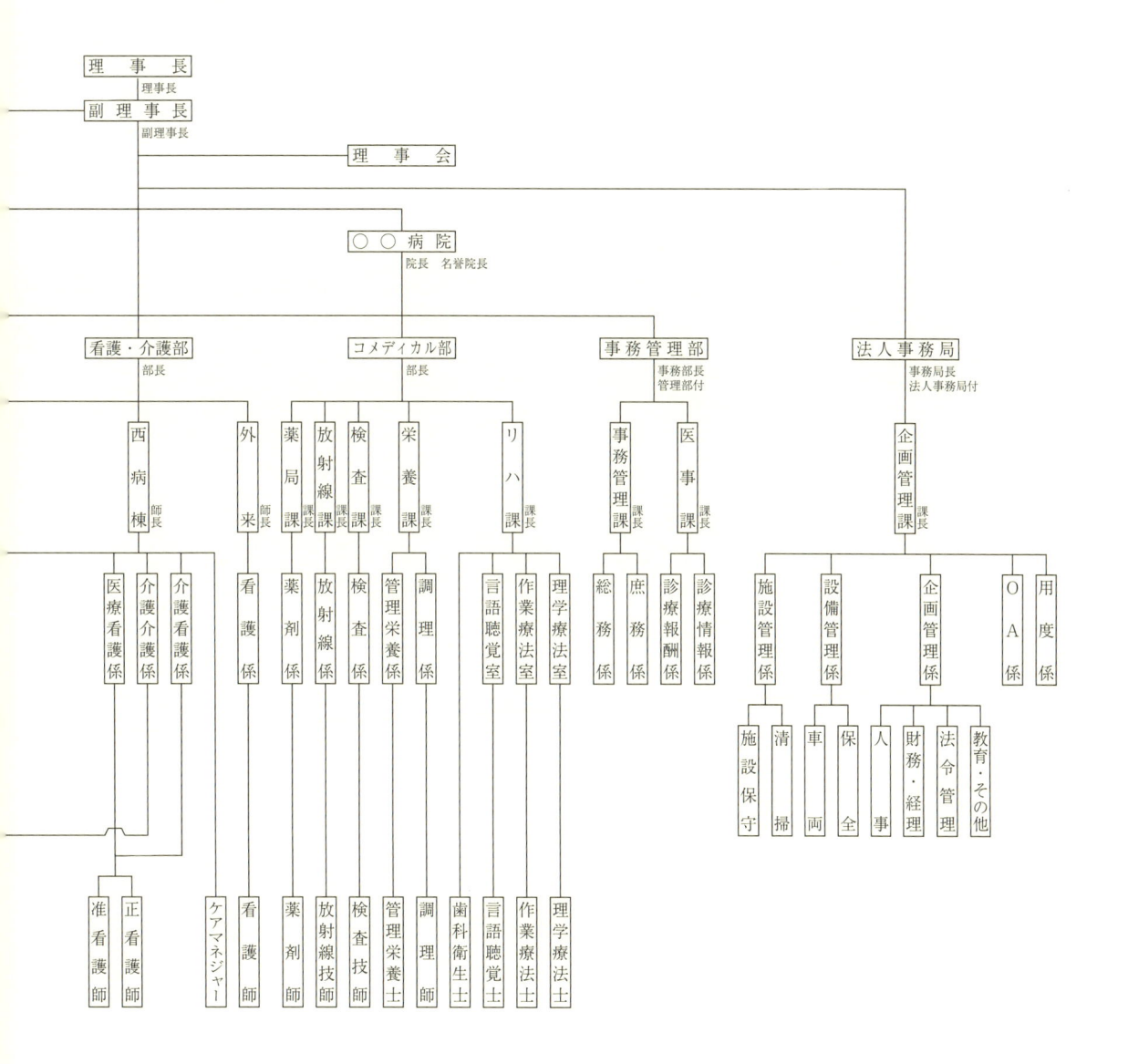

2．組織図作成例

```
理事長 ─ 理事長
│
副理事長 ─ 副理事長
│
├─────────────── 理事会
│                    │
│              ○○病院
│              院長　名誉院長
│                    │
├──────┬──────────┬──────────┐
看護・介護部  コメディカル部  事務管理部   法人事務局
部長         部長          事務部長      事務局長
                         管理部付      法人事務局付
```

看護・介護部		コメディカル部					事務管理部		法人事務局
西病棟 師長	外来 師長	薬局課 課長	放射線課 課長	検査課 課長	栄養課 課長	リハ課 課長	事務管理課 課長	医事課 課長	企画管理課 課長

- 看護・介護部
  - 西病棟（師長）
    - 医療看護係 — 正看護師／准看護師
    - 介護看護係
    - 介護看護係
  - 外来（師長）
    - 看護係 — 看護師
    - ケアマネジャー

- コメディカル部
  - 薬局課 — 薬剤係 — 薬剤師
  - 放射線課 — 放射線係 — 放射線技師
  - 検査課 — 検査係 — 検査技師
  - 栄養課
    - 管理栄養係 — 管理栄養士
    - 調理係 — 調理師
  - リハ課
    - 言語聴覚室 — 歯科衛生士／言語聴覚士
    - 作業療法室 — 作業療法士
    - 理学療法室 — 理学療法士

- 事務管理部
  - 事務管理課
    - 総務係
    - 庶務係
  - 医事課
    - 診療報酬係
    - 診療情報係

- 法人事務局
  - 企画管理課
    - 施設管理係 — 施設保守／清掃
    - 設備管理係 — 車両／保全
    - 企画管理係 — 人事／財務・経理／法令管理／教育・その他
    - OA係
    - 用度係

243

資料4　社会福祉法人〇〇　老人福祉部門　職員配置図

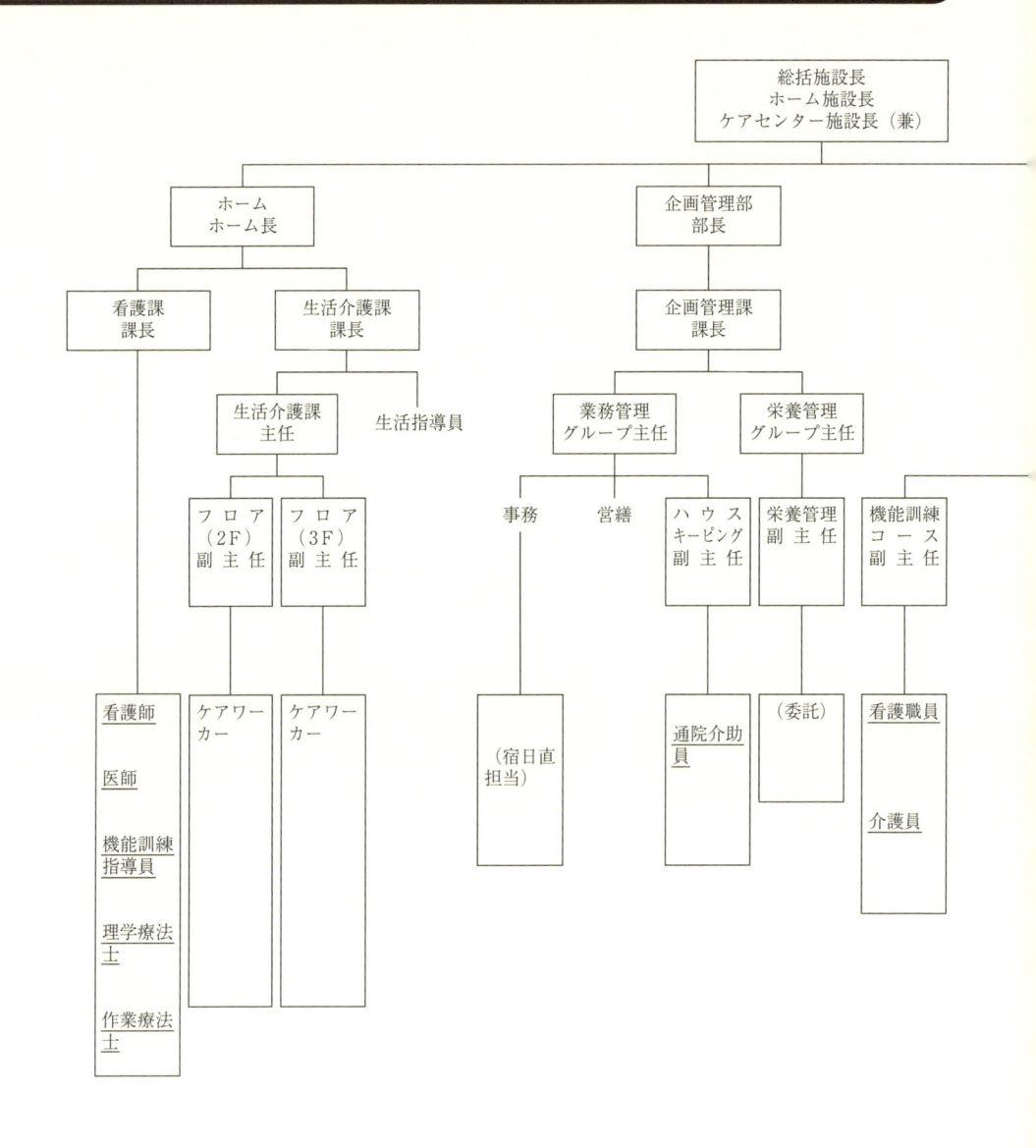

```
                                    総括施設長
                                    ホーム施設長
                                    ケアセンター施設長（兼）
                    ┌───────────────────┴───────────────────┐
                 ホーム                                   企画管理部
                ホーム長                                    部長
        ┌───────┴───────┐                                  │
    看護課              生活介護課                        企画管理課
    課長                  課長                              課長
                    ┌─────┴─────┐                ┌─────────┴─────────┐
                生活介護課    生活指導員        業務管理           栄養管理
                 主任                          グループ主任        グループ主任
                ┌───┴───┐                  ┌─────┬─────┐     ┌─────┬─────┐
             フロア   フロア              事務  営繕  ハウス   栄養管理  機能訓練
             （2F）   （3F）                          キーピング 副主任   コース
             副主任   副主任                          副主任             副主任
    ┌───┐   ┌───┐   ┌───┐              ┌───┐         ┌───┐   ┌───┐   ┌───┐
    看護師  ケアワー  ケアワー            (宿日直       通院介助  (委託)   看護職員
    医師    カー     カー                  担当)        員
    機能訓練                                                            介護員
    指導員
    理学療法
    士
    作業療法
    士
```

施設介護部門　　　　　　　　　**企画管理部門**

2．組織図作成例

平成〇年〇月〇日現在

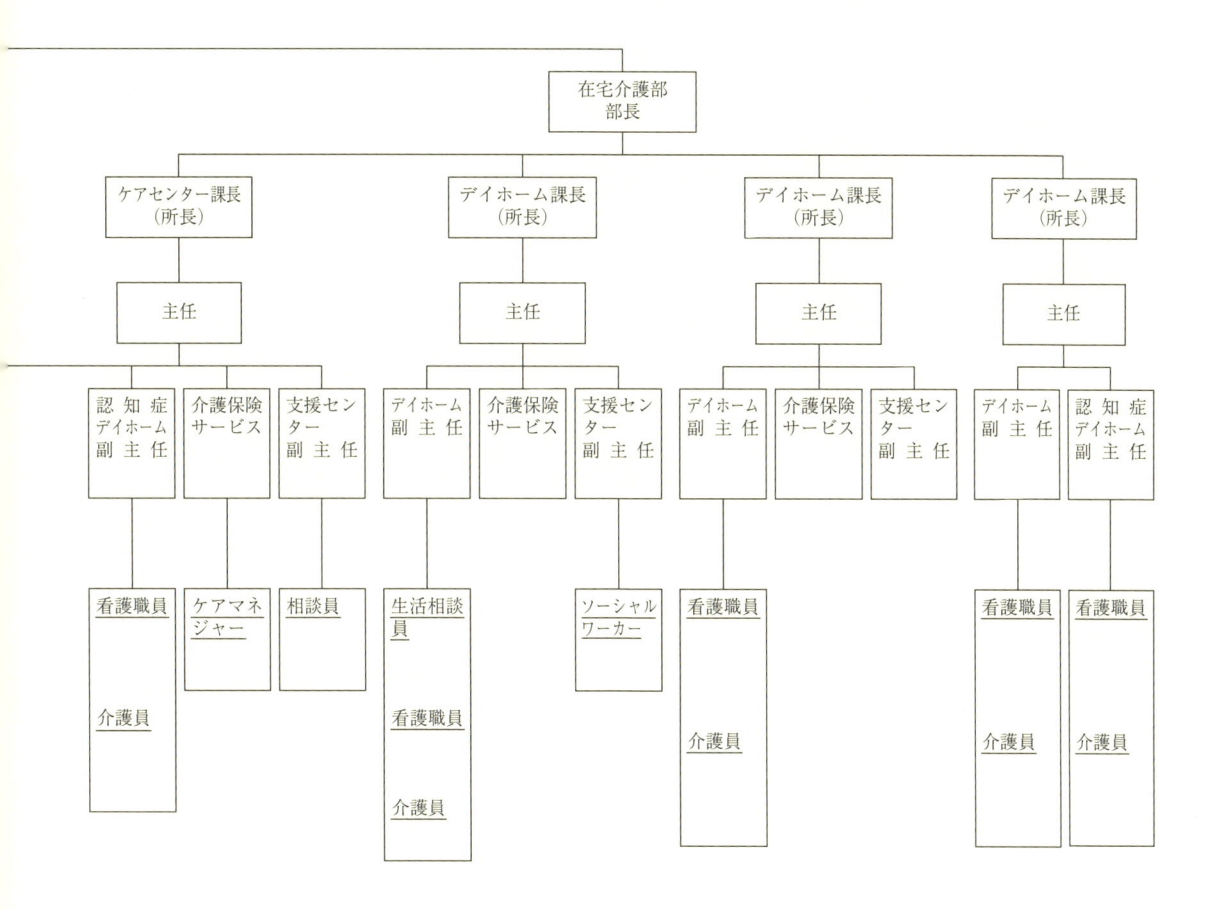

```
                          ┌──────────────┐
                          │ 在宅介護部    │
                          │   部長       │
                          └──────┬───────┘
        ┌────────────────┬───────┴────────┬────────────────┐
  ┌─────┴─────┐   ┌──────┴──────┐   ┌─────┴─────┐   ┌──────┴──────┐
  │ケアセンター│   │デイホーム   │   │デイホーム │   │デイホーム   │
  │課長(所長) │   │課長(所長)   │   │課長(所長) │   │課長(所長)   │
  └─────┬─────┘   └──────┬──────┘   └─────┬─────┘   └──────┬──────┘
      主任              主任              主任              主任
```

ケアセンター	デイホーム	デイホーム	デイホーム
認知症デイホーム副主任／介護保険サービス／支援センター副主任	デイホーム副主任／介護保険サービス／支援センター副主任	デイホーム副主任／介護保険サービス／支援センター副主任	デイホーム副主任／認知症デイホーム副主任
看護職員・介護員／ケアマネジャー／相談員	生活相談員・看護職員・介護員／／ソーシャルワーカー	看護職員・介護員／／	看護職員・介護員／看護職員・介護員

在宅介護部門

245

3．人事諸規定例

資料5　社会福祉法人○○○　給与規定
資料6　社会福祉法人○○会　人事考課規定
資料7　社会福祉法人○○会　昇進・昇降格規定
資料8　社会福祉法人○○会　研修規定

資料概要

人事諸規定例
・給与規定　・人事考課規定　・昇進・昇降格規定　・研修規定

ミッションマネジメント・システムにおける人事制度・仕事等級制度をベースとした人事諸規定を例示。
特徴としては、給与制度においては「成果対応型」の賃金要素である「仕事給」を組み込んだ規定となっていること、人事考課制度においては職員の「仕事・役割・目標」のフレームを示した「仕事等級基準」を軸に人事考課目標を設定、運用する規定となっていること、昇進・昇降格規定においては「降格」運用を明確に明示していることなどである。

資料5　社会福祉法人○○○ 給与規定

第1章　総則

（目的）
第1条　この規定は、社会福祉法人○○○の就業規則第44条の規定に基づき、正職員に支払う給与について定めるものである。

（適用範囲）
第2条　この規定は、○○ホーム、○○ケアセンター、デイホーム○○、デイホーム○○およびデイホーム○○の正職員（以下、職員という）に適用する。
2　前項の職員とは、就業規則第2章第4条により採用された者をいう。
3　嘱託、臨時、または日々の雇用者、およびパートタイム職員等については別に定める。

（均等待遇）
第3条　職員の給与は国籍、信条、社会的身分、性別を理由として差別的取扱いをしないものとする。

（給与の種類）
第4条　職員の給与は、本給、仕事給および第4章に定める手当並びに退職金とする。

（給与の計算期間）
第5条　給与の計算期間は1日から末日までの期間とする。
　　　ただし、超過勤務手当、夜勤手当、宿・日直手当、早朝勤務手当、正月特別手当、休日給、待機手当等の諸手当については前月1日から末日までの期間とする。
2　前項の規定は賞与および退職金については適用しない。

（給与の計算方法）
第6条　所定の勤務時間の全部または一部を業務に従事しなかった場合においては、その従事しなかった時間に対する給与は支給しない。ただし、本規定等で別に定める場合は、その規定による。
2　前項の場合において、従事しなかった時間の計算は、当該計算期間の末日において合計し、1時間未満は切り捨てる。
3　給与の計算期間の中途で新たに採用された者、昇給した者および退職した者の給与は日割り計算とする。
　　　日割り計算は次の方式で行う。

$$日割額 =(本給+仕事給+調整手当+役職手当+住宅手当+通勤手当) \times \frac{1}{月平均所定労働日数}$$

 4 欠勤の場合は1日につき下記の割合で給与より差し引くものとする。
  病気欠勤の場合
   （本給＋仕事給＋調整手当）×1.5/100
  自己都合欠勤の場合
   （本給＋仕事給＋調整手当）×3/100

（給与の支払い日）
第7条 給与は毎月25日に支給する。ただし、当日が休日または土曜日に当たるときは、支給日前の休日等でない日に順次繰り上げる。

（非常時払い）
第8条 前条の規定にかかわらず、次の各号に該当する場合には、職員または遺族の請求があれば給与支払い日前であっても既往の給与を臨時に支払うことができる。
 (1) 職員本人および職員の収入によって生計を維持する者が死亡した場合
 (2) 職員本人が退職した場合
 (3) 職員本人が解雇された場合
 (4) 前各号のほか、やむを得ぬ事情があると施設長が認めた場合
 2 前項第2号の場合は、当月分の給与の全額を支給する。
 3 第1項第1号で給与計算期間の途中で退職した場合、日割り計算によって支払うものとする。

（給与の支払い方法）
第9条 支払は原則として通貨で直接、職員にその全額を支給する。ただし、法令に定める者および職員の過半数を代表する者と書面による協定、または職員本人の同意がある場合は控除して支給する。
 (1) 法令に定められているもの（所得税、地方税、健康保険料、厚生年金保険料、雇用保険料）。
 (2) 職員の過半数を代表する者と書面による協定または職員本人の同意が必要なもの（職員会費、従事者共済会費、財形貯蓄　等）。
 2 前項本文にかかわらず、職員本人の希望により、本人の指定する預金口座に振り込み支給することができる。

（休職期間中の給与）
第10条 職員が業務外の事故により負傷しまたは疾病にかかり、就業規則第7条第1号から第4号によって休職したときは、休職期間が6カ月に達するまでは、本給および仕事給の100分の60を支給し、以後は支給しない。
 2 就業規則第7条第6号による休職については、休職期間12カ月までは本給および仕事給の100分の60を支給し、以後は100分の40を必要と認める期間支給する。

（支給の停止）
第11条　休職期間もしくは長期欠勤する者が、他法によって保険給付等を受けられる場合は、この規定による支給は行わない。

（労働者災害補償保険法　第12、14、15、18条　健康保険法　第45条）

第2章　基本給

（基本給の構成）
第12条　職員の給与は本給、仕事給をもって構成し、年齢、経験、学歴、技能および職務の内容等を考慮して各人ごとに決定する。
  2　本給は、在籍職員について新たに設定した額をもって本給とし、以降は毎年、別表1に定める「本給表」に基づいて昇給を行うものとする。
  3　本給は原則として変更しないものとする。
  4　仕事給は等級ごとに上限額を設け、これを越えなければならない事情の場合は理事長が決定する。
  5　仕事給は、職員が格付けされた仕事給の求める等級基準に対し、その達成度の人事考課の結果をもとに別表2「仕事給表」に定められた仕事給を支給する。
　　ただし、これを越えなければならない事情の場合は理事長が決定する。
  6　「仕事給」は年度毎に変更することができるものとする。

第3章　昇（降）給および昇（降）格

（昇給の種類および時期）
第13条　昇給は、定期昇給、ベースアップおよび昇格昇給とに区分する。
  2　昇給は、特別の定めのある者以外は、在籍1年以上の職員に対し、毎年4月1日を基準日として実施するものとする。
  3　前各号の規定にかかわらず、職員が満58歳に達した日以降直近の3月31日を超えて在籍する場合は、当該3月31日の翌日以降昇給させることはできない。

（定期昇給）
第14条　定期昇給において、本給は別表1の「本給表」により昇給する。仕事給については過去1年間を対象とした人事考課の結果をもとに別表2に定める「仕事給表」によって決定するものとする。
  2　この本給と仕事給の合計額を、その年度の給与月額とする。

（ベースアップまたはベースダウン）
第15条　ベースアップまたはベースダウンは、法人の業績、賃金構造の是正、将来の人材確保対策、一般社会の賃金情勢などを考慮し、人事政策の一環として必要であると法人が判断したときに、これを行うものとする。
  2　ベースアップおよびベースダウンの金額および配分方法はその都度法人が決定するものとする。

(昇格昇給)
第16条　昇格昇給は、昇進、昇降格規定に基づいて昇格したとき、「仕事給表」、「役職手当」をもとに、これを行うものとする。

第4章　手当

(手当の種類および額等)
第17条　職員に対しては、別表3に定める手当を支給する。

(その他の運用)
第18条　本規定に定めている以外に特別な事情がある場合には、理事長の定めにより支給することができる。また本規定に定めのあるほか、手当の適用に当たっての細部について必要な事項は、施設長が定める。

第5章　退職金

(退職金)
第19条　職員の退職金は、社会福祉施設職員退職手当共済法に定める退職手当共済契約により行う。
　2　東京都社会福祉協議会従事者共済会に加入した場合には、その支給を行う。

(功労退職金)
第20条　前条の退職金のほか、特に功労のあったと認められる者が退職する場合は、理事会の承認を受け、功労退職金を支給することができる。

第6章　改正

(改正)
第21条　この規定の改正は職員の代表者の意見を聞いた上で、社会福祉法人○○○の理事会の議決により行う。

附則
1．この規定は平成　年　月　日から施行する。
2．この規定の一部改正は、平成　年　月　日から適用する。

(別表1-1「本給表」―積み上げピッチ)

等級および査定に基づく給与の積み上げピッチは別表のとおりとする。
表の見方
等級1：一般B　等級2：一般A　等級3：副主任　等級4：主任
等級5：課長　　等級6：部長、寮母長　等級7：施設長

査定＼等級	E	D	C	B	A
1	1,300	1,400	1,500	1,600	1,700
2	1,900	2,000	2,100	2,200	2,300
3	2,400	2,500	2,600	2,700	2,800
4	2,900	3,000	3,100	3,200	3,300
5	2,900	2,700	2,500	2,300	2,100
6	1,700	1,500	1,300	1,100	1,000
7	900	800	700	600	500

(別表1-2「本給表」―昇格モデル：新卒用)

年齢	等級－査定	本給額	積み上げピッチ	年齢	等級－査定	本給額	積み上げピッチ
18	1－D	105,000	1,500	37	6－D	150,800	1,300
19	1－C	106,500	1,600	38	6－C	152,100	1,100
20	1－B	108,100	2,000	39	6－B	153,200	1,100
21	2－D	110,100	2,100	40	6－B	154,300	1,000
22	2－C	112,200	2,200	41	6－A	155,300	800
23	2－B	114,400	2,500	42	7－D	156,100	700
24	3－D	116,900	2,600	43	7－C	156,800	600
25	3－C	119,500	2,700	44	7－B	157,400	600
26	3－B	122,200	2,700	45	7－B	158,000	500
27	3－B	124,900	3,000	46	7－B	158,500	
28	4－D	127,900	3,100	47			
29	4－C	131,000	3,200	48			
30	4－B	134,200	3,200	49			
31	4－B	137,400	2,700	50			
32	5－D	140,100	2,500	51			
33	5－C	142,600	2,300	52			
34	5－B	144,900	2,300	53			
35	5－B	147,200	2,100	54			
36	5－A	149,300	1,500	55			

(別紙2「仕事給表」)

7等級 (施設長)		
	A	185,000
	B	180,000
	C	170,000
	D	160,000
	E	155,000

6等級 (部長) (寮母長)		
	A	150,000
	B	148,000
	C	144,000
	D	140,000
	E	138,000

5等級 (課長)		
	A	135,500
	B	133,500
	C	129,500
	D	125,500
	E	123,000

4等級 (主任)		
	A	120,500
	B	118,750
	C	115,250
	D	111,750
	E	110,000

3等級 (副主任)		
	A	108,000
	B	106,250
	C	102,750
	D	99,250
	E	97,500

2等級 (一般A)		
	A	95,500
	B	94,000
	C	91,000
	D	88,000
	E	86,500

1等級 (一般B)		
	A	85,000
	B	83,500
	C	80,500
	D	77,750
	E	76,000

ただし、看護職、栄養士、機能訓練士に関しては上記の額を1.15倍したものを用いる（10円未満は四捨五入）。

(別表3「諸手当」)

No	名　　称	額または率	支給対象、支給条件など
1	調　整　手　当	仕事等級制度の導入に伴い、職員への給与に不利益が生じないように支給する手当	
2	役　職　手　当	1．月額　70,000円 2．〃　　60,000円 3．〃　　50,000円 4．〃　　20,000円 5．〃　　10,000円	1．施設長 2．寮母長、部長 3．課長 4．主任 5．副主任
3	住　宅　手　当	1．月額　15,000円 2．〃　　 8,000円 3．〃　　 5,000円	1．賃貸家屋居住の世帯主で扶養家族同居者（ただし実負担額を限度とする） 2．賃貸家屋居住の世帯主で扶養家族のいない者（ただし実負担額を限度とする） 3．世帯主で持ち家の場合
4	通　勤　手　当 (通勤距離の片道が2km以上の場合に支給する)	1．一カ月定期代の実費とし、30,000円を限度とする。 2．片道2km以上10km未満　　　　　　　　　　　　2,600円 　片道10km以上15km未満　　　　　　　　　　　　5,000円 　片道15km以上　8,700円	1．交通機関利用の職員 　経済的合理的方法により電車またはバスを利用する者 2．自転車などを利用する者
5	夜　勤　手　当	1回　6,000円	夜勤の寮父母、午後10時から翌日の午前5時までを含む時間帯を勤務したときを1回として支給
6	宿・日直手当	宿直　1回　5,800円 日直　1回　5,500円	宿・日直した職員に支給
7	早朝勤務手当	1回　1,000円	栄養士、調理師など午前6時30分より勤務する者に支給
8	正月特別手当	1．1日　3,000円 2．1回　2,000円	正月1日から3日までに出勤した交代制勤務職員に支給 　1．日勤の者に支給 　2．12月31日から1月3日までの夜勤者に加算して支給
9	超過勤務手当	1．法定労働時間（8時間）を超過して勤務した場合 　1時間当たりの基準給与額 　　　　　　×1.25×時間数 2．法定時間以内で勤務した場合 　1時間当たりの基準給与額 　　　　　　×1.00×時間数	※所定の労働時間を超えて勤務を命ぜられた職員にその超過した時間に割増給与として支給（ただし、課長以上の役職手当を受けている者を除く） ※1時間当たりの基準給与額は（本給＋仕事給＋役職手当＋住宅手当）÷月平均所定労働時間
10	深夜勤務手当	「超過勤務手当」に「1時間当たりの基準給与額×0.25×時間数」を加算	午後10時から翌日の5時までの深夜時間に勤務が及んだ場合
11	休　日　給	1時間当たりの基準給与額 　　　　　　×1.35×時間数	休日に勤務を命じた職員に対して支給

No	名称	額または率	支給対象、支給条件など
12	待機手当	1回につき　1,300円 ただし、遺体の処置をした場合は、8回分を加算	ホームの看護師（夜間休日に待機した場合と入居者の死亡により午後5時30分から翌日の午前9時00分の間に遺体の処置をした者に支給
13	賞与	（本給＋仕事給＋役職手当＋調整手当）×支給率×支給割合（在職期間別割合） 1．支給時期は6月、12月とする 2．賞与（夏期、冬期）の在職期間別支給割合は次表のとおり | 在職期間 | 支給割合 | |---|---| | 130日以上 | 10割 | | 120日 〃 130日未満 | 9割 | | 105日 〃 120日 〃 | 8割 | | 90日 〃 105日 〃 | 7割 | | 75日 〃 90日 〃 | 6割 | | 60日 〃 75日 〃 | 5割 | | 45日 〃 60日 〃 | 4割 | | 30日 〃 45日 〃 | 3割 | | 15日 〃 30日 〃 | 2割 | | 1日 〃 15日 〃 | 1割 |	1．夏期賞与は6月1日、冬期賞与は12月1日を基準日として、それぞれの基準日に在職する職員に支給 2．支給時期は、6月、12月とし、理事長の定める日に支給 3．在職期間は支給算定期間において職員として在職した期間（勤務を要しない日を除く）であり、日を単位とする 4．支給算定期間は夏期賞与が12月2日〜6月1日、冬期賞与が6月2日〜12月1日 5．退職者、休職中または休業中の職員については就業の時間などにより一部支給することができる 6．勤務実績日数の算定に当たって、年次有給休暇の取得日数は勤務実績日とみなすものとする 7．賞与（年2回）の支給月数は、社会状況および経営状況を勘案して決定する

資料6 社会福祉法人○○会 人事考課規定

第1章　総則

（目的）
第1条　この規定は、社会福祉法人○○会（以下、法人という）の人事考課を統一的・定期的に継続して実施するための基準および手続きを定めたものである。
　2　人事考課は、「仕事等級基準」に定められた業務目標に対してその持てる能力と個性を最大限発揮し、一定期間の間にどれだけ目標達成したかを見ることにより、職員が果たした法人貢献度を適切に評価把握しようとするものである。

（人事考課の使用目的）
第2条　人事考課は、職員の能力開発・活用および適正な人事処遇のため次の目的に使用する。
　①　教育訓練　管理者は、部下の教育訓練に際して、人事考課の内容を被考課者の能力開発・活用の着眼点を把握するための資料として役立たせる。
　②　異動配置　管理者は部下の異動配置に際して、人事考課の被考課者の適性・適所を把握するための資料として役立たせる。
　③　昇格昇進　昇進昇降格規定に則り、人事考課の判定結果を昇降格および昇進のための資料として役立たせる。
　④　昇　給　毎年の昇給に当たり、その昇給額を決定するための資料として活用する（「成果・実績」、「能力」、「姿勢」の3要素全体で総合的に判定する）。
　⑤　賞　与　賞与の資料として活用する（「成果・業績」考課の結果を重視して判定する）。

（適用範囲）
第3条　この規定の適用を受ける者は、職員就業規則第5条に定める正職員とする。ただし、次の各号のいずれかに該当する者を除く。
　①　勤続6カ月未満の者
　②　考課対象期間中3カ月以上休職または欠勤した者

（用語の定義）
第4条　この規定において使用する用語の定義は、次の各号のとおりとする。
　①　人事考課　第1条および第2条の目的を達成するため、成果・実績・能力・姿勢の度合いを組織的に客観的な事実に基づいて観察し、分析する手続きを行うこと。

② 成果・業績考課
　　仕事等級基準によってあらかじめ定められた「成果・業績」を示す目標に対してどの程度遂行したかを把握、分析すること。
③ プロセス考課　職員が持っている能力を仕事等級基準によってあらかじめ定められた能力、プロセスを示す目標に対してどの程度応えられるかまた業務遂行上の就業態度を観察し、分析すること。
④ 考　課　者　人事考課を行う者。
⑤ 被考課者　人事考課を受ける者。

第２章　考課者および最終考課者

（考課事務担当）
第５条　人事考課の計画および運用に関する事務は、企画管理課が行う。
　２　考課事務担当は、人事考課表を作成日から５年間保管しなければならない。
　３　考課事務担当は、別途に使用目的別に評価記録を作成し、永久に保存しなければならない。

（考課者）
第６条　考課者は、次のとおりとする。
① 被考課者と考課者との間には、６カ月以上部下と上司として直属の関係にあることを原則とする。
② 考課者は、被考課者の直属上位者とする。
③ 考課者と被考課者との所属関係は、考課期間末日現在の状況によるが、配置転換等により被考課者を考課するには不十分または困難なときは、直属上位者に代わって前任者が行う。
④ 前号により難しいときは、施設長が考課者を指名する。

（考課者の姿勢）
第７条　人事考課を公正かつ妥当に行うため、考課者は次の各号を遵守しなければならない。
① 日常業務の観察と指導によって得た具体的事実に基づき、自ら確認し、公正に評価すること。
② 被考課者に対する好き嫌い、同情および偏見に左右されることなく、また、上司に対する妥協、部下への思惑を排除して、事実に基づく評価をすること。
③ 考課対象期間外および職務外の事実や行動にとらわれないで評価すること。
④ 考課者は、自己の行った評価に基づいて被考課者の短所を矯正し、長所を伸ばす教育指導をすること。

（考課段階および考課者）
第８条　考課段階別の考課者は、原則として次のとおりとする。

被考課者	第１次考課者	第２次考課者	最終考課者
１～４等級	課長	部長もしくは部長代理	施設長
５等級	部長	―	施設長
６等級	―	―	施設長

（考課者の役割）
第9条　考課者は別途法人が作成する「人事考課マニュアル」に従って考課を行うほか、次の役割を負う。
　①　第1次考課者は、直接指導的な立場にあるものとし、考課に当たって特に強調したい事項、考課に著しい影響を及ぼす事項等について、所見を記入すること。
　②　第2次考課者は、第1次考課者の上位にある者とし、考課に当たって特に強調したい事項、考課に著しい影響を及ぼす事項、あるいは、第1次考課者の考課と著しい差異があるとき等は、所見を記入すること。
　③　第2次考課者は、第1次考課者の考課結果と著しい差異があるときは、第1次考課者の考課根拠・意見等を聞き、必要によっては相互間の差異を調整すること。

（最終考課者の役割）
第10条　最終考課者は、つとめて第1次または第2次考課者の行った考課を尊重しなければならない。ただし、部門内に特に著しい考課の偏りがあるときは、考課の公正を図るため、第1次または第2次考課者に考課の修正を求めることができる。
　2　最終考課者は、考課の内容および所見を参考にしながら最終考課を行う。
　3　最終考課者は、最終考課を本人の直属管理者に通知するとともに、最終考課をさらなる成長に結び付けるため、必ず本人ならびに評価者への適切な指導、アドバイスを行う。

（最終考課）
第11条　最終考課終了後、必要に応じて部門間調整を行ったのち最終考課を決定する。

（評価区分と評価基準）
第12条　評評価区分は5段階とし、その判定基準は次のとおりとする。

評価区分	評価区分の評語	評価分布めど
S	上位等級クラスの力を十分に有している（まったく申し分ない）	5％
A	申し分ない（期待し要求する程度を上回る）	20％
B	業務に支障ない（大体期待し要求した程度）	50％
C	不十分である（期待し要求する程度を下回る）	20％
D	下位等級程度の力しかない	5％

（注）評語の決定は、各部門ごとの得点序列による分布によって決定する。

第3章　人事考課の実施要項

（人事考課の種類）
第13条　人事考課は次のとおり、賞与考課と昇給考課の2種類に分けて行う。
　①　賞与考課　6カ月を単位とする期間内において「仕事等級基準」に定められた業務目標うち、特に「成果・業績」の目標ウエートを重視し、その達成度を評価するもので賞与支給の資料として活用する。
　②　昇給考課　「仕事等級基準」に定められた全項目「プロセス」について、1年間の達成度を

評価するもので昇給時の資料として活用する。

(考課配点)

第14条　人事考課の際の考課要素、配点は、下表のとおりとする。

使用目的	等級	成果、業績	プロセス
昇給・昇格	1・2等級	30	70
	3等級	40	60
	4等級	50	50
	5等級	60	40
	6等級	70	30
賞与	1・2等級	30	
	3等級	40	
	4等級	50	
	5等級	60	
	6等級	70	

第4章　人事考課の実施および考課者訓練

(実施時期および考課期間)

第15条　人事考課を行う時期とその考課期間は、次のとおりとする。

考課の種類	実施回数	実施の時期	考課期間
賞与考課	年2回	6月 12月	前年10月1日から当年3月31日まで 当年4月1日から当年9月30日まで
昇給考課	年1回	4月	前年4月1日から当年3月31日まで

(考課者訓練)

第16条　法人は、この規定を実施するとき、および新たに考課者の資格を与えられた者が生じたときは、別途作成する「人事考課マニュアル」によって、次の項目を目的とした考課者訓練を行う。
① 人事考課制度の仕組みと理解
② 考課ルールの確認
③ 考課項目の理解
④ 考課者の判断基準区分の統一

(考課基準等の改訂)

第17条　法人は、考課要素、考課項目、考課配分、考課基準等を現実に即するため、事前に各層の意見を聴取し、必要に応じてこの規定を改訂する。

(実施)

第18条　この規定は、平成　　年　　月　　日から実施する。

資料7　社会福祉法人〇〇会　昇進・昇降格規定

第1章　総則

（目的）
第1条　この規定は、社会福祉法人〇〇会における組織管理上の役割と責任を包含した上での人事処遇上の規定である。
2　あらかじめ定められた仕事上の役割・目標に対して果たした成果や法人への貢献度によって、職員をそれに見合う仕事等級へ格付けすることにより、適正な処遇を行うとともに、仕事等級に応じた組織管理・マネジメントの役割と責任を明確にすることを目的とする。

（適用の範囲）
第2条　この規定は、就業規則第3条に定める常勤職員について適用する。

（用語の定義）
第3条　この規定で使用する用語について、次のとおり定義する。
(1)　職　　務：各人が日々遂行しているさまざまな職業の集まりをいう。
(2)　職　　種：職務を遂行するに必要な知識・技能、判断力、戦略性などの共通性・類似性により、人事・組織管理上同一の基準が適用されることの多い職務群をいう。
(3)　仕事等級：各人が果たしている「仕事・役割」のレベルに応じて段階づけた組織管理上の段階部分をいう。
(4)　役　　職：法人の階層組織における地位・役割をいい、原則として仕事等級と連動する。
(5)　昇　　格：職員を現仕事等級より上位の等級に格付けすることをいう。
(6)　降　　格：職員を現仕事等級より下位の等級に格付けすることをいう。
(7)　昇　　進：職員を現役職より上位の役職に任ずることをいい、仕事等級と連動する。
(8)　解　　任：現役職を解くことをいう。
(9)　在級年数：同一仕事等級に滞留する年数をいう。

第2章　仕事等級と役職

（仕事等級への格付け）
第4条　法人は、職員をその果たしている仕事・役割の段階に応じて、各仕事等級に格付けする。
2　各仕事等級の役割と概念は、別表1「仕事等級基準」のとおりとする。

(仕事等級と役職との関係)
第5条　役職は原則として該当する仕事等級と連動させるため、役職任用に当たっては仕事等級の昇格に呼応する形でこれを行う（ただし、任用時期などについては別途定める）。

第3章　初任格付け

(新規学卒者の初任格付け)
第6条　新規学卒者の仕事等級への初任格付けは、次のとおりとする。
(1)　大学院修士課程修了者　3等級
(2)　大学卒業者　2等級
(3)　短大・福祉専門学校卒業者　1等級

(中途採用者の初任格付け)
第7条　中途採用者の仕事等級への初任格付けは、第4条　第2項に定める「仕事等級基準」に従い、かつ、社外経験の程度、同等の仕事等級に格付けされた社内在籍者との均衡を考慮して決定する。
2　ただし、入社1年間は仮の格付け（仮格付け）とし、仕事等級基準に定められた仕事内容の十分な理解とその達成度をもとに、入社1年後の本格付けを行うものとする。

(中途採用者の初任仮格付け時期)
第8条　中途採用者の初任格付けは、原則として試用期間満了後に行う。

(中途採用者の初任仮格付け手続き)
第9条　中途採用者の初任仮格付けは、所属課長が部長を経て上申し、施設長の決裁を得て行う。

第4章　昇格および降格

(昇格の原則)
第10条　昇格は、原則として在級する仕事等級に対して定められた「仕事等級基準」を十分満たしたと認められ、かつ、別に定める昇格基準をクリアした者を対象として行う。

(各仕事等級に対して求められる仕事・役割［コアミッション］)
第11条　各仕事等級に求められる社会において果たすべき仕事・役割の内容は、第4条第2項に定める「仕事等級基準」による。

(昇格基準)
第12条　昇格基準とは、原則として定められた期間内の人事考課結果（仕事等級基準に定められた目標の達成度）、および在級年数を総合したものを基本とし、これに昇格等級に応じた各種アセスメントを付加したものをいうが、仕事の成果の程度や能力発揮度合いなどによっては、これにこだわることなく抜擢昇格を行っていく（詳細な昇格基準や昇格ルールについては、別途細則を定める）。

2　前項の昇格のための人事考課は、別に定める「人事考課マニュアル」による。

（昇格試験）
第13条　4等級から5等級への昇格は、法人の行う登用試験に合格することを要する。
2　登用試験は、専門知識、専門技術、専門技能および職務適性、管理職適性、人柄等に関するペーパーテスト、特定のテーマのレポート、役員面接等によって行う。

（昇格の承認）
第14条　昇格は、次の手続きによって行う。
　(1)　2等級から4等級までの昇格は、所属長（課長以上）が候補者を選定し、「昇進昇格審査会」で最終決定を行う。
　(2)　5等級以上の昇格は、施設長が候補者を選考し、理事会で決裁する。
　(3)　昇格に当たっては、昇格基準だけでなく組織要請によって行う。

（降格）
第15条　降格は、別途定める降格基準に従って対象者の選定を行い、総務課が主催する「降格審査会」の審議を経て、理事会にて最終決定を行う。降格審査会は必要に応じてこれを招集することができる。

第5章　仕事等級と処遇

（異動・配置の要件）
第16条　法人は、職員の異動・配置に際し、該当者の仕事等級と配置しようとする職務内容、本人の法人内におけるキャリア形成という観点を考慮し、適正な対応関係を維持するよう配慮するものとする。
2　やむを得ず、従来の職種とは著しく異なる職種、部署への異動がなされた場合は、異動後1年間は異動前職種における人事考課結果をそのまま準用することとし、異動によって生ずる不利益を極力避けるように努める。

（仕事給の決定）
第17条　仕事給は、別に定める給与規定（仕事給テーブル）により、格付けされた仕事等級における評価結果に応じた仕事給を決定する。

（試用者の仕事等級）
第18条　入社後、本採用に至るまでの試用期間中は、仕事等級の格付けをしない。
　　　　ただし、格付け予定の仕事等級に相当する仕事給をもって処遇する。

（本規定の疑義）
第19条　この規定の運用に関し疑義があるときは、理事会の審議を経てこれを決定する。

（実施）
第20条　この規定は、平成　　年　　月　　日から実施する。

別表１　仕事等級基準

等級	統括イメージ	役職
１等級 ２等級 ３等級	施設の方針を理解でき、上司からの指示のもと定型的業務を誠実に遂行できるクラス	一般
４等級	施設の方針をよく理解し、主任補佐として部下をよくまとめ自らの業務の遂行と部下指導が行えるクラス	副主任
５等級	部門の中核として部下をよくまとめ、施設方針の徹底とその目的達成に向けて貢献が期待できるクラス	主任
６等級	部門管理の直接的責任者として全体の運営に気を配り、部門目標達成に向け十分な成果を期待できるクラス	課長
７等級	自部門目標達成だけでなく、部門間の連携等を通じ、法人経営に十分な成果を期待できると共に対外的にも法人を代表する行動ができるクラス	事務長 副施設長

（各職種の仕事等級基準書を以下に添付する）

（細則）
【昇格基準・昇格ルール】

■昇格基準

資格等級	最短モデル	評　価	推薦	査定	レポート	面接	論文	適正検査
１等級	３年	原則として自動昇格 直近の評価Ｂ以上	○	○	○			
２等級	３年	過去２年の評価がＢ以上 直近の評価がＡ以上	○	○	○			
３等級	４年	過去２年の評価がＢ以上 直近の評価がＡ以上	○	○	○			
４等級 （副主任）	４年	過去２年の評価がＢ以上 直近の評価がＡ以上	○	○	○			
５等級 （主任）	５年	過去３年の評価がＢ以上 直近２年の評価がＡ以上	○	○		○	○	○
６等級 （課長）	５年	過去３年の評価がＢ以上 直近２年の評価がＡ以上	○	○		○	○	○
７等級 （事務長. 副施設長）	５年	過去３年の評価がＢ以上 直近２年の評価がＡ以上	○	○		○	○	○

■昇格ルール

　各年度の人事考課終了後、対象者を所属長（課長）が推薦する場合は、昇進昇格申請書を用い、申

請を行う。

【降格基準】

① 降格該当次項

次の各項目の1つ以上に該当する場合は、下位の職務等級に降格させることがある。

(1) 人事考課（昇格評価）結果が、2年以上継続して「D」以下の評価の場合
(2) 同一仕事級に3年以上在級し、「D」以下の評価が2回以上ある場合
(3) 同一仕事級に5年以上在籍し、「C」以下の評価が3回以上ある場合
(4) 法人から懲戒処分を受け、現仕事等級に在籍することが社内外からみて、不適当と判断された場合
(5) 本人の希望により、下位等級への異動が認められた場合

② 降格者選考

総務課において降格該当者をリストアップし、該当所属の部・課長の意見判断を集約後、総務課が提案、降格審査会を経て、理事会にて決定する。

③ 降格選考時期

降格審査は原則として年1回とし、その実施は昇給時に行う。ただし緊急を要する場合はその限りではない。

④ その他

降格の実施に合わせて、新等級・新役職に応じた給与テーブルを適用する。

【昇格・降格審査会のメンバー】

各部門の課長以上

資料8　社会福祉法人〇〇会 研修規定

（目的）
第1条　この規定は当法人で働く正職員、および非正職員を含めた全社員を対象にした教育・研修に関する事項を定めるものである。
第2条　当法人は、職員が担当する業務の質の向上、並びに職員の資質を高め、利用者へのサービス向上を図るために、社会人、組織人として必要なルール、マナーおよび、業務に必要な知識・技術の取得、並びに、業務に取り組む際の姿勢や意欲の向上に必要な教育訓練を行う。

（研修方針）
第3条　研修への受講に際しては、その研修内容が業務に直接的あるいは間接的につながると見なされるものでなくてはならない。
第4条　研修は職員が進んで行う自己啓発を基本とし、法人はそのための機会の提供、並びに環境整備を行うものである。
第5条　研修の受講に際しては担当する業務に支障が出ない限り、可能な範囲でこれを認め、所属部署もこれをバックアップするものとする。
第6条　研修受講者は、原則としてその内容を広く職場・法人に伝え、還元することを目的に、研修受講後速やかに研修報告会、レポート提出などを行わなければならない。

（研修の定義および内容）
第7条　研修は　1）OJT研修および　2）off-JT研修とに区分化、体系化し運営実施するものとする。（別表1研修体系図のとおり）なお、研修の詳細については以下のとおりとする。

1）OJT研修について
（研修定義）
　日常業務を通して上司により、職員（新人職員、途中入職職員含む）に対して業務指導をするものであり、上位職としては誠意を持ってその役割を担う責任と義務を負うものとする。
（研修内容）
1．ビッグブラザース制度（B・B制度）
　〜法人により指名された特定の職場上位者に対して、期間を定めて新人職員に対する職場の「兄貴分」的役割を委嘱することで、新入職員の業務上の悩み事や知識・技術などの直接指導および必要と判断した場合のプライベート面での相談役などを担ってもらう制度である。
（詳細は別途細則にてこれを定める）

2）off-JT研修について、
　（研修定義）
　　日常業務から離れて、専門インストラクター・講師のもとで体系的に学習することを目的とした研修で、法人内で行う「内部研修」および法人外で行われる「外部研修」とに区分化する。
　（当面の内部研修内容：研修内容は年度ごとに見直しをする）
　　1．階層別研修として
　　　　新人職員研修
　　　　副・主任研修
　　　　新任課長研修
　　2．機能別研修として
　　　　ケアプラン研修
　　　　介護技術研修
　　　　人事考課制度研修
　（当面の外部研修内容：研修内容は年度ごとに見直しをする）
　　1．階層別研修（一般研修）
　　2．リスクマネジメント研修
　　3．メンタルヘルス研修
　　4．マナー・ルール研修
　　5．自己覚知研修など

3）その他法人が認める研修
　（以下の研修については原則としてその都度法人が参加を認める）
　　1．資格取得を中心とした通信教育
　　2．最新情報の収集を目的としたセミナー・講演会

（研修参加の方法）
第8条　研修受講を希望する職員は以下に定める方法で法人事務局に参加依頼しなくてはならない。

〈研修参加手順〉

```
研修の案内を各部署の所属長へ回覧する。
          ↓
参加希望者は研修を今後どのように仕事に役立てたいか、要望の根拠を明確にするために、受講要望書を記入の上、所属長へ提出。
          ↓
所属長は受講要望書に基づき、必要と判断した場合は所属長推薦書を記入し、事務長・施設長へ提出する。
          ↓
事務長・施設長が研修受講が適当との判断をした場合、事務担当者が受講申し込みを行う。
          ↓
研修受講者は、研修参加費・出張費を一時立替し、研修受講後、報告書とともに精算書を提出する。
          ↓
事務長・施設長によって報告内容を確認・判断後、事務担当者により速やかに清算。
```

＊デイサービスにおいては、センター長が代行し、法人に報告する。

（研修参加の取り扱い）
第９条　研修参加に際してはその研修の種別に応じて、以下のとおり定める。

　内部研修（内部講師による研修）　　　　　外部研修（外部講師による研修）
　　勤　　　務：原則として勤務扱い　　　　　勤　　　務：原則として勤務扱い
　　研修参加費：原則として施設負担　　　　　研修参加費：原則として施設負担
　　出　張　費：原則として施設負担　　　　　出　張　費：原則として施設負担
　　災　害　等：原則として労災認定　　　　　災　害　等：原則として労災認定
　通信教育（自己啓発）
　　勤　　　務：原則として休日扱い
　　研修参加費：原則として本人負担
　　出　張　費：原則として本人負担
　　災　害　等：原則として労災認定

　セミナー・講習（最新情報の収集ほか）
　　勤　　　務：原則として勤務扱い
　　研修参加費：原則として施設負担
　　出　張　費：原則として施設負担
　　災　害　等：原則として私傷

　＊資格更新（業務に直接的であること）
　　勤　　　務：原則として勤務扱い（３日まで）
　　研修参加費：原則として施設負担（半額）
　　出　張　費：原則として本人負担
　　災　害　等：原則として私傷

　自己啓発についての報奨金（原則：業務に直接的であること）
　　介護福祉士　　　　○○○円
　　社会福祉主事　　　○○○円
　　介護支援専門員　　○○○円
　　その他　　　　　　○○○円（内容により判断する）
　　　附則：資格取得後３年以内に退職する場合は半額返金とする。

（附則）
この規定は　　　年　　月　　日から施行する。

別表1　研修体系図

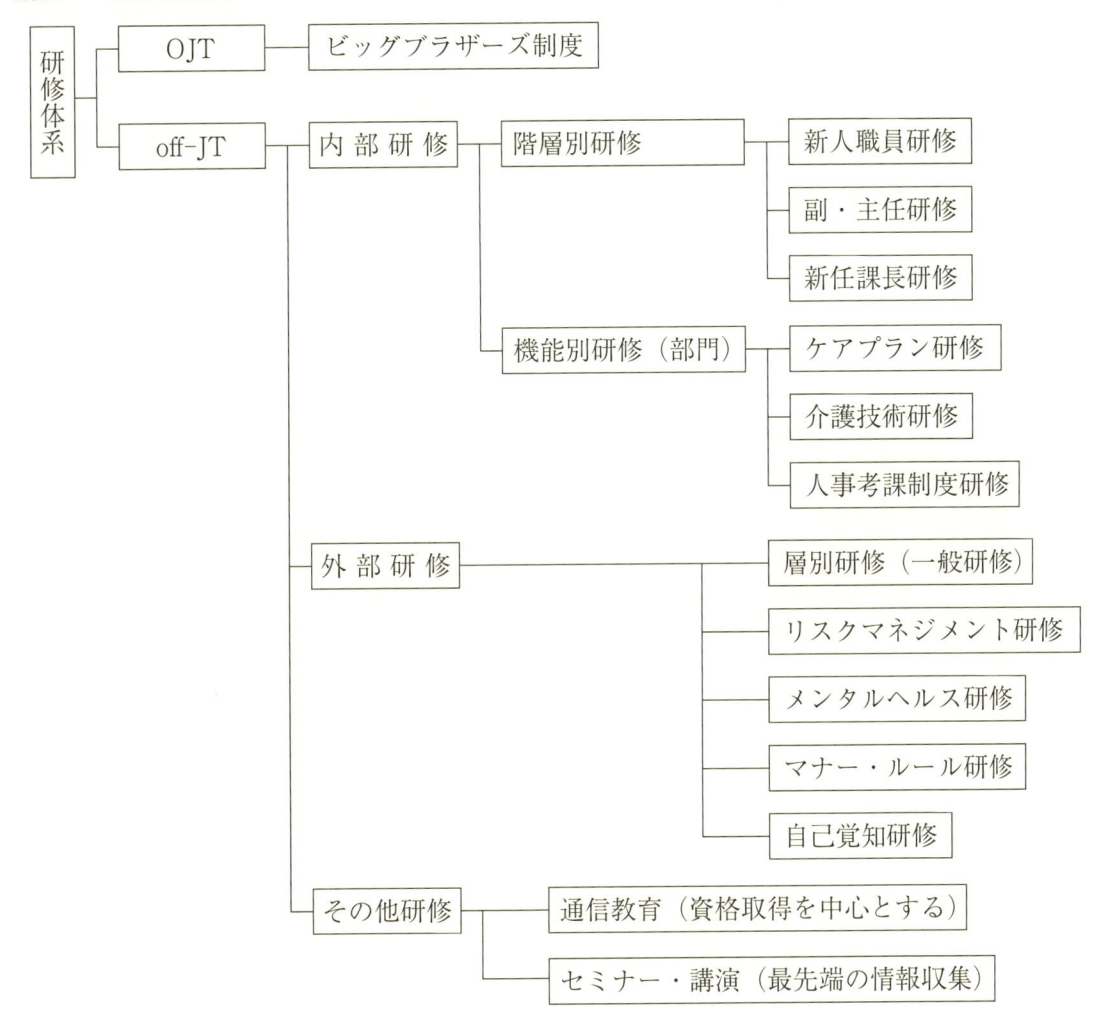

```
研修体系 ─┬─ OJT ─── ビッグブラザーズ制度
          │
          └─ off-JT ─┬─ 内部研修 ─┬─ 階層別研修 ─┬─ 新人職員研修
                     │            │              ├─ 副・主任研修
                     │            │              └─ 新任課長研修
                     │            │
                     │            └─ 機能別研修（部門）─┬─ ケアプラン研修
                     │                                  ├─ 介護技術研修
                     │                                  └─ 人事考課制度研修
                     │
                     ├─ 外部研修 ─┬─ 層別研修（一般研修）
                     │            ├─ リスクマネジメント研修
                     │            ├─ メンタルヘルス研修
                     │            ├─ マナー・ルール研修
                     │            └─ 自己覚知研修
                     │
                     └─ その他研修 ─┬─ 通信教育（資格取得を中心とする）
                                    └─ セミナー・講演（最先端の情報収集）
```

ビッグブラザース制度細則

【ビッグブラザー制度】

制度内容
　Ⅰ．法人として業務上、必要なものを教育する制度
　Ⅱ．1カ月間上司を特定し、教育していく
　Ⅲ．一定の職員が就く。次期候補者（＊副主任になる登竜門とする）
　Ⅳ．委嘱状・指導委任状を出す
　Ⅴ．任命料【期間費用】を支給する（　○○○円）

指導者
　Ⅰ．教育内容の提出
　Ⅱ．1カ月間の教育スケジュールの提出

4. 仕事等級基準書・仕事等級別考課表例

資料9－1～9－3
　　　知的障害者施設音楽療法士　仕事等級別考課表

資料10－1～10－3
　　　知的障害者施設音楽指導員　仕事等級別考課表

資料11－1～11－3
　　　知的障害者施設生活支援員　仕事等級別考課表

資料12　知的障害者施設　仕事等級基準書　生活支援者

資料13　知的障害者施設　仕事等級基準書　音楽療法職

資料14　知的障害者施設　仕事等級基準書　生活指導部

資料15　特養ホーム　仕事等級基準書　リハビリ職

資料16　特養ホーム　仕事等級基準書　看護職

資料17　特養ホーム　仕事等級基準書　ケアマネジャー職

資料18　デイサービス　仕事等級基準書　介護職

資料19　特養ホーム　仕事等級基準書　相談員

資料概要

仕事等級基準書・仕事等級別考課表例

職員に対して期待する人事考課目標（コアミッション）を職種別、役職等級別に明示した「仕事等級基準」の作成例、並びにその考課表（仕事等級考課表）例を示した。

作成例は社会福祉法人　特別養護老人ホームと知的障害者施設の２施設を例にとって全職種の「仕事等級基準」例を示した。

なお、コアミッション、仕事等級基準書などの定義や内容については第１部を参照。

資料 9-1 　知的障害者施設音楽療法士 仕事等級別考課表

音楽療法職

部署名		音楽療法職	役職名	主任	氏名			
入所年月			等級ランク	4	査定区分	昇給・賞与	対象期間	/　～　/

	考課項目	主な考課理由	一次考課	二次考課
成果考課	活動内容の見直しと充実		(S-A-B-C-D) 16-14-12	(S-A-B-C-D) 16-14-12
	ケアプラン（音楽療法プログラム）の作成・実行・見直し		16-14-12	16-14-12
	アセスメントの体系化		20-15-10	20-15-10
	予算管理の徹底と原価意識の向上		9-7-5	9-7-5
		合　計　点	/50	/50
プロセス考課	音楽療法技術の向上		(S-A-B-C-D) 20-15-10	(S-A-B-C-D) 20-15-10
	音楽療法記録の管理とその見直し		10-5-0	10-5-0
	施設主催の行事への積極的参加		8-6-4	8-6-4
	学園内における音楽環境の整備		5-3-1	5-3-1
	資格取得・知識の習得		5-3-1	5-3-1
	生活支援職員へ必要な啓蒙		5-3-1	5-3-1
	ボランティア、実習生などの適切な受け入れ対応		5-3-1	5-3-1
	関連部門との適切な連携		8-4-2	8-4-2
	施設外に対する音楽療法関連の論文の積極的発信		10-5-0	10-5-0
	外部研修、講習会などへの積極参加		5-3-1	5-3-1
		合　計　点	/50	/50
		総合計点数	/100	/100

一次考課		二次考課		最終考課	
考課者印	印	考課者印	印	考課者印	印
考課点数&コメント	/100	考課点数&コメント	/100	考課点数&コメント	/100

（評語の意味）　S：上位等級に匹敵する優れた成果をあげた　A：期待以上の成果をあげた
B：期待どおりであった　C：期待に満たずやや不満　D：まったく期待に満たず下位等級レベル

資料 9-2　知的障害者施設音楽療法士 仕事等級別考課表

音楽療法職

部　署　名		音楽療法職	役　職　名	副主任	氏　名	
入所年月			等級ランク　3	査定区分	昇給・賞与	対象期間　／　〜　／

	考課項目	主な考課理由	一次考課	二次考課
成果考課	活動内容の見直しと充実		(S-A-B-C-D) 17-12-7	(S-A-B-C-D) 17-12-7
	ケアプラン（音楽療法プログラム）の作成・実行・見直し		17-12-7	17-12-7
	アセスメントの体系化		12-10-8	12-10-8
	予算管理の徹底と原価意識の向上		8-6-4	8-6-4
		合　計　点	/40	/40
プロセス考課	音楽療法技術の向上		(S-A-B-C-D) 25-20-15	(S-A-B-C-D) 25-20-15
	音楽療法記録の管理とその見直し		8-6-4	8-6-4
	施設主催の行事への積極的参加		13-8-3	13-8-3
	学園内における音楽環境の整備		5-3-1	5-3-1
	資格取得・知識の習得		5-3-1	5-3-1
	生活支援職員へ必要な啓蒙		5-3-1	5-3-1
	ボランティア、実習生などの適切な受け入れ対応		7-5-3	7-5-3
	関連部門との適切な連携		7-5-3	7-5-3
	施設外に対する音楽療法関連の論文の積極的発信		8-4-2	8-4-2
	外部研修、講習会などへの積極参加		5-3-1	5-3-1
		合　計　点	/60	/60
		総合計点数	/100	/100

一次考課		二次考課		最終考課	
考課者印	印	考課者印	印	考課者印	印
考課点数&コメント	/100	考課点数&コメント	/100	考課点数&コメント	/100

（評語の意味）　S：上位等級に匹敵する優れた成果をあげた　A：期待以上の成果をあげた
B：期待どおりであった　C：期待に満たずやや不満　D：まったく期待に満たず下位等級レベル

資料 9-3　知的障害者施設音楽療法士 仕事等級別考課表

音楽療法職

部署名	音楽療法職	役職名	一般	氏名	
入所年月		等級ランク	1、2	査定区分	昇給・賞与	対象期間	/ ～ /

	考課項目	主な考課理由	一次考課	二次考課
成果考課	活動内容の見直しと充実		(S-A-B-C-D) 15-10-5	(S-A-B-C-D) 15-10-5
	ケアプラン（音楽療法プログラム）の作成・実行・見直し		10-8-6	10-8-6
	アセスメントの体系化		10-8-6	10-8-6
	予算管理の徹底と原価意識の向上		5-4-3	5-4-3
		合計点	/30	/30
プロセス考課	音楽療法技術の向上		(S-A-B-C-D) 25-20-15	(S-A-B-C-D) 25-20-15
	音楽療法記録の管理とその見直し		7-5-3	7-5-3
	施設主催の行事への積極的参加		15-10-5	15-10-5
	学園内における音楽環境の整備		7-5-3	7-5-3
	資格取得・知識の習得		7-5-3	7-5-3
	生活支援職員へ必要な啓蒙		7-5-3	7-5-3
	ボランティア、実習生などの適切な受け入れ対応		10-8-6	10-8-6
	関連部門との適切な連携		10-8-6	10-8-6
	施設外に対する音楽療法関連の論文の積極的発信			
	外部研修、講習会などへの積極参加		5-4-3	5-4-3
		合計点	/70	/70
		総合計点数	/100	/100

一次考課		二次考課		最終考課	
考課者印	印	考課者印	印	考課者印	印
考課点数&コメント	/100	考課点数&コメント	/100	考課点数&コメント	/100

（評語の意味）　S：上位等級に匹敵する優れた成果をあげた　A：期待以上の成果をあげた
B：期待どおりであった　C：期待に満たずやや不満　D：まったく期待に満たず下位等級レベル

資料 10-1　知的障害者施設音楽指導員 仕事等級別考課表

音楽療法職

部署名		音楽療法職	役職名	一般	氏名	
入所年月			等級ランク	1、2	査定区分	昇給・賞与	対象期間	／～／

	考課項目	主な考課理由	一次考課	二次考課
成果考課	ケアプラン（音楽療法プログラム）の作成・実行・見直し		(S-A-B-C-D) 12-10-8-6-4	(S-A-B-C-D) 12-10-8-6-4
	アセスメントの体系化		10-8-6	10-8-6
	活動内容の見直しと充実		20-15-10-5-0	20-15-10-5-0
	予算管理の徹底と原価意識の向上		5-4-3	5-4-3
		合　計　点	／30	／30
プロセス考課	生活支援職員へ必要な啓蒙		(S-A-B-C-D) 7-5-3	(S-A-B-C-D) 7-5-3
	施設外に対する音楽療法関連の論文の積極的発信			
	外部研修、講習会などへの積極参加		5-4-3	5-4-3
	ボランティア、実習生などの適切な受け入れ対応		10-8-6	10-8-6
	関連部門との適切な連携		10-8-6	10-8-6
	音楽療法技術の向上		30-25-20-15-10	30-25-20-15-10
	資格取得・知識の習得		7-5-3	7-5-3
	音楽療法記録の管理とその見直し		7-5-3	7-5-3
	学園内における音楽環境の整備		7-5-3	7-5-3
	施設主催の行事への積極的参加		15-10-5	15-10-5
		合　計　点	／70	／70
		総合計点数	／100	／100

一　次　考　課		二　次　考　課		最　終　考　課	
考課者印	印	考課者印	印	考課者印	印
考課点数＆コメント	／100	考課点数＆コメント	／100	考課点数＆コメント	／100

（評語の意味）　S：上位等級に匹敵する優れた成果をあげた　A：期待以上の成果をあげた
B：期待どおりであった　C：期待に満たずやや不満　D：まったく期待に満たず下位等級レベル

資料 10-2 知的障害者施設音楽指導員 仕事等級別考課表

音楽療法職

	考課項目		主な考課理由	一次考課	二次考課
部　署　名		音楽療法職	役職名　副主任	氏　名	
入所年月			等級ランク　3　査定区分　昇給・賞与	対象期間	／～／
成果考課	ケアプラン（音楽療法プログラム）の作成・実行・見直し			(S-A-B-C-D) 22-17-12-7-2	(S-A-B-C-D) 22-17-12-7-2
	アセスメントの体系化			12-10-8	12-10-8
	活動内容の見直しと充実			22-17-12-7-2	22-17-12-7-2
	予算管理の徹底と原価意識の向上			8-6-4	8-6-4
			合　計　点	／40	／40
プロセス考課	生活支援職員へ必要な啓蒙			(S-A-B-C-D) 5-3-1	(S-A-B-C-D) 5-3-1
	施設外に対する音楽療法関連の論文の積極的発信			8-4-2	8-4-2
	外部研修、講習会などへの積極参加			5-3-1	5-3-1
	ボランティア、実習生などの適切な受け入れ対応			7-5-3	7-5-3
	関連部門との適切な連携			7-5-3	7-5-3
	音楽療法技術の向上			30-25-20-15-10	30-25-20-15-10
	資格取得・知識の習得			5-3-1	5-3-1
	音楽療法記録の管理とその見直し			8-6-4	8-6-4
	学園内における音楽環境の整備			5-3-1	5-3-1
	施設主催の行事への積極的参加			13-8-3	13-8-3
			合　計　点	／60	／60
			総合計点数	／100	／100

一　次　考　課		二　次　考　課		最　終　考　課	
考課者印	印	考課者印	印	考課者印	印
考課点数&コメント	／100	考課点数&コメント	／100	考課点数&コメント	／100

（評語の意味）　S：上位等級に匹敵する優れた成果をあげた　A：期待以上の成果をあげた
B：期待どおりであった　C：期待に満たずやや不満　D：まったく期待に満たず下位等級レベル

資料 10-3　知的障害者施設音楽指導員 仕事等級別考課表

音楽療法職

	部署名	音楽療法職	役職名	主任		氏名		
入所年月			等級ランク	4	査定区分	昇給・賞与	対象期間	／〜／

	考課項目	主な考課理由	一次考課	二次考課
成果考課	ケアプラン（音楽療法プログラム）の作成・実行・見直し		(S-A-B-C-D) 18-16-14-12-10	(S-A-B-C-D) 18-16-14-12-10
	アセスメントの体系化		20-15-10	20-15-10
	活動内容の見直しと充実		18-16-14-12-10	18-16-14-12-10
	予算管理の徹底と原価意識の向上		9-7-5	9-7-5
	合　計　点		／50	／50
プロセス考課	生活支援職員へ必要な啓蒙		(S-A-B-C-D) 5-3-1	(S-A-B-C-D) 5-3-1
	施設外に対する音楽療法関連の論文の積極的発信		10-5-0	10-5-0
	外部研修、講習会などへの積極参加		5-3-1	5-3-1
	ボランティア、実習生などの適切な受け入れ対応		5-3-1	5-3-1
	関連部門との適切な連携		8-4-2	8-4-2
	音楽療法技術の向上		25-20-15-10-5	25-20-15-10-5
	資格取得・知識の習得		5-3-1	5-3-1
	音楽療法記録の管理とその見直し		10-5-0	10-5-0
	学園内における音楽環境の整備		5-3-1	5-3-1
	施設主催の行事への積極的参加		8-6-4	8-6-4
	合　計　点		／50	／50
	総合計点数		／100	／100

一次考課		二次考課		最終考課	
考課者印	印	考課者印	印	考課者印	印
考課点数&コメント	／100	考課点数&コメント	／100	考課点数&コメント	／100

（評語の意味）　S：上位等級に匹敵する優れた成果をあげた　A：期待以上の成果をあげた
B：期待どおりであった　C：期待に満たずやや不満　D：まったく期待に満たず下位等級レベル

資料 11-1 　知的障害者施設生活支援員 仕事等級別考課表

生活支援員

	部　署　名	生活支援部	役　職　名	一般	氏　名	
	入所年月		等級ランク	1・2	査定区分	昇給・賞与	対象期間　　/　～　/

	考課項目	主な考課理由	一次考課	二次考課
成果考課	個別ケアプランの充実を通した施設利用者の満足度向上		(S-A-B-C-D) 20-15-10-5-0	(S-A-B-C-D) 20-15-10-5-0
	対人援助能力（利用者の特性に応じた適切なコミュニケーション能力）の育成発展を通した満足度の向上		20-15-10-5-0	20-15-10-5-0
	第三者サービス評価により得られた満足度向上のための課題に対する取り組み		9-7-5-3-1	9-7-5-3-1
	予算管理の徹底と原価意識の向上		7-5-3	9-7-5-3-1
		合　計　点	/30	/30
プロセス考課	事故の未然防止などのリスクマネジメントの徹底		(S-A-B-C-D) 20-15-10-5-0	(S-A-B-C-D) 20-15-10-5-0
	利用者の家族や地域および関連諸機関との信頼関係の醸成		9-7-5	9-7-5
	現状業務の分析と効率化推進		7-5-3	7-5-3
	地域ボランティア、NPOや実習生などの受け入れ		9-7-5	9-7-5
	自己能力の積極的開発		9-7-5	9-7-5
	施設内関連部門との連携		9-7-5	9-7-5
	施設利用者に対する支援技術の確立		20-15-10-5-0	20-15-10-5-0
	日中活動への取り組みと技術の獲得		11-9-7-5-3	11-9-7-5-3
	施設主催行事への積極的参加		7-5-3	9-7-5-3-1
	知識、資格の取得		7-5-3	7-5-3
		合　計　点	/70	/70
		総合計点数	/100	/100

	一　次　考　課		二　次　考　課		最　終　考　課	
考課者印		印	考課者印	印	考課者印	印
考課点数&コメント	/100		考課点数&コメント	/100	考課点数&コメント	/100

（評語の意味）　S：上位等級に匹敵する優れた成果をあげた　A：期待以上の成果をあげた
B：期待どおりであった　C：期待に満たずやや不満　D：まったく期待に満たず下位等級レベル

資料 11-2　知的障害者施設生活支援員 仕事等級別考課表

生活支援員

部署名	生活支援部	役職名	副主任	氏名	
入所年月		等級ランク	3	査定区分	昇給・賞与	対象期間	/ ～ /

	考課項目	主な考課理由	一次考課	二次考課
成果考課	個別ケアプランの充実を通した施設利用者の満足度向上		(S-A-B-C-D) 20-15-10	(S-A-B-C-D) 20-15-10
	対人援助能力(利用者の特性に応じた適切なコミュニケーション能力)の育成発展を通した満足度の向上		17-12-7	17-12-7
	第三者サービス評価により得られた満足度向上のための課題に対する取り組み		13-8-3	13-8-3
	予算管理の徹底と原価意識の向上		10-5-0	10-5-0
		合　計　点	/40	/40
プロセス考課	事故の未然防止などのリスクマネジメントの徹底		(S-A-B-C-D) 15-10-5	(S-A-B-C-D) 15-10-5
	利用者の家族や地域および関連諸機関との信頼関係の醸成。		7-5-3	7-5-3
	現状業務の分析と効率化推進		7-5-3	7-5-3
	地域ボランティア、NPOや実習生などの受け入れ		9-7-5	9-7-5
	自己能力の積極的開発		7-5-3	7-5-3
	施設内関連部門との連携		7-5-3	7-5-3
	施設利用者に対する支援技術の確立		15-10-5	15-10-5
	日中活動への取り組みと技術の獲得		7-5-3	7-5-3
	施設主催行事への積極的参加		5-3-1	5-3-1
	知識、資格の取得		7-5-3	7-5-3
		合　計　点	/60	/60
		総合計点数	/100	/100

一　次　考　課		二　次　考　課		最　終　考　課	
考課者印	印	考課者印	印	考課者印	印
考課点数&コメント	/100	考課点数&コメント	/100	考課点数&コメント	/100

(評語の意味)　S：上位等級に匹敵する優れた成果をあげた　A：期待以上の成果をあげた
B：期待どおりであった　C：期待に満たずやや不満　D：まったく期待に満たず下位等級レベル

資料 11-3 知的障害者施設生活支援員 仕事等級別考課表

生活支援員

部署名	生活支援部	役職名	主任		氏名		
入所年月		等級ランク	4	査定区分	昇給・賞与	対象期間	/～/

	考課項目	主な考課理由	一次考課	二次考課
成果考課	個別ケアプランの充実を通した施設利用者の満足度向上		(S-A-B-C-D) 20-15-10	(S-A-B-C-D) 20-15-10
	対人援助能力(利用者の特性に応じた適切なコミュニケーション能力)の育成発展を通した満足度の向上		20-15-10	20-15-10
	第三者サービス評価により得られた満足度向上のための課題に対する取り組み		18-13-8	18-13-8
	予算管理の徹底と原価意識の向上		9-7-5	9-7-5
		合計点	/50	/50
プロセス考課	事故の未然防止などのリスクマネジメントの徹底		(S-A-B-C-D) 9-7-5	(S-A-B-C-D) 9-7-5
	利用者の家族や地域および関連諸機関との信頼関係の醸成		9-7-5	9-7-5
	現状業務の分析と効率化推進		7-5-3	7-5-3
	地域ボランティア、NPOや実習生などの受け入れ		7-5-3	7-5-3
	自己能力の積極的開発		7-5-3	7-5-3
	施設内関連部門との連携		7-5-3	7-5-3
	施設利用者に対する支援技術の確立		7-5-3	7-5-3
	日中活動への取り組みと技術の獲得		7-5-3	7-5-3
	施設主催行事への積極的参加		5-3-1	5-3-1
	知識、資格の取得		5-3-1	5-3-1
		合計点	/50	/50
		総合計点数	/100	/100

一次考課		二次考課		最終考課	
考課者印	印	考課者印	印	考課者印	印
考課点数&コメント	/100	考課点数&コメント	/100	考課点数&コメント	/100

(評語の意味) S:上位等級に匹敵する優れた成果をあげた　A:期待以上の成果をあげた
B:期待どおりであった　C:期待に満たずやや不満　D:まったく期待に満たず下位等級レベル

資料12 知的障害者施設 仕事等級基準書

生活支援者

		一般		副主任	主任
		1 等級	2 等級	3 等級	4 等級
	統括イメージ	・利用者と直接向き合う	・上司の指示に基づいて質の高いサービスをする ・必要に応じて利用者の置かれた状況を上司へ伝えられる	・方向性を保つためのスタッフへのケア ・上司との連絡	・寮の方向性を示す ・PDCA管理 ・全体把握 ・寮長との連絡
成果・業績項目	本人対応・対話による悩みの解決、解消		1．利用者とコミュニケーションを図り、相談、悩み事を聞き取ることができる 2．解決、解消の助言の方法を上司に聞き、対応できる	1．利用者の状態に応じて相談、悩みに対し仕事への意欲、日々の暮らしの楽しさ交友関係の良さを伝えることで明日につながる助言ができ、解決、解消を行える 2．部下に解決、解消の方法を助言指導ができる	1．部下の性格、能力の全把握・利用者の特性、問題点を全把握し、部下と利用者の関係を維持し、トラブルを解決できる
	個々に応じた支援・対応（トラブル回避）		1．利用者の過去、現在の状況を確認し日常起こる小さなトラブルに対し、対応できる 2．利用者の対応について上司と共通の認識を持ち支援、対応ができる。またそれについて提言することができる 3．生活日誌の記録、確認をし、日々の状態を把握できている	1．利用者個々の社会性、自立意欲を利用者本人が持てるような支援、対応を立案し、実施できる 2．部下の対応に対し、助言、指導ができる 3．トラブルに対し的確な対応ができる	1．必要に応じて支援計画の見直し、変更を指示することができる 2．トラブルの分析、原因の追求、トラブル予防策の考案、実施ができる 3．重要なトラブルに対し、対応ができる
	利用者の健康管理（自立支援の援助）		1．一般的な健康管理ができる 2．通院時の記録・伝達ができる 3．疾病予防としての投薬の管理	1．日常観察時保護者の了解をもとに必要な処置ができる	1．医療機関とその他の関連機関との調整、関係維持ができる
	保護者と連携（利用者の処遇の改善）		1．保護者の相談、意見等を聞き上司に正確な報告ができる 2．保護者と随時連絡を取ることができる	1．保護者に話し合った結果を的確に報告が行える 2．保護者の意向を踏まえ利用者の自立向上に向けた処遇改善ができる 3．保護者と随時連絡を取り信頼関係を構築することができる	1．処遇に関しての助言、指導、対策案を指示できる 2．保護者会での内容、意見・利用者の処遇改善に対し、保護者の意向を踏まえコーディネートができる 3．必要に応じて保護者と文章の取り交わしができる
	作業担当者との連携（作業改善・利用者の状態把握）		1．定期的に連絡を取り合い利用者の様子、精神状態を連絡、確認ができる	1．作業所に出向き見学、面談を通し作業所との交流を図ることができる	1．作業所の保護者会に出席し、適時必要な調整協力を行い関係を維持することができる 2．作業所の運営状況、労働条件の分析、賃上げ交渉ができる
	就労先の開拓（就労のあっせん）		1．開拓している就労先をすべて把握している 2．上司、就労先からの連絡事項を正確に伝達し、記録することができる	1．一般企業、福祉作業所、職業センターへ定期的に訪問し、データ収集ができる	1．それぞれの就労先と信頼関係を維持し、管理を行える

項目					
プロセス項目	コンセプチュアル・スキル	利用者本人との信頼関係の醸成	1．利用者とコミュニケーションを積極的に図ることができる 2．利用者個々の特性にあったコミュニケーションをとることができる	1．部下に利用者と信頼関係を図れるように利用者の特性、コミュニケーションの図り方を助言、指導することができる	1．部下と利用者の信頼関係が維持できるよう双方の意見、気持ちを理解し助言、指導ができる
		リスクマネジメント（利用者への安全の配慮）	1．事故の危険性に気付きチェックリストに記入することができる 2．事故の予防に努めることができる	1．事故防止対策を立案し、実施できる 2．事故防止を立案し、その実施に際して周知徹底を行える	1．部下の危険予知能力を把握し、指導ができる 2．事故防止策の案に対し見直し、指示ができる
		生活費・その他現金管理	1．上司から預かったお金で指示された利用者のニーズに応じた物品を購入し、残金を正確に上司に返金することができる	1．上司から預かったお金を目的に合わせ使用し、残金を正確に上司に返金することができる	1．現金の管理 2．残金状況を把握し、必要に応じ指示ができる 3．年間2回保護者会に会計報告を行うことができる 4．チェックリストの作成
		学園との連携（応援体制の確立・情報の共有化）	1．学園との関連性について理解し、協力が行える 2．朝会等で上司から指示された利用者の状況、寮の予定が報告できる 3．学園側からの連絡の伝達ができる	1．学園との関連について説明ができる 2．生活支援不在時の利用者対応・利用者の状況報告が的確に行える 3．緊急時の対応、連絡先が伝達できる	1．問題が生じたときなど適時必要な調整を行うことができる
		行事への積極的参加（余暇の提供）	1．企画、運営に提言し、より良いものを実行しようという意欲がある 2．行事を助言を受けながら進行できる	1．行事の立案、実施を行い、円滑な運営・進行ができる	1．行事の統括ができる
	ヒューマン・スキル	ボランティアの受け入れ（利用者の生活の質の向上）	1．ボランティアのスケジュールを把握している 2．ボランティアに業務の流れを説明できる 3．ボランティアの受け入れを理解し、協力できる	1．ボランティアのスケジュールの作成ができている 2．ボランティアの活動を把握し、円滑に回すことができる 3．ボランティアによる利用者の影響を観察、記録をし、生活に反映できる	1．ボランティアコーディネーター役としてボランティアの責任範囲を示し、心構え、リスクの指導、記録を行い、管理、育成を行える 2．ボランティアマニュアルの作成
	テクニカル・スキル	資格（サービスの向上）	1．ホームヘルパー2級 2．社会福祉主事任用		

資料13 知的障害者施設 仕事等級基準書

音楽療法職

		一般 1等級	一般 2等級	副主任 3等級	主任 4等級
	統括イメージ	生活場面において職員や利用者と良好な関係を保ちながら、上司からの指示のもと、業務を誠実に遂行できるクラス		音楽療法の知識を有し、利用者に音楽療法を行えるクラス	より専門的な音楽療法に加え、施設の方針をよく理解し、部下指導が行えるクラス
成果・業績項目	ケアプラン（音楽療法プログラム）の作成・実行・見直し	1．ケアプランの内容を理解・把握し、上司の指導のもと、音楽療法活動を提供することができる		1．生活目標を踏まえた上で、専門的知識をもとに音楽療法プログラムの作成・実行ができる 2．ケアプランの作成について部下の指導ができる	1．利用者の好みやニーズに合った音楽療法活動を提供できる
	アセスメントの体系化	1．上司の指導のもと、アセスメントについて理解できる		1．書式に基づいたアセスメントが行える 2．部下の指導ができる	1．独自のアセスメントの書式を作成できる 2．必要に応じて利用者に提示できる 3．外部に対して、独自のアセスメント体系について説明できる
	活動内容の見直しと充実	1．活動の課題・問題点について、関係職員と話し合い、気付くことができる		1．活動の課題・問題点の解決策を提案し、解決できる	1．提案に対し、助言、指導ができる
	予算管理の徹底と原価意識の向上	1．電気機器を使用しないときは電源を切ることができる 2．上司からの説明のもと、予算管理・執行について把握している		1．常にコスト意識を持ち物品購入・管理ができる 2．予算・決算について把握・説明ができる	1．予算の立案・執行・決算ができる 2．予算の進捗状況を把握し、必要な指示を行うことができる
プロセス項目	コンセプチャル・スキル / 生活支援職員への情報提供	1．随時、支援職員からの質問に対し、簡単に説明することができる 2．支援員から出てきた質問や問題点などをすぐに上司に報告できる		1．学園で行っている音楽療法活動に関する内容や経過などを必要に応じて説明することができる	1．音楽療法に関する専門的な内容を必要に応じて分かりやすく説明できる
	コンセプチャル・スキル / 施設外に対する音楽療法関連の論文の積極的発信			1．講習会や研修会などに論文（ポスター・ビデオ発表なども含む）を提出できる。または発表できる 2．部下に対して指導ができる	1．JMTA（日本音楽療法学会）主催の大会で、年1回論文を発表できる
	ヒューマン・スキル / 外部研修、講習会などへの積極参加	1．外部研修会（○○学園音楽療法研究会も含む）、講習会などに参加している		1．外部研修会（○○学園音楽療法研究会も含む）、講習会に積極的に参加している 2．○○学園音楽療法研究会の運営に携わっている	1．外部研修会、講習会に定期的に参加している 2．外部研修会、講習会の情報を必要に応じて部下に掲示できる 3．○○学園音楽療法研究会を効率的に運営できる

プロセス項目	ヒューマン・スキル	ボランティア、実習生などの適切な受け入れと対応	1．ボランティアや実習生と円滑なコミュニケーションが取れる (1) ボランティア実習生に気持ちの良い挨拶ができるできる (2) ボランティアや実習生の名前と顔を覚えられる。		1．ボランティアや実習生が円滑に活動を行えるよう調整ができる	1．ボランティアとの打ち合わせや反省会などを実施し、施設とボランティア両者に、より利益のある方向へ導くことができる 2．部下のボランティアや実習生への対応に関する指導・指示が行える
		関連部門との適切な連携	1．関連部門の職務および音楽療法職との関連性について理解できる 2．上司の指示を仰いだ後に、他部署との協力に向けて努力することができる		1．関連部門の職務内容について説明ができる 2．問題が起きたときには調整に当たり、その具体的な改善策を部下に指示できる	1．トラブルが生じた場合、施設の利益を考えた上で、公平な立場で解決できる
	テクニカル・スキル	音楽療法技術の向上	1．音楽大学卒業程度の音楽に関する基礎的な知識を有している。または、音楽大学を卒業している 2．技術向上に向けて努力している	1．自分に足りない技術を上司の指導のもと、認識できる 2．上司のアドバイスのもと、音楽療法場面において的確なアシストができる	1．自分に足りない技術を常に認識しながら、技術向上のため努力している 2．簡単な即興や、曲のアレンジができる	1．部下の課題などを本人が認識できるよう、適時指導できる 2．必要があれば即興、アレンジを加えて利用者に合わせた音楽が提供できる
			簡単な曲の初見演奏が、伴奏を付けてできる			
		資格取得・知識の習得	1．JMTA（日本音楽療法学会）の資格取得のための努力をしている		1．JMTA（日本音楽療法学会）の資格取得のための努力をしている	1．JMTA（日本音楽療法学会）認定音楽療法士の資格を有している 2．音楽療法に関する専門的知識をも持っており、実際の音楽療法活動を理論的に裏付けることができる
		音楽療法記録の見直し	1．音楽療法に関し、上司からの教示のもと、適切な記録ができる		1．記録のねらい、目的を踏まえた上で、要点を抑えた記録ができる 2．部下の指導ができる	1．既存の記録用紙の問題点などを把握し、より意味のある書式に修正できる 2．要点を抑えた記録ができる 3．部下の指導ができる
		学園内における音環境の整備	1．上司の指示のもと、必要に応じて館内BGMのボリューム、流す時間帯を調整できる		1．利用者・職員と相談の上、必要に応じて館内BGMのボリューム、流す時間帯を調整できる	1．専門的な知識をもとに、BGMをより効果的に調整できる
		施設主催の行事への積極的参加	1．与えられた役割を上司の指示に従い誠実に実行することができる		1．行事の全体を把握し、円滑に進行するように調整し、部下への指示ができる	1．行事の全体を把握し、円滑に進行するように調整し、部下への適切な指示・指導ができる 2．行事を企画、実行することができる

資料14 知的障害者施設 仕事等級基準書

生活指導部

		一般		副主任	主任
		1等級	2等級	3等級	4等級
	統括イメージ	施設の方針を理解でき、上司からの指示のもと定型的支援業務を誠実に遂行できるクラス		施設の方針をよく理解し、主任補佐として部下をよくまとめ自らの業務の遂行と部下指導が行えるクラス	部門の中核として部下をよくまとめ、施設方針の徹底とその目的達成に向けて貢献が期待できるクラス
成果・業績項目	個別ケアプランの充実を通した施設利用者の満足度向上	1．ケアプランの支援内容を理解し、ケアプランに従って適切な支援を行え、疑問については上司に質問できる 2．他の職員へのケアプランの周知徹底を図り、PDCAサイクルに基づいて見直し・変更が必要なときには上司に提言できる		1．担当フロアのケアプランについて説明、周知、徹底、変更の指導ができる	1．全フロアのケアプランについての説明、周知、徹底、変更の必要性等の確認と決定ができる
	対人援助能力（利用者の特性に応じた適切なコミュニケーション能力）の育成発展を通した満足度の向上	1．個々の利用者の日常を観察し、その特性をつかもうとすることができる 2．コミュニケーションの必要性を認識し、利用者とお互いに正確に伝え合うことを目的としたかかわりに努めることができる		1．様子観察における視点・注意する点等を実例をあげて指導できる 2．対人援助職で必要とされるコミュニケーションスキルを説明できる	1．個々にあったコミュニケーションを意図的に展開することを指導・教育できる 2．さまざまなコミュニケーションスキルに関して理論的に指導ができる
	第三者サービス評価により得られた満足度向上のための課題に対する取り組み	1．改善点に対し、速やかで柔軟な対策を提案・実行できる 2．改善案を上司の指示のもとに実行できる		1．サービス評価の内容について理解し、改善案・企画案に対し、助言・指導することができる	1．改善案・企画案に対し、具体的な対策を指示できる
	予算管理の徹底と原価意識の向上	1．常に節約する意識を持ち、日々の業務に当たることができる 2．予算管理・執行に関して、上司に提言・確認できる		1．常に節約に努め、模範的な行動をとることができる 2．指導部にかかわる予算について理解し、説明ができる	1．指導部にかかる予算の執行決定を行う 2．予算の進捗状況を把握し、必要な指示を行うことができる
プロセス項目	コンセプチャル・スキル	利用者の家族や地域および関連諸機関との信頼関係の醸成	1．福祉事務所等、関連諸機関について理解できる 2．利用者の家族と適度に連絡をとり、良好な関係を維持する努力ができ、利用者の状態を的確に伝えることができる	1．関連諸機関との関係を維持することができる 2．信頼関係の醸成について指示、説明ができ、適切な関係の維持を図ることができる	1．それぞれの信頼関係の維持に対してケアが出来、適時必要な調整を行える
		現状業務の分析と効率化推進	1．日常業務の内容・趣旨を理解し、現状把握をした上で優先順位を考慮して業務に当たることができる 2．業務の無理・無駄の排除を意識し、効率的に業務を遂行することができる	1．部下の日常業務の遂行に対し、助言・指導が行える 2．日常業務を分析し、創意工夫を持って効率化に向けた具体的な対策を提案できる	1．業務内容の分析をチェックし、改善策を徹底するとともに必要があれば変更を行える
		事故の未然予防などリスクマネジメントの徹底	1．各利用者の行動特徴を常に把握しようとできる 2．利用者の全体把握に努め、自己の危険性に気が付き、速やかに対応ができる 3．「ひやり・はっと」レポートの記入を的確に行うことができる	1．「ひやり・はっと」レポートに目を通し、情報の収集を行い、その分析を行える 2．事故防止策を立案し、その実施に際して周知徹底を行える	1．事故防止案に対して、見直し・指導を行える 2．部下の危険予知能力を把握し、必要な指導を行える

プロセス項目	ヒューマン・スキル	地域ボランティア、NPOや実習生などの積極的な受け入れ	1．日常業務にかかる部分の説明ができ、その活動を補助し、実習計画に沿った指導ができる 2．一部個別援助実習に対しての助言ができる	1．日常業務、個別援助の指導ができ、活動が円滑に行われているかチェックできる 2．実習計画の立案を補佐し、反省会等のコーディネートができる	1．実習生の受け入れにかかる事務処理、他機関・部署内の調整等を行う 2．実習計画を立案でき、反省会を実施できる 3．ボランティアの内容、受け入れに対して助言を行う
		自己能力の積極的開発	1．日常的に興味・関心を持って業務に当たり、その疑問を解決すべく努力できる 2．専門職であることを自覚し、その望まれる能力を身に付けるべく、方法を模索することができる	1．部下の疑問に対して簡単な説明・提案が行える 2．自己研さんの姿勢において、部下の良い見本になれる	1．部下の各種専門性の習得に対して助言・指導を行うことができる 2．職員個々の特性を見極め、その能力開発に助言を行う
		施設内関連部門との連携	1．関連部門の職務および指導部との関連・その必要性について理解できる 2．他部署との連携（情報交換等）を積極的に計り、必要な場合には上司に指示を仰ぐことができる	1．関連部門の職務内容について説明ができる 2．問題が起きたときには調整に当たり、その改善策を指示できる	1．トラブルが生じた場合、全社的立場に立って調整することができる
	テクニカル・スキル	施設利用者に対する処遇技術の確立	1．日常生活支援において目的を理解し、創意・工夫を持って業務に当たることができる 2．各種処遇技術・理論に興味を持ち、実践に生かすべく努力ができる 3．日常生活支援における共通認識を守り、それについて提言も行うことができる	1．日常生活支援において目標を設定でき、利用者の状況に応じた臨機応変な対応ができる 2．各種処遇技術・理論を持ち、実践できる 3．部下の技術的なレベルを観察し、適切な助言を行える	1．目標設定、および対応についてチェックし、その指導を行うことができる 2．各種処遇技術・理論を提示し、その説明を行うことができ、実践についてチェックすることができる
		施設主催行事への積極的参加	1．行事の企画・運営・実行に努力し、助言を仰ぐことができる 2．行われる行事に対して関心を持ち、積極的に協力して取り組むことができる	1．行事運営の中核を担い、全体把握に努め、行事の円滑な運営を補助する	1．行事の統括を行える
		知識の習得・資格の取得	1．社会福祉主事任用・社会福祉士国家資格受験資格・ホームヘルパー・大型自動車免許の資格取得。	1．社会福祉士・精神保健福祉士・ケアマネジャーの資格取得。	
		日中活動への取り組みと技術の獲得	1．日中活動の内容の理解を深め、積極的に作業に取り組み、利用者の方を支援することができる 2．利用者個人の特性に応じた日中活動を提供するために、作業種の拡充・整備を図ることができる	1．作業種の開拓に積極的に取り組むことができる 2．活動内容、利用者配置に気を配り、活動の円滑化を図ることができる	1．日中活動の統括を行える

資料15 特養ホーム 仕事等級基準書

リハビリ職

<table>
<tr><th colspan="2"></th><th colspan="2">一般</th><th>副主任</th><th>主任</th></tr>
<tr><th colspan="2"></th><th>1等級</th><th>2等級</th><th>3等級</th><th>4等級</th></tr>
<tr><td colspan="2">統括イメージ</td><td colspan="2">施設の方針を理解でき、上司からの支持のもと定型的介護業務を誠実に遂行できるクラス</td><td>施設の方針をよく理解し、主任補佐として部下をよくまとめ自らの業務の遂行と部下指導が行えるクラス</td><td>部門の中核として部下をよくまとめ、施設方針の徹底とその目的達成に向けて貢献が期待できるクラス</td></tr>
<tr><td rowspan="3">成果・業績項目</td><td>サービスマナーを通した利用者の満足度</td><td colspan="2">1. 施設の理念を理解し、それに基づいた言葉遣い、態度、身なりで仕事ができる
2. リハビリ目標に基づきリハビリを実施できる</td><td>1. 改善点の指摘ができ、部下の模範となる
2. リハビリ目標を利用者に伝え、リハビリを行う回数を提案し、回数を決める</td><td></td></tr>
<tr><td>リハビリ計画の立案実施。ケアプランへの提言</td><td colspan="2">1. 利用者個人のリハビリ計画およびそれらの変更への提案ができる
2. ケアプランの内容を理解し作成できる</td><td>1. 利用者個人のリハビリ計画およびそれらの変更ができる
2. リハビリ目標に基づいて、リハビリのスケジュールを企画することができる
3. 週間・月間・年間スケジュールを立案する
4. PT・OTの指導のもとでケアプランへの提案・検討・作成ができる</td><td></td></tr>
<tr><td>リハビリ活動の実施、運動療法、ADL訓練（物理療法、OT活動両方、レクリエーション）</td><td colspan="2">1. 利用者個人を観察しリハビリ計画に基づいてリハビリが実施できる
2. 利用者個人が保有する残存機能の維持や、楽しんでいただけるリハビリ内容に不快感、不安感、恐怖感のない活動を実施できる
3. PT・OTの指導のもとで利用者へのリハビリ活動の実施ができる</td><td>1. 計画に基づき、それぞれの活動の指導と実施ができる
2. 医学上・生活上でのリスクを踏まえてリハビリを実施できる
3. PT・OTの指導のもとで利用者へのリハビリ活動の実施ができ、提言もできる</td><td></td></tr>
<tr><td rowspan="6">プロセス項目</td><td rowspan="6">コンセプチャル・スキル</td><td></td><td></td><td></td><td></td></tr>
<tr><td>個別リハビリ計画、目標の充実</td><td colspan="2">1. 具体的なアセスメントができる</td><td>1. 問題意識を持って改善目標を設定し、意欲的に取り組んで、具体的な改善策を提案できる</td><td></td></tr>
<tr><td>機能維持・回復目標の設定とその到達度確認、分析</td><td colspan="2">1. 身体状況の報告ができる</td><td>1. 身体状況の報告と分析</td><td></td></tr>
<tr><td>事業計画および事業報告の作成</td><td colspan="2">1. 目標に対して提案ができる
2. 事業計画。報告をまとめられる</td><td>1. PT・OTの指導のもとで、利用者に合わせた目標を設定することができる
2. 事業報告書を統計的に処理し、作成することができる</td><td></td></tr>
<tr><td>書類の整備と整理</td><td colspan="2">1. 日常業務での書類の整理
2. 年間計画による書類の作成</td><td>1. 必要書類の創意工夫ができる</td><td></td></tr>
<tr><td>内外の研修などをもとにした知識の習得と実践</td><td colspan="2">1. 研修内容を理解し、その内容を実践することができる</td><td>1. 研修内容を実践し追うようすることができる
2. 施設職員研修の講師ができる</td><td></td></tr>
</table>

プロセス項目	テクニカル・スキル	リハビリ器材の使用マニュアル作成	1．使用機材の機能を理解し、その内容を実践できる	1．使用機材の機能を理解しながら適切な指導ができ、マニュアルの修正および作成ができる
		利用者参加のしやすい効率化リハビリ環境の整備	1．週課表をもとに円滑にプログラムを実施できる。ケアワーカーへの提案ができる	1．曜日や回数が円滑に流れるよう週課表づくり、プログラムを実施することができる 2．ケアワーカーへの助言ができる
		資格の取得と知識の習得	1．研修に参加し知識の習得ができる 2．ヘルパー1・2級の資格を保持しているか、介護福祉士・あん摩マッサージ等の資格を有している。または同等の知識がある	1．研修に参加し、知識の習得ができる。社会福祉士・看護師等の資格を有している（4等級）。PT・OT資格知識を同等に有している
	ヒューマンスキル	内外の部門と十分な連携	1．ケアに対する不安や問題点などをPT・OTと情報を共有することができる	1．会議に参加し、他部門に利用者のプログラムを理解してもらうように説明ができる
		利用者との信頼関係の形成	1．利用者に対して傾聴・受容ができ、コミュニケーションが取れる	1．リハビリ内や他部門との信頼がとれ、利用者に対し、訓練や生活の意欲の高揚につながる信頼関係が形成できる
		利用者の状態の把握	1．身体的・心理的訴えを把握でき、上司に報告できる	1．状態像の把握のもとで、主観的ニーズと客観的ニーズの把握と分析ができ、専門家への報告ができる
仕事への取り組み姿勢		積極性	1．事業所の経営方針や部門方針目標を理解し、それに関する改善点、問題などを積極的に提言できる	1．他職種にも興味を持ち、学んだことを自分の仕事に生かすことができる
		協調性	1．困難に直面したときや、部署の業務が増加した際、スタッフ皆で役割分担して、協力し合うことができる	1．部下との良好な関係づくりに努め、共通の目標の達成をともに目指すことができる
		責任感	1．仕事はあらかじめ決められた期日どおり、最後まで責任を持ってやりとげられる	1．施設の方針や伝達事項を確実に部下に伝え、適切に具体化したり、進言したりすることができる

資料16 特養ホーム 仕事等級基準書

看護職

		一般		副主任	主任	課長
		1等級	2等級	3等級	4等級	5等級
統括イメージ		施設の方針を理解でき、上司からの支持のもと定型的介護業務を誠実に遂行できるクラス		施設の方針をよく理解し、主任補佐として部下をよくまとめ自らの業務の遂行と部下指導が行えるクラス	部門の中核として部下をよくまとめ、施設方針の徹底とその目的達成に向けて貢献が期待できるクラス	部門管理の直接的責任者として全体の運営に気を配り部門目標達成に向け十分な成果を期待できるクラス
成果・業績項目	健康管理、予防の実践を通した利用者満足度の向上			1．健康管理面で、満足度向上のために何ができるか考慮しながら仕事ができる、上司に報告できる 2．利用者の訴えに対し、正しく理解し適切な対応ができる	1．利用者の健康管理についての満足度を考慮し、上司に報告でき、向上にむけて部下への指導ができる 2．健康管理のための年間計画について、立案・改善提案ができる 3．院内感染の予防対策を知り、早めの対応がとれる	1．健康管理・感染予防など看護サービスに対し、利用者の説明・指導ができ、年間計画の見直し・改善ができる 2．施設の方針に基づく看護体制をつくり満足度向上を図るよう努力できる
	利用者、家族、および職員への看護、医療知識、基礎技術の教育、啓蒙（褥瘡、感染症、高脂血症など）			1．正しい看護・医療知識を持ち看護処置など指導できる 2．利用者の病歴を知って簡単な指導ができる	1．正しい医学的知識を持ち、各個人の病歴を知り利用者への指導ができる。看護処置などの基礎技術を指導できる 2．他課への指導・教育のために勉強会など計画立案・実施ができる	1．正しい医学的知識を持ち、各利用者本人・家族に適切な説明・指導ができる 2．職員の医療知識・技術向上のために教育改善の立案・指導ができる
	事故の未然防止（リスクマネジメント）			1．予想される事故の原因・防止を常に心掛けて仕事ができる（誤嚥・転倒・骨折など） 2．事故に対しての適切な対応と報告ができる 3．ヒヤリハット・事故報告書を速やかに報告できる	1．予想される事故の原因・防止を常に心掛けて仕事ができる 2．既存事故の対応の適否を判断し、部下・他課への指導ができる 3．事故対策委員会への積極的な協力ができる	1．事故防止のための日常業務全体のチェックと部下・他課への教育・指導ができる 2．既存事故の対応の適否を判断し、事故分析の結果に基づき改善に向けて協力できる 3．家族・上司への正しい報告ができる
	稼働率向上への貢献ができる			1．担当フロア入所者より入院者を出さない努力ができる 2．空きベッド状況を把握し、主任に報告できる 3．ショート利用がスムーズにできるよう、環境整備に気を配れる	1．日常業務の中で入院者を出さない気配りができる。空きベッドの周知 2．空床利用に関してショート受け入れの指示・アドバイスができる	1．全体で入院者を出さないよう、入所者の健康管理や環境整備に気を配り、指導できる 2．稼動率目標（介護課）達成のために協力・指導ができる（待機者・空きベッドなどの把握） 3．入院者の状態を把握している
	経費削減の推進			1．衛生材料など、無駄のない使い方を常に心掛けて仕事ができる	1．衛生材料・薬品など、無駄のない使い方を心掛け、仕入れ時も経費削減を考慮できる	1．仕入れなどの状況を把握し、経費削減のために部下への指導ができる 2．医療器械の取り扱いを周知し、指導できる 3．予算の計画と見直しができる
プロセス項目 コンセプチャル・スキル	ターミナル移行へのマニュアル整備			1．ターミナルについて施設の方針を理解している 2．ターミナルの意味を理解し、上司の指示に従い介護課への指導ができる	1．施設の方針を理解し、各個人に合ったターミナルケアができるよう対応しマニュアル作成ができる 2．部下・他課への指導・指示ができる	1．施設の方針を十分理解し、利用者各個人に合ったターミナル看護ができるよう配慮し、全体の把握と指導ができる 2．各個人のターミナル実施の記録と報告ができる 3．医師・家族との信頼関係がとれている
	ケアプランの十分な理解と作成			1．担当フロアの各個人のニーズを知り、正しいアセスメントができる 2．カンファレンス時看護師としての意見が言え、プラン作成に協力できる	1．各個人のニーズを知り正しいアセスメントができ、ケアプラン作成時看護師として全体を把握して意見が言える 2．プランに基づく看護サービスの実施状況を知り指導ができる	1．全利用者のアセスメントの修正とカンファ時、より良いケアプラン作成のための意見が言える 2．ケアプラン作成に基づく看護サービスの周知・チェックと指導ができる

4．仕事等級基準書・仕事等級別考課表例

大項目	中項目	等級1	等級2	等級3	等級4
プロセス項目	コンセプチャル・スキル / 利用者急変時の際の的確な対応	—	1．異常の早期発見と適切かつ迅速な対応ができる 2．上司への正しい報告と記録ができる	1．異常の早期発見と適切かつ迅速な対応ができる 2．部下より報告を受け、適切かどうか判断できる	1．常に利用者の健康状態に気を配り、異常の早期発見と医学的知識を沈着かつ迅速に行為として実践し、部下に指示できる 2．家族・病院・医師・他部署への連絡がスムーズにできるよう配慮する
プロセス項目	ヒューマン・スキル / 利用者との良好なコミュニケーション	—	1．利用者との信頼関係がとれる 2．訴えを正しく聞き、説得より納得できる話し方や優しい表情・しぐさで対応できる 3．挨拶・看護師としてのマナーができている 4．上司への報告ができる	1．利用者との信頼関係が取れる 2．利用者の訴え・訴えられない方の思いを理解でき、適切な対応が取れる	1．毎日の業務の中で利用者との良いコミュニケーションが取れ、信頼関係が持てるよう部下に指導できる 2．言葉遣い・マナーに気を使い、聞き上手になれる
プロセス項目	ヒューマン・スキル / 介護など他部門との十分な連携	—	1．他部署の意見が聞け、看護師として意見が言える 2．協力の姿勢を持っている 3．上司への報告ができる	1．他部署との意見交換ができ、看護師としての協力姿勢を持っている 2．正しい報告と記録ができる	1．他部署との意見交換ができ、情報の共有化に努力できる 2．施設の方針を理解している。部下への指導ができる 3．他部署との信頼関係が取れる
プロセス項目	テクニカル・スキル / 看護技術の向上	—	1．一般的な看護技術を習得し、マニュアルに沿って的確に業務ができる（観察・胃瘻・吸引・注射・浣腸・摘便・EKG・BS測定・バルーン挿入・褥瘡処置） 2．利用者の状態に応じた対応ができるように、常に心掛けている 3．研修など積極的に参加する 4．勉強会の立案・実施ができる 5．介護課への指導ができる	1．一般的な看護技術を習得し、マニュアルに沿った業務が的確・迅速にできる 2．院内研修や勉強会などの立案・実施ができる 3．院外研修への積極的参加・報告ができ、施設での実施に向けて努力できる 4．上司の補佐・協力ができる 5．他部署への指導ができる 6．部下の能力を知って、業務分担時負担にならぬよう、また当人の向上になるよう配慮し指導できる	1．一般的な看護技術を習得している 2．施設の方針を理解し、適切な看護サービスが行われているか、日ごろから観察し、全体をチェックできる 3．部下の能力を知り、業務分担時配慮し、看護師の業務向上に対して指導ができる 4．常に施設看護師として向上心を持っている
プロセス項目	テクニカル・スキル / 既存の業務の見直し、改善	—	1．施設の方針を理解し、日常業務の目的や意義を知って常に前向きな考えで仕事ができる 2．問題や改善点の発見と提言ができる	1．施設の方針を理解し、日常業務の目的や意義を知り、問題点や改善点の提言に対し、上司への報告と協力ができる	1．常に利用者満足度・業務の効率の面で、看護サービス内容の見直しや改善に気を配り、的確な判断のもとに対応できる 2．改善業務の指導ができる
プロセス項目	テクニカル・スキル / 介護保険制度などの基礎的理解	—	1．介護保険制度の基礎的な理解ができている	1．介護保険制度について理解し、入所者の介護度をある程度知っている	1．介護保険制度を十分理解し、部下・入所者・その家族に適切な説明ができる 2．入所者の介護を知り、また施設内の平均介護度を把握している
仕事への取り組み姿勢	積極性	—	1．事業所の経営方針や部門方針目標を理解し、それに関する改善点、問題などを積極的に提言できる	1．他職種にも興味を持ち、学んだことを自分の仕事に生かすことができる	—
仕事への取り組み姿勢	協調性	—	1．困難に直面したときや部署の業務が増加した際、スタッフ皆で役割分担して、協力し合うことができる	1．部下との良好な関係づくりに努め、共通の目標の達成を共に目指すことができる	—
仕事への取り組み姿勢	責任感	—	1．仕事はあらかじめ決められた期日どおり、最後まで責任を持ってやり遂げられる	1．施設の方針や伝達事項を確実に部下に伝え、適切に具体化したり、進言したりすることができる	—

資料17 特養ホーム 仕事等級基準書

ケアマネジャー職

		一般 2等級	副主任 3等級	主任 4等級	課長 5等級
統括イメージ		施設の方針を理解でき、上司からの支持のもと定型的介護業務を誠実に遂行できるクラス	施設の方針をよく理解し、主任補佐として部下をよくまとめ自らの業務の遂行と部下指導が行えるクラス	部門の中核として部下をよくまとめ、施設方針の徹底とその目的達成に向けて貢献が期待できるクラス	部門管理の直接的責任者として全体の運営に気を配り、部門目標達成に向け十分な成果を期待できるクラス
成果・業績項目	担当利用者の定数までの拡大	1．病院、地域包括支援センター（以下、包括）へ定期的に訪問し、紹介を受けられるよう、信頼関係を構築する（病院訪問チェックリスト作成、包括1人当たり月1個所） 2．包括の連絡会や地域の事業所連絡会、研修に参加し、関係機関とのつながりを深める	1．目標定数達成が図られる 2．定数達成のため、実施指導、必要な対応ができる（事業所の特徴、強みを整理し、PRしやすいようにする。病院、包括へ訪問、訪問チェックリストの管理、状況把握　居宅介護支援センターパンフレットの作成） 3．民生委員との連携を深め、紹介を受ける	1．目標定数が達成できる 2．定数達成のために必要な方策を検討し、取り組み内容や計画を部下に指示できる
	事業所収益への貢献	1．法人内のデイサービス（以下、デイ）、ショートステイ（以下、ショート）担当者と連携を深め、情報を共有して、スムーズに利用につなげられる（ショート希望者リストアップ、声掛け、法人内関係部署との連絡会、日ごろの連携） 2．デイ、ショートのサービス向上のため、利用者のニーズ、地域のデイ、ショートの事業所状況を法人へフィードバックする（要望報告書作成。デイ、ショートのリハ機能強化についてなど） 3．病院、包括訪問時に法人サービスのPR、情報提供を行う（法人デイ、ショートについてのパンフレット、空き情報など配布）	1．デイ、ショート利用者の増員を図る（目標値　法人サービス利用率） 2．デイ、ショート事業のサービス向上、受け入れ体制整備について、法人へ提案ができる（報告書作成、取りまとめ） 3．デイ、ショート担当者との連携を深める（月1回連絡会　日ごろの連携） 4．他社の居宅介護支援事業所と連携し、紹介を受けられる	1．デイ、ショート利用者の目標定数が達成できる 2．定数達成のために必要な方策を検討し、取り組み内容や計画を部下に指示できる 3．デイ、ショート事業のサービスを向上し、受け入れ体制を整え、利用者を増員できる
	地域ネットワークの構築（民生委員、包括などとの十分な連携）	1．包括との関係性を深める（包括へ担当利用者のモニタリングシートを毎月提出、包括主催の連絡会参加） 2．病院、民生委員、関係事業所との連携を深める（サービス利用の様子や変化があったときなど随時状況報告。連絡会、交流会、会合に参加）	1．連絡会、会合などの情報を把握し、参加できる 2．包括に事業所連絡会の開催を働きかける（包括○○、○○、○○） 3．紹介を受けた事業所に密に状況報告し、信頼を得る 4．行政・関係機関との連携を強化する（居宅連絡会役員）	1．関係機関と連携が図られる 2．関係性を深めるための指示、指導ができる
	利用者サービスの向上	1．利用者の要望を把握し、サービス改善を図る（年1回アンケート、要望報告書作成） 2．研修に参加したり、日々自己研さんに励み、専門性を高め、利用者に還元できる 3．地域の関係機関、法人内の関係部署の連携を深め、迅速に対応して利用者のニーズに答える（ネットワーク・チームワーク・フットワーク）	1．利用者の要望を把握し、サービス改善できる（アンケート調査を実施、内容を分析してサービス改善を図る。聞き取り項目の検討、アンケート作成を主体的に取り組む。プランに満足しているか、制度知識・援助技術・マナーについて、サービス手配の迅速さ、介護保険制度・サービスの説明の丁寧さ、こうしてほしいことなど） 2．ケアマネジャーの専門性（倫理、知識、援助技術）を高め、利用者の満足度を向上できる 3．市役所、包括、保健所、医療機関などとの連携を図り、処遇困難な事例も対応できる	1．アンケート調査を実施し、内容を分析して、サービス改善、向上ができる 2．事業所全体のケアマネジメント力を高め、利用者のニーズに対応できるよう必要な指導を行う 3．関係機関との連携が図られるよう指導する

4．仕事等級基準書・仕事等級別考課表例

プロセス項目	コンセプチュアル・スキル	ケアプランの見直しと充実	1．保険サービスだけで対応できない場合でも、保険外サービスを紹介して対応できる 2．精神疾患・認知症・サービス拒否・医療依存度の高い利用者など処遇困難者の在宅生活を支え、在宅生活が不可能な場合、適切な施設を紹介できる 3．処遇困難な状況となったら、包括、市役所、病院、保健所などと連携し、問題解決が図られる	1．日常の業務やミーティング・事例検討会から、適切なかかわりやケアプランができているか把握し助言できる	1．ケアプラン作成方法の研修に参加させるなどして、職員に教育できる
				1．精神疾患・認知症・サービス利用拒否などの処遇困難者を対応できる。また、部下にも、処遇困難者対応に関する適切なアドバイスができる	
		地域介護ニーズの把握	1．利用者や業者とのかかわりから地域の潜在ニーズを拾い上げ、将来の新規事業展開に向け提案ができる（報告書作成）	1．報告書、アンケート調査から、地域の潜在ニーズを把握し、新たな事業展開について検証・提案できる	1．新事業展開について検討し、指導する
		成年後見人の事業展開について検討	1．成年後見制度の地域のニーズを収集する 2．成年後見制度に関する研修に年1回参加し、知識を習得して業務に生かす	1．成年後見の事業展開について検証する〈成年後見養成研修（5～11月）を受講 報告書作成 行政への聞き取り〉 2．研修から得た情報、知識を報告書にまとめ、業務に生かし、また法人にフィードバックする（研修発表会）	1．事業展開について検討し、必要な指導をする 2．知り得た情報、知識を法人へ還元する
	プロセス項目 ヒューマン・スキル	関連部門（デイ、施設介護部門など）への協力と連携	1．法人デイ、ショート部門との連携を図る（月1回連絡会 日ごろからも連携を意識）	1．デイ、ショート部門との連絡会を実施し、日ごろからも常に連携が図られる 2．苦情、トラブルが発生した場合、関係部署と連携し、適切に問題解決できる	1．関係部門との連携が図られるよう必要な指示、指導ができる
		援助技術の向上	1．相談援助技術の原則を守りながら、業務遂行できる 2．事例検討会を月1回開催し、適切なかかわりができているか確認する 3．研修、勉強会に参加し、援助技術の向上を図る	1．相談援助技術の習得と同時に、利用者個々の多様なケースに対して、的確に柔軟に対応できる 2．事例検討会を通して、適切なかかわりができているかを確認し、援助技術の向上が図られる 3．研修、勉強会に参加し、技術の向上を図る	1．適切な相談援助ができているかを日ごろから観察し、必要に応じ部下指導が行える 2．援助技術向上に向けた取り組みを計画し、実施できる
		利用者との良好なコミュニケーション	1．利用者に対し、個として尊重した言葉遣い、態度で接する 2．積極的姿勢で相談に応じる	1．職員一人ひとりが利用者に個として尊重した対応が行え、積極的姿勢で相談に応じるよう十分気を配る 2．日常的に部下のマナー・相談姿勢を把握し、OJT・個別面接等による指導や評価ができる	1．全体的な視点からのマナー改善の重点取り組み策を立案実行できる 2．日常的に部下のマナーを把握し、OJT・個別面接等による指導、評価ができる
	テクニカル・スキル	自己啓発による資格の取得・知識の習得	1．介護支援専門員専門課程研修の受講 主任ケアマネジャーの取得	1．主任ケアマネジャー、社会福祉士の取得	
		運営基準に沿ったケアマネジメント	1．アセスメント、介護計画作成、モニタリング、サービス担当者会議開催など、運営基準に沿ったケアマネジメントができる 2．内部監査を実施する（自己点検表活用）	1．運営基準に沿って業務遂行できているか、内部監査を実施する 2．利用者名簿、業務マニュアルなど必要書類の整備	1．運営基準に沿って業務遂行できているか、日ごろから観察し、指導できる 2．内部監査の結果を受け、必要な指示・指導をする
仕事への取り組み姿勢		積極性	1．事業所の経営方針や部門方針・目標を理解し、それに関する改善点、問題などを、積極的に提言できる	1．他職種にも興味を持ち、学んだことを自分の仕事に生かすことができる	
		協調性	1．困難に直面したときや、部署の業務が増加した際、スタッフ皆で役割分担して、協力し合うことができる	1．部下との良好な関係づくりに努め、共通の目標の達成を共に目指すことができる	
		責任感	1．仕事はあらかじめ決められた期日どおり、最後まで責任を持ってやりとげられる	1．施設の方針や伝達事項を確実に部下に伝え、適切に具体化したり、進言したりすることができる	

資料18 デイサービス 仕事等級基準書

介護職

		一般		副主任	主任	課長
		1等級	2、3等級	4等級	5等級	6等級
統括イメージ			施設の方針を理解でき、上司からの指示のもと定型的介護業務を誠実に遂行できるクラス	施設の方針をよく理解し、主任補佐として部下をよくまとめ自らの業務の遂行と部下指導が行えるクラス	施設方針を理解し、部門の中核として部下をよくまとめ、施設方針の徹底とその目的達成に向けて貢献が期待できるクラス	部門管理の直接的責任者として全体の運営に気を配り部門目標達成に向け十分な成果を期待できるクラス
成果・実績項目	① 施設利用率の向上、新規利用者の拡大と現利用者の定着（新規登録者の確保）		1．利用者の健康状態を把握し、特変があれば、即座に報告できる 2．利用率向上の必要性を理解し、各曜日のADL・欠席・空ベッド・入浴状況を把握し上司に報告できる 3．新規利用者の事前面接、受け入れ準備が行える	1．利用者の心身の状況を把握し、欠席者を出さない気配りができる 2．各曜日の利用状況を把握し、稼働率目標の達成に向け提言できる	1．欠席者を出さないために全体の環境整備に気を配り、指導できる 2．稼働率目標に向けて必要な対策が立案できる	1．稼働率目標85％達成のため必要な対策を検討し、実行に向けて具体的な取り組み内容を部下に指示できる
	② 基本活動プログラムの見直し、改善（プログラムの多様化、個別サークル化）		1．プログラムのねらい内容（マニュアルⅡ参照）を理解し、実施できる 2．各利用者の興味、関心の把握に努め、プログラム内容への希望意見を報告できる	1．プログラムのあり方、方向性について内部、外部から情報収集し、見直し改善に向けての提言ができる	1．プログラムの全体の見直し、改善に向けて具体的な立案ができる 2．プログラムの改善に当たり、効率的な職員配置を立案できる	1．プログラム全体の見直し、改善の立案および検討を行い、実行に向けて指示できる
	③ 事故の未然防止（リスクマネジメント）		1．事故後の対策とケアプランに基づいて、介護業務を行うことができる 2．環境状況を把握して必要な安全対策の提案ができる 3．身近に起きたヒヤリハット事例や事故を速やかに報告できる	1．事故後の対策とケアプランを部下に周知、徹底できる 2．安全対策の提案を取りまとめ改善策を上司に報告できる 3．事故報告書・ヒヤリハットレポートの記入の指導ができる	1．安全対策の提案に対し、改善策を立て、部下に指導できる 2．事故・ヒヤリハットレポートの毎月のまとめをし、安全対策委員会で議題や改善策の提案ができる	1．事故防止へ向けての啓蒙、教育が行える 2．利用者家族に対し、適切なリスクマネジメントが行える
	④ 利用者満足度の向上		1．アンケートによる利用者満足度調査により抽出された改善課題を理解し、具体的な取り組みができる	1．改善課題の遂行の状況を把握し上司に報告できる 2．取り組みの見直し提案が行える	1．利用者および家族の意向・要望が反映された改善課題の抽出ができ、具体的な改善計画を立案し、部下に指導教育ができる	1．改善課題の抽出・改善計画立案を施設全体の観点から行える
	⑤ 経費の削減		1．経費削減品目を理解し、削減に協力できる 2．デイサービスの決まりに従って電気・水道・冷暖房を節約し、備品等を丁寧に扱える 3．経費削減に向けて1件以上提案できる	1．削減の目標値を理解し達成に向けて努力できる 2．削減の提案について助言し、まとめて上司に提案できる	1．経費削減品目の目標値を設定し、立案できる 2．削減のための部下の指導が行える	1．経費削減の目標が達成できるよう立案を検討し実行への指示ができる
プロセス項目	コンセプチャル・スキル	⑥ 個別ケアプラン（通所介護計画）作成とその実践の徹底	1．個別ケアプラン作成の意義が理解でき、本人や家族の希望を取り入れた、ケアプランの作成ができる 2．ケアプランに沿った援助が行える 3．ケア会議において自分の意見を述べられる 4．変更の必要があるときは速やかに上司に報告できる	1．作成にあたりアセスメント方法、立案、評価方法の指導が行える 2．ケアプランに沿った援助の状況を確認し、上司に報告できる	1．全体の作成状況を把握し、立案、評価の実施日を部下に周知できる 2．ケアプランについての周知を徹底し、作成の指導ができる 3．状況の変化があった場合迅速にケアプランの修正を指示できる	1．ケアマネジャーが立てたケアプランを理解し、デイのケアプランと連動させるよう部下に説明できる 2．必要に応じ利用者、家族へプランの内容を適切に伝えられる

4．仕事等級基準書・仕事等級別考課表例

項目					
プロセス項目	コンセプチュアル・スキル	⑦ 利用者・家族からの要望・クレームへの対応	1．利用者・家族からの要望・クレームに丁寧に応対し、正確に上司へ報告できる	1．クレームに対して、丁寧に応対し、謝罪したり、相手の感情を和らげることができる 2．部下からの報告に対して内容を確認して、改善策を上司に提案できる	1．対応策を決定し、迅速に利用者、家族へ伝達できる 2．部下へ対応策を周知し、クレームの再発を防ぎ、業務改善へつなげる
		⑧ 介護実績の把握分析とその対応	1．介護サービスによって得た介護の収入の意義が理解でき、コスト意識を持った介護の実践が行える 平均介護度・稼働率・長欠している利用者の理由	1．介護サービスによって得た介護収入の実績を把握、分析し、必要な課題の抽出が行える	1．介護収入の実績を把握、分析し、得られた課題に対して中長期的な観点から必要な対策を立案検討できる
	ヒューマン・スキル	⑨ 社会人として恥ずかしくないマナー・応対	1．職員としてのマナーに基づいた言葉遣い、態度、身なりで仕事ができる	1．マナー・応対がきちんと行われているか確認し、注意、指導を行うことができる 2．TPOに応じた優れたマナーで部下の手本となれる 3．日常的に部下のマナーを把握し、OJT・個別面接等による指導や評価ができる 4．全体的に改善の必要な点についてのチェックを行い、提言できる（5等級のみ）	1．職場全体のマナー・応対が、保持できるよう注意、指導評価ができる
		⑩ 地域ボランティア、NPO組織の連携とその育成	1．ボランティアの内容・役割りを理解し、対応できる 2．実習計画の内容を理解して対応できる	1．ボランティアの育成への視点を持ち、役割り分担が行える 2．ボランティアの内容の見直しや新規要請の提言ができる 3．自習計画を立て、反省会を持つことができる（5等級のみ）	1．ボランティアの役割りの設定、適切な対応の指導が行える
		⑪ 利用者との良好なコミュニケーション	1．利用者に明るい笑顔で対応し、個々を尊重した言葉遣い態度でコミュニケーションがとれる 2．コミュニケーションの必要な利用者に積極的にかかわることができる 3．利用者同志の関係を観察し、問題点を上司に報告できる	1．すべての利用者に対し、分け隔てなく接し個人を尊重し、信頼関係が築けるコミュニケーションがとれる 2．部下のコミュニケーションを観察し、必要時指導が行える 3．報告された問題点に対し、改善策を立て、部下に指導できる	1．信頼関係が築けるコミュニケーションが取れるよう配慮、指導できる 2．困難事例に対し、他の機関との連携を図りながら改善できる
	テクニカル・スキル	⑫ 介護技術の向上	1．マニュアルⅠに沿った移動、排泄、食事、入浴、送迎等の基本介護技術ができる 2．施設内研修に参加し、介護技術の向上を図る 3．上記介護の改善点を上司に提言できる	1．個々の利用者の状況、状態に応じた的確かつ臨機応変な介護が行える 2．部下の介護技術を的確に把握し、適切な業務分担および技術向上のための指導が行える 3．改善提案に対し、内容を検討してケアの変更を部下に指導することができる 4．定期的にマニュアルの改訂を行うことができる 5．施設内および外部の研修に参加し、知識を高め、それを他職員に伝えることができる	1．全職員の介護技術と能力向上に向けて教育計画を立てることができる 2．施設内および外部の研修に参加し知識を高め、それを他職員に伝えることができる
		⑬ 資格の取得・知識の習得	1．2級ヘルパーの資格取得（1等級）	1．2級ヘルパー、介護福祉士の資格取得	1．介護福祉士・社会福祉主事の資格取得	1．介護福祉士 2．社会福祉主事 3．ケアマネジャーの資格取得
		⑭ 介護保険制度の基礎的理解	1．介護保険制度の仕組みや内容について基礎的な理解ができている	1．介護保険制度についてよく理解しており要介護度の基準に基づいて利用者の状態を観察し、報告できる 2．基本的な請求業務について流れを理解している 3．請求業務が行える（主任）	1．介護保険制度について、十分理解しており、部下や利用者やその家族などに対しても適切な説明が行える
		⑮ 既存業務の見直し・提案	1．日常行われている介護サービスのねらいや、趣旨をよく理解した上で、問題や改善点が認められたときはミーティング等で積極的に意見を出し、サービス内容の見直し提言が行える 2．見直し提言を、月1回以上所定の書面で提案できる	1．常日ごろより、利用者満足度および効率性といった観点から介護サービス内容の見直しに気を配るとともに、部下からの提案を働きかけて改善策をまとめ、実行したり、上司に提言が行える 2．利用者満足度および効率性といった観点から、フロア間の業務を調整・統一して改善することができる（5等級のみ）	1．常日ごろより、利用者満足度および効率性といった観点から、介護サービス内容の見直し、改善に気を配り、必要と判断した場合は即座に業務改善や部下指導が行える
仕事の取り組み姿勢		⑯ 積極性	1．事業所の経営方針や部門方針目標を理解し、それに関する改善点、問題などを、積極的に提言できる	1．他職種にも興味を持ち、学んだことを自分の仕事に生かすことができる	
		⑰ 協調性	1．困難に直面したときや、部署の業務が増加した際は、スタッフ皆で役割分担して、協力し合うことができる	1．部下との良好な関係づくりに努め、共通の目標の達成をともに目指すことができる	
		⑱ 責任感	1．仕事はあらかじめ決められた期日どおり、最後まで責任を持ってやりとげられる	1．施設の方針や伝達事項を確実に部下に伝え、適切に具体化したり、進言したりすることができる	

資料19 特養ホーム 仕事等級基準書

相談員

		一般職 2等級	副主任 3等級	主任 4等級	課長 5等級
統括イメージ		施設の方針を理解でき、上司からの指示のもと定型的介護業務を誠実に遂行できるクラス	施設の方針をよく理解し、主任補佐として部下をよくまとめ自らの業務の遂行と部下指導が行えるクラス	部門の中核としてフロアをよくまとめ、施設方針の徹底とその目的達成に向けて貢献できるクラス	部門管理の直接的責任者として、全体の運営に気を配り部門目標達成に向け十分な努力を期待できるクラス
成果・業績項目	1. 稼働率の向上	1. 次期入所者の選定等を迅速に行い、次期入所者に向けて速やかに受け入れ態勢ができる 2. 急な入所者の状態を把握して的確に対応するとともに、他の職員に連絡して情報の共有化を図ることができる 3. 入院者の空きベッド等を利用して、ショートの受入ができるように他の事業所と緊密に連携が取れる 4. 緊急対応ショートについて、適切な受け入れ態勢の準備や、対応ができる	1. 空きベッドが発生することなどを予見して、次期入所者の候補者を速やかに選定し、稼働率の向上に努める 2. 緊急対応ベッドや入所時不適応について、関係セクションに報告・相談・提案ができる ※4等級は稼動率目標が達成できる	1. 空床利用に関するショート受け入れの指示と対応ができ、次期入所者の準備について、速やかに部署間の調整ができる	1. 稼働率向上のために必要な方策を検討し、取り組み内容や計画を部下に指示できる 2. 緊急ケースや入所時不適応ケースについて速やかに、家族、外部機関と調整を行うことができる
	2. 利用者、入居者の的確なニーズ把握と関係者への迅速な情報提供	1. 利用者の希望や食事、服装、活動等の好みを引き出して把握し、ケア計画に反映することができる 2. 利用者、入居者のニーズに対してできるだけ速やかに対応し、各部署で情報を共有できる 3. 利用者、入居者の話をよく傾聴できる 4. ショート利用者については、居宅サービス計画書に沿ったプランを提供し、在宅とショートでの生活が変わらないように、関係部署と協力してサービスを提供できる	1. 利用者の希望や好みに応じた介護を実現するためにフロア職員に指示依頼を出したり、業務改善ができる 2. 利用者の家族から積極的に情報収集して利用者や家族の希望や意向を把握できる	1. 利用者や家族の心情に気を配り、必要と判断したときには、即座に業務改善やフロア職員への指示依頼が出せる 2. 時に職員の立場を離れた発想で利用者の希望をくみ取り提言・提案につなげることができる	1. 利用者や家族に不満がないか常に気を配り、フロア業務との整合性を念頭に置きながら、必要と判断したときには即座に他部門との調整を図り改善計画の策定やフロア職員の指導ができる 2. 相談課の事業計画の立案ができる
	3. 生活介護部門との密接な連携	1. 入退所やショートの出入りについて、介護部門と連絡調整をし、速やかに行えるような情報の共有化に努め、より良い関係づくりができる 2. 利用者、入居者のニーズに対してできるだけ速やかに対応できるように協力連携体制が構築できる（状況に応じて会議やミーティングの開催ができる）	1. 介護部門からの要望や提案を聞き、臨機応変に対応できる 2. 利用者、入居者個人個人の情報を共有し、共通の理解ができる	1. 生活介護分門と相談課が密接に連携できるように、信頼関係の醸成に向けて十分気を配ることができる 2. 他部門との情報交換や調整等を行えるように設定し、話し合い全体を把握する立場から意見が言える	1. 常日ごろから、生活介護部門と連携し、全体を把握する立場から提案と意見の表明ができる

区分		項目	1等級	2等級	3等級	4等級
成果・業績項目		4．介護サービスの質向上に向けた支援(他施設サービス実態の把握・自施設へのフィードバック)	1．外部研修に参加して、相談員としてのスキルの向上に努めながら、他施設との交流を持ち、情報交流が行える 2．社会資源の活用と連携が図れる 3．施設ケアマネジャーとの連携およびケアプランに沿った、利用者個人への個別サービス、または全体に対してのサービス（行事や教養娯楽関係業務）等の促進点検ができる	1．外部研修などで学んだことや、より良いサービスについて、他の施設より得た情報などを、自施設にて報告・提言できる 2．サービスの標準化、自己調査を行い今不足しているサービスを把握して改善ができる	1．外部研修などで学んだことや、より良いサービスについて、他の施設より得た情報などを、自施設にて報告・提言できる。※4等級は指導も行うことができる 2．施設の環境やスタッフの質に応じて、的確にサービスの質の向上に努め、介護部門に対して助言ができる	1．全体的な視点から、適切な介護サービスを提供しているか、また、向上に努めているかを日ごろから観察を行い、必要に応じて適切な部下指導が行える
プロセス項目	コンセプチュアル・スキル	1．ケアカンファレンス参加による利用者の状況把握	1．日常業務の中で担当利用者や家族の意向をくみ取り、アセスメントとしてのデータの整理をし、具体的対応策の素案を作成し、ケースカンファレンスに発題ができる 2．ケースカンファレンスで他の出席者と活発、柔軟に意見交換してケア計画策定に貢献できる 3．他の職員へのケア計画の周知徹底を図り、変更が必要となったときは居室担当に提言できる	1．自己の担当するケースに関して、左記の対応ができるとともに、他の担当入居者のケア計画について、周知、徹底、変更の必要性の把握ができる 2．ケースカンファレンスの資料となるデータ作成について、フロア職員に提案協力ができる	1．ケースカンファレンスに出席して、全体把握をした上での提案と意見の表明ができる 2．ケースカンファレンスに出席して、全体把握をした上での提案と意見の表明ができる	1．ケースカンファレンスに出席して、全体を把握する立場からの提案と意見の表明ができる 2．ケア計画実行上のフロア課題について、明確な把握ができ対応策を提案することができる
		2．利用者の法的トラブルを避ける事前または緊急時の対応	1．クレームがあった場合は、丁寧に応対し、速やかに上司に報告ができる 2．入所またはショート利用前の契約時に施設での生活で起こりうるリスクに対して説明し、了承していただく。また、入所中の方については、常態の変化等があったらすぐに家族に連絡し理解していただけるような対応ができる	1．クレームに対して丁寧に応対し、謝罪したり相手の感情を和らげることができる 2．クレームに対して即座に改善策を講じたり、フロア職員に指示を出し、上司に報告ができる	1．クレームに対して丁寧に応対し、謝罪したり相手の感情を和らげることができる 2．再発防止策や改善策の検証を行いフロア職員指導を行い上司と連携ができる	1．クレームを分析して業務改善に結びつけたり職員指導や情報の共有化ができる 2．クレームに関して当事者や家族と交渉ができる
		3．相談業務の円滑化・開拓	1．行政や市内の関連事業所、介護保険施設等を回り、施設利用者が増えるように活動することができる 2．PCを使いこなし、情報公開についての取り組み・作業ができる 3．法人・施設情報の提供公開へ取り組み、ホームページやパンフレットなどを利用・活用ができる	1．常日ごろより、他機関との関係・交流を深め、稼働率向上のための、新規入居者や新規ショートの入所や利用がスムーズに行えるように計画推進できる。関連事業所との連携が取れる 2．ホームページなどの管理運営ができる	2．ホームページなどの管理運営とシステムの再構築ができる	1．他機関との連絡・調整等にトラブルがあった場合は適切に説明し、再発防止に向け、分析・把握して改善に努めることができる 2．法人・施設の活動や情報について、全体を掌握している
	ヒューマン・スキル	1．社会福祉事務所などとの信頼関係の醸成	1．地域などとの連携・調整ができる 2．他機関・行政（社会福祉事務所）との連絡調整ができる	1．地域の福祉やニーズの把握、地域との交流や防災協定への援助ができる 2．関係機関の情報収集や調整ができる。相談員研の役員を務める	1．地域の福祉やニーズを把握し、提案を助言ができる 2．関係機関と連絡を密に取り信頼関係の醸成に努める。相談員研の役員を務める	1．全体を把握する立場からの提案と意見の表明ができる 2．他機関との信頼関係醸成の必要性を啓蒙し、部下指導が行える
		2．ボランティアの受け入れ態勢の整備	1．社会資源の調整と活用についての施設としての受け入れの仕組みや体制について理解・把握している 2．ボランティアのニーズの確認と調整ができる。傾聴や守秘義務等の説明をし、参加メンバーとの相互理解ができる 3．ボランティアの受入れに際し、地域や学校や事業所などを訪問し、見学等も含めた体験や実習等の受け入れの広報活動が行える	1．ボランティアが円滑に活動できるように職員との仲介をすることができる。内容が適当かどうかのチエックができる 2．ニーズの再確認と調整が行える 3．ボランティアや実習の依頼者などとの連携が図れる	1．ボランティアの内容の見直しや新規要請の提言ができる（新規の施設体験や、各種講座の受け入れなど） 2．ボランティアの方々の感想や意見、受け入れ側の反省などを含めた評価が適切に行える	1．実習生の年間受け入れ計画を立てることができる 2．地域における福祉活動の拠点として、施設の機能を地域に開放し、活用しながらお互いを高めあえるように、地域の各団体との連絡調整等ができる
		3．介護部門など他部門との十分な連携	1．入居者の情報や、ショートの方の情報などを速やかに伝達し、情報の共有化ができる 2．状況に応じて会議やミーティングの開催ができる	1．情報の共有化を図りつつ、それぞれの事柄に対して十分理解し、周知、徹底ができるような働きかけができる 2．他部門との情報交換や職員共同での調整等を行える	2．他部門との情報交換や職員共同での設定し、話し合い全体を把握する立場から意見が言える	1．介護部門・他部門に対してスーパービジョンができる 2．他部門と連携しながら、OJT等の指導ができる

		一般職		副主任	主任	課長
		2等級	3等級	4等級	5等級	
プロセス項目	テクニカルスキル	1. 生活相談員としての一連の業務の十分な遂行	1. 入所から退所までの事務、行政手続きおよび関係先との調整 2. 施設利用者の家族環境、本人の性格人柄、身体機能の特徴、既往歴などの正確な把握 3. 利用者の金銭管理の代行および銀行手続き代行（預かり金の管理・保管等の財産管理） 4. ショートスティの受け入れ ※2等級は業務の遂行ができる ※3等級は、業務の改善提案ができる		1. 部下の業務について指示・指導ができる。また、改善提案を受け、業務の見直しをすることができる	1. 適切なケアが提供されているかについて、フロア全体の運営的見地から課題の抽出ができ適切な対応に取り組むことができる
		2. 専門資格の取得・研修	1. 相談員として知識や技術の習得のため、研修等に積極的に参加する	1. ケアマネジャーの取得 2. 社会福祉主事の取得	1. 社会福祉士、主事の取得	
		3. 債権、債務法など民法の基礎知識習得	1. 権利擁護・財産管理・個人情報保護・成年後見制度などについての基礎知識を学び習得することに努めている	1. これらの法令や民法についての基礎知識を習得している	1. 債権、債務法など民法の知識を習得し、法令を遵守して適切に利用者家族や、部下に対して助言やアドバイスができる	
		4. 契約書の変更修正等	1. 利用者やご家族との契約の締結および変更等ができる	1. 契約書に不備等がある場合には速やかに訂正し、新たに必要な書面の作成が発生したときには、その都度立案作成ができる	1. それぞれの契約書についての内容の把握と、書類全般の保管管理の統括ができる	
仕事への取り組み姿勢		1. 積極性	1. 事業所の経営方針や部門方針目標を理解し、それに関する改善点、問題などを積極的に提言できる	1. 他職種にも興味を持ち、学んだことを自分の仕事に生かすことができる		
		2. 協調性	1. 困難に直面したときや、部署の業務が増加した際、スタッフ皆で役割分担して、協力し合うことができる	1. 部下との良好な関係づくりに努め、共通の目標の達成をともに目指すことができる		
		3. 責任感	1. 仕事はあらかじめ決められた期日どおり、最後まで責任を持ってやり遂げられる	1. 施設の方針や伝達事項を確実に部下に伝え、適切に具体化したり、進言したりすることができる		

5．適性検査例

　　資料20　　福祉系職員採用時適性検査例
　　資料21　　福祉職員用適性検査例

資料概要

適性検査例

高齢者や知的障害者などに適切なサービス提供を行うためには、どのような人柄・能力適性が必要なのかを試みる目的で「適性検査シート」を作成した。
例示した資料は2種類あり、1つは新規に職員を採用する際に活用するものであり、2つ目は現在、福祉施設、現場で働いている職員の自己改革に使用する目的で作成した検査資料である。
施設の種別やその成り立ち、風土などによって職員に求めるものは異なると思われるので、これを参考に独自に作成されたい。

資料20 福祉系職員採用時適性検査例

該当すると思う欄に○をつけてください　　　　　　　平成　年　月　日実施

	項　目	はい	いいえ	どちらでもない
1	誰に対しても朝の挨拶「おはようございます」は欠かさない			
2	困った人を見るとじっとしていられない			
3	人の顔色の変化を見て、即座に対応することが得意だ			
4	プレッシャーがかかる状態でも、冷静に対応できる			
5	いつも率先して、物事に取組んでいる			
6	自分のミスは隠さないで正直に言える			
7	人と協力して、物事に取組んでいくのがうまい			
8	人生目標をもって日々生活している			
9	挨拶は苦手だ			
10	困った人を見ても知らんふりすることがある			
11	その場の雰囲気をつかむのは苦手だ			
12	プレッシャーに弱いと思う			
13	人の後を追って何かをする方だ			
14	人が見ていないなら少々のミスは黙っている			
15	人と協力するのは好きではない			
16	特に目標を持って生きているわけではない			
17	言葉遣いや身だしなみには常日ごろから気を配っている			
18	人のために役立つことは幸せだと思う			
19	人と協力的な人間関係づくりをするのが得意だ			
20	失敗をバネにできる			
21	何事も最後まで粘ってやり遂げる			
22	自分の知らなかったことでも、素直に認めることができる			
23	チームワークを大事にする			
24	自分の短所・長所はよく理解している			
25	言葉遣いがよくないと言われることがある			
26	自分がよければよい			
27	人間関係は煩わしいと思う			
28	失敗するといつまでも悔やむ			
29	あきらめが早い方だ			
30	知ったかぶりをすることが多い			
31	個人プレーが好きだ			
32	自分のことはよく分からない			
33	ごみ捨てのルールはキチンと守っている			
34	いつも思いやりの気持ちを持って人に接している			
35	話に説得力があると思う			

該当項目に○をつけてください

性別	男	女

区分

新規採用者	
非常勤職員	
一般職員	
副主任	
主任	

所属（既入職者）

特養	
在宅	
支援・居宅介護	
訪問介護	

年齢

19歳以下	
20～24歳	
25～29歳	
30～34歳	
35～39歳	
40～44歳	
45～49歳	
50～54歳	
55歳以上	

	項　　　目	はい	いいえ	どちらでもない
36	人に怒られた後でも翌日には回復する			
37	自分の意見をはっきりと主張できる			
38	人の言うことには、素直に耳を傾けている			
39	自分のやり方にいつまでも固執しない			
40	自分を伸ばし、成長させていきたい			
41	紙くずや空き缶をポイ捨てすることがある			
42	疑いの姿勢で人と接することが多い			
43	いくら話しても人から無視されることが多い			
44	人から強く怒られるとシュンとして仕事も手につかない			
45	意見をはっきり言うのが苦手だ			
46	人の言うことは聞かないことが多い			
47	自分のやり方にいつまでも固執する			
48	特にこれ以上の成長は望んでいない			
49	消灯や節水など省エネに努めている			
50	人の喜びを、わがことのように思うことができる			
51	人にうまく働きかけて自分の思うようにするのが得意だ			
52	自分の感情をうまく抑制、コントロールできる			
53	活力があると思う			
54	自分に対する批判は誠実に受け入れている			
55	責任は進んで引き受ける			
56	自分の人生は、自分で切り開いていくものだ			
57	人がいなくても電気をつけっ放しにすることがある			
58	人は人、自分は自分と思っている			
59	人に働きかけることがなかなかできない			
60	感情を顔にすぐ出しやすい			
61	無気力だといわれる			
62	批判を受けるとすぐ反発する			
63	責任を回避することが多い			
64	人生は自分ではどうにもならないと思っている			
65	社会道徳や規律はキチンと守っている			
66	人に対する配慮を常に心掛けている			
67	人と意見が対立したときでも、うまく対処できる			
68	人からきつく言われても平常心で対応できる			
69	工夫しながら物事に取組んでいる			
70	自分の悪い点を正すように、日々努力している			
71	何事も途中で投げ出すことはない			
72	人生は生きるに値する			
73	社会道徳を守るのは苦手だ			
74	人の気持ちをくむことが苦手だ			
75	意見がかみ合わない場合そのまま放っておくことがある			
76	人からきつく言われるのが嫌でしょうがない			
77	創意工夫が苦手だ			
78	自分はこのままでいいと思っている			
79	うまくいかないとすぐあきらめる			
80	人生はこんなものだと思っている			

資料21　福祉職員用適性検査例

該当すると思う欄に○をつけてください　　　　　　　平成　　年　　月　　日実施

	項　　目	強くそう思う	そう思う	どちらともいえない	そう思わない	まったくそう思わない
1	誰に対しても朝の挨拶「おはようございます」は欠かさない					
2	言葉遣いや身だしなみには常日ごろから気を配っている					
3	紙くずや空き缶は必ず所定の場所に捨てている					
4	ごみ処理問題や資源の有効活用に関心を持っている					
5	人のいない場所での消灯や節水など省エネに努めている					
6	自分は人から気軽に声を掛けられるタイプだと思う					
7	温かく協力的な人間関係づくりがうまいと思う					
8	いろいろなタイプの友人が多い					
9	上司とは気軽で率直な話ができる					
10	施設外の知人、友人が多くいる					
11	困った人を見るとじっとしていられない					
12	人の顔色の変化を見て、即座に対応することが得意だ					
13	人のために役立つことは幸せだと思う					
14	人の喜びを、わがことのように思うことができる					
15	人と接するときはいつも思いやりの気持ちを持って接している					
16	自分の知らなかったことでも、素直に認めることができる					
17	自分のミスは隠さないで正直に言える					
18	失敗をバネにできる					

該当項目に○をつけてください

性　別	男	女

区分

新規採用者	
非常勤職員	
一般職員	
副主任	
主任	

所属（既入職者）

特養	
在宅	
支援・居宅介護	
訪問介護	

年齢

19歳以下	
20～24歳	
25～29歳	
30～34歳	
35～39歳	
40～44歳	
45～49歳	
50～54歳	
55歳以上	

5．適性検査例

項目		強くそう思う	そう思う	どちらともいえない	そう思わない	まったくそう思わない
19	プレッシャーがかかる状態でも、冷静に対応できる					
20	人に怒られても、回復力が早いと思う					
21	アイデアを出すのがうまいと思う					
22	人にうまく働きかけて自分の思うようにするのが得意だ					
23	説得力があるほうだと思う					
24	会議や集まりでは、自分の意見をキチンと言わないと気がすまない					
25	いつも率先して、物事に取組んでいる					
26	目的意識が強く、何事も最後まで粘ってやり遂げる					
27	野心的だと思う					
28	どうすればもっと良くなるか、いつも工夫しながら物事に取組んでいる					
29	より高い専門性を身に付けたいと思う					
30	活力があると思う					
31	人の言うことには、素直に耳を傾ける					
32	人からの自分に対する批判も、うまく受け取れる					
33	自分の悪い点を正すように、日々努力している					
34	会議や集会では、全体の状況をうまくとらえて、話のやり取りができる					
35	人と協力して、物事に取組んでいくのがうまい					
36	仕事の優先順位が、うまく立てられる					
37	使える時間は、できるだけ有効かつ効率的に活用するようにしている					
38	いろいろなことを、同時に手掛けても混乱することなくうまく行える					
39	仕事や勉強を途中で中断されても、またすぐ適切に対処できる					
40	重要な仕事とそうでない仕事とは、はっきり区別できる					
41	自分の考えや、思いを短時間の内に上手に文書でまとめ上げることができる					
42	グラフやフローチャート、統計などの作成や読解に強い					

項目	強くそう思う	そう思う	どちらともいえない	そう思わない	まったくそう思わない
43 新しいことでも素早く習得できる					
44 専門性に優れており、仕事の中身は十分熟知している					
45 広い視野で、何事にも取組んでいる					
46 原因を探り、問題点を深く掘り下げるようにしている					
47 洞察力があると思う					
48 人物や出来事を鋭く、観察している					
49 論理的で、合理的、データ志向だと思う					
50 大量の情報をうまくまとめて、整理し系統化できる					
51 自分と相手とが意見で対立したときでも、うまく対処できる					
52 役割や責任についてあいまいにせず、仲間や上司ときちんと話し合うことができる					
53 もめごとは効果的に解決できるほうだ					
54 人からきつく言われても、落ち込まずに対処できる					
55 クレーム処理はうまいと思う					
56 自分の人生は、自分で切り開いていくものだ					
57 自分の感情をよく把握し、うまく抑制、コントロールできる					
58 自分のやり方に固執せず新たな経験から多くを学びたい					
59 自分を伸ばし、成長させていきたい					
60 人生目標を持って日々生活している					

6．介護手順チェックシート表例

資料22　介護手順チェックシート表

資料概要

介護手順チェックシート表例

特別養護老人ホームにおける介護職員の介護業務の改善や、新入職員に対する介護業務の指導などを目的に作成した「介護手順チェックシート」を例示した（入浴介助を中心にチェックシートを作成）。
一般的にいわれる「介護標準マニュアル」とは異なり、介護手順一つひとつを具体的に分解し、それぞれの仕事の意味付けや注意ポイントを示してみた。
チェックシートを作成した施設では職員指導に活用している。

資料22 介護手順チェックシート表

手　浴

利用対象者；看護師の指示で、拘縮して手掌部が汚れている利用者に、入浴日以外の毎日、施行する。

作業手順	良い 2	普通 1	問題有り 0	作業内容	ポイント（リスクマネジメント、効率化につながる注意点）
1．必要物品の準備　［　点］ 狙い；	□	□	□	洗面器、お湯、ハーフタオル1枚、入浴用タオル1枚、酸性水スプレー（最後の仕上げ用）、バスタオル1枚を準備することができる	
2．了解を得る　［　点］ 狙い；	□ □ □	□ □ □	□ □ □	利用者に「今から手の中をきれいにします。よろしいでしょうか」と声掛けすることができる ベッドを挙上することができる 洗面器に手が入るよう、洗面器の位置を決めることができる	
3．手浴を行う　［　点］ 狙い；	□ □ □ □	□ □ □ □	□ □ □ □	周囲をぬらさないように、バスタオルを敷くことができる お湯を入れた洗面器に手をつけさせることができる ハーフタオルで、やさしく洗うことができる 酸性水スプレーをかけて仕上げをすることができる	
4．ふき取る　［　点］ 狙い；	□	□	□	入浴用タオルできれいにふき取ることができる	手掌をふくときはそっとふく
5．処置を行う　［　点］ 狙い；	□ □	□ □	□ □	ナースの指示で軟膏を塗ったり、ガーゼ交換をすることができる 症状が悪化したり気になったりしたときは、リーダーに報告することができる	生活課職員は、拘縮のためのむれ防止の処置が必要と見受けられる利用者には、指の間にガーゼを巻いたり握らせたりして配慮する リーダーは報告を受けた後、看護師に報告する
6．後片付けと報告　［　点］ 狙い；	□ □ □ □	□ □ □ □	□ □ □ □	衣服を整えることができる ベッドを元に戻すことができる 洗面器は洗剤で洗い、使用した物品を元の場所（汚物室）に戻すことができる 手浴した利用者の氏名をリーダーに報告することができる	リーダーは「手浴チェック表」に手浴したことを記入する

手　浴

拘縮して手掌部が汚れている場合に行う。

作業手順	良い 2	普通 1	問題有り 0	作業内容	ポイント（リスクマネジメント、効率化につながる注意点）
1．必要物品の準備　［　点］ 狙い；	□	□	□	洗面器、酸性水（冬季は温める）、柔らかい布、タオル、酸性水入りボトル（最後の仕上げ用）、ビニールを準備することができる	使用物品は、○○○○
2．了解を得る　［　点］ 狙い；	□ □	□ □	□ □	利用者に了解を得、ベッドを挙上することができる 洗面器に手が入るよう、洗面器の位置を決めることができる	
3．手浴を行う　［　点］ 狙い；	□ □ □ □	□ □ □ □	□ □ □ □	周囲をぬらさないようにビニールを敷くことができる 酸性水を入れた洗面器に手をつける 柔らかい布で、やさしく洗うことができる ボトルの酸性水をかけて仕上げすることができる	
4．ふき取る　［　点］ 狙い；	□	□	□	きれいにふき取ることができる	手掌をふくときは、そっとふく
5．軟膏、処置を行う　［　点］ 狙い；	□ □	□ □	□ □	ナースの指示で軟膏を塗ることができる 悪化のときは、ナースに報告することができる	
7．後片付け　［　点］ 狙い；	□ □ □	□ □ □	□ □ □	衣服を整えることができる ベッドを元に戻すことができる 洗面器はバスマジックリンで洗い、元の場所に戻すことができる	

食事介助

目的：食事をすることは、身体への栄養、エネルギー補給が目的ではあるが、生活上の大きな楽しみであり、精神的な安定にもつながる

作業手順	良い 2	普通 1	問題有り 0	作業内容	ポイント（リスクマネジメント、効率化につながる注意点）
□環境を整える	□	□	□	居室で食事をするときは、尿器・ポータブルの汚物をあける	
	□	□	□	手洗いやおしぼりで手をふく	
□食事をしやすい姿勢に整える	□	□	□	必要な人には、顎の下にエプロンをあてる	
	□	□	□	歯を預かっている利用者には、義歯をつける。ケースは所定の場所に置く	
□茶を配る	□	□	□	利用者の状況に応じて、マグカップ・水飲みなどを使用する	
	□	□	□	火傷の危険のある利用者には、少しさましたものを配る	
□配膳する	□	□	□	EVでご飯・汁物があがってきたらよそい、保温庫・配膳車が上がってきたらお膳にご飯・汁物・主菜、副菜を載せる	
	□	□	□	お膳に箸などが置かれているか、また利用者にあったものがお膳の上に用意されているか確認する	
	□	□	□	利用者によって食事の形態（常食、粥食、きざみ食、超きざみ食、ミキサー食等）や制限のある利用者もいるので、間違えないように注意する	
	□	□	□	名札を、お膳を本人の前に置いてから外す	
	□	□	□	食前薬を服用している利用者には、配膳時に飲んでもらう	
	□	□	□	配膳されると直ぐに食べ始める利用者や隣の人にの食事に手を出す人もいるので、配膳する順番を間違えない	
	□	□	□	配膳された食事の内容が、利用者に見えないときは、食事のメニューを説明する	
	□	□	□	食事の形態、利用者の状態に合った食事用具を使用する	
□食事の介助	□	□	□	「何から食べますか」と声掛けしながら、利用者の好みに合わせ、主食と副食を交互にゆっくり介助する	
	□	□	□	勝手におかずを混ぜたり、ご飯の上に載せない	
	□	□	□	完全に飲み込んだことを確認し、次の介助をする	
	□	□	□	むせやすい食べ物は、誤飲に注意する	
	□	□	□	むせたり、誤飲しやすい利用者には、とろみをつけると食べやすくなる	
	□	□	□	できるだけ自力で食べられるように、声掛けなどをして環境を整える	
				臥床状態にある人への介助	
	□	□	□	上体挙上（15～30度）し、背部に枕をおいて安楽な側臥位をとる。膝関節を軽く曲げる	
	□	□	□	器を受け皿にして、口元に運び、こぼさないようにする	
	□	□	□	汁物は水のみに移しかえるか、吸引力のある人はストローで汁を飲んでもらい、スプーンで具を介助する。水のみを使用する場合は、口角から頬の内側にそって流し込む	
	□	□	□	臥床状態では、飲み込みにくく少しの量でも満腹感を感じやすいので落ち着いて介助する	
	□	□	□	水分・酸味の強いものはむせやすいので、1回の量・口に入れるタイミングを考慮する	
	□	□	□	利用者が嚥下したのを確認してから、次の食物を口に入れる	
	□	□	□	食後の口腔ケアを行う	
				座位がとれる人への介助	
	□	□	□	上半身を90度、膝関節は15度位挙上して臀部を安定させる。頭部の位置が胸部より前になるように背部に大枕を入れる	
	□	□	□	テーブルの高さは、利用者の胸部と腹部の間あたりに調整する	
□下膳する	□	□	□	*利用者が食べ終わったことを確認してから下膳する	*薬袋に記名してあるので、確認しながら配る。 *薬袋を破って渡すときは、無記名側を破る。 *飲み忘れのある利用者は、直接手渡しし、飲んだことを確認する。 *服用させるときは必ず声掛けする。

清　　拭

目的：皮膚の生理機能を高め、血行促進を促す。悪臭や感染の防止。爽快感を与える。

利用対象者：看護師の指示で入浴中止となった利用者に、入浴中止となった当日に適用する。

作業手順	良い 2	普通 1	問題有り 0	作業内容	ポイント（リスクマネジメント、効率化につながる注意点）
1．必要物品の準備　[　　点] 狙い：	□	□	□	入浴用タオル3枚、バスタオル1枚、沐浴剤、洗面器、着替えを準備することができる	

作 業 手 順	良い 2	普通 1	問題有り 0	作 業 内 容	ポイント（リスクマネジメント、効率化につながる注意点）
2．了解を得る　［　点］ 狙い；	□ □ □	□ □ □	□ □ □	室温に配慮し、カーテンを閉めることができる 利用者に「これから清拭をさせていただきます。よろしいでしょうか」と声掛けすることができる 衣服を脱がせ、肌の露出に配慮しながらバスタオルをかけることができる	
3．顔、胸部、上肢、腹部、下肢をふく　［　点］ 狙い；	□ □ □ □ □ □	□ □ □ □ □ □	□ □ □ □ □ □	熱めのお湯を使用し、入浴用タオルの温度を確認することができる 顔→首→耳→腕→腋下→手掌の順番でふくことができる バスタオルを下腹部まで下げ、胸部→腹部→背部→臀部・陰部の順でふくことができる 背部・臀部の清拭後、マッサージをし、皮膚の観察を行うことができる ふき終えた部位は、水分蒸発を防ぎ不必要な肌の露出を最小限にするためバスタオルをかけることができる ふいた後は、乾いた入浴用タオルでふきあげることができる	目やにが取りづらいときはふき綿（カウンターに置いてある）を使用して、きれいに取り除く。ふき綿は朝の洗面終了後に、容器を洗って1日分をつめる。予備は冷蔵庫に置いてある。 背部・臀部・腸骨部・踵部は褥瘡ができやすいので、マッサージと皮膚の観察を十分に行う
4．衣類を整える　［　点］ 狙い；	□ □ □	□ □ □	□ □ □	寝衣交換も行う、健側から脱がせ、患側から着せることができる ベッドの中央に寄せ良肢位にし、安楽に休ませることができる カーテンを開け、換気を行うことができる	
5．後片付けと報告　［　点］ 狙い；	□ □	□ □	□ □	洗面器はバスマジックリンで洗い、使用した物品を汚物室にしまうことができる 清拭した利用者の氏名をリーダーに報告することができる	リーダーが入浴チェック表に清拭したことを記入することができる

洗濯室業務

目的；利用者の衣類（安心パンツ、オムツカバーを含む）、タオル類、横シーツ、ドローシーツを洗濯し、収納する。毎日7：30～12：30

作 業 手 順	良い 2	普通 1	問題有り 0	作 業 内 容	ポイント（リスクマネジメント、効率化につながる注意点）
1．ノート確認、清掃　［　点］ 狙い；	□ □	□ □	□ □	申し送り事項をノートで確認することができる 月、水、金に乾燥機のフィルターの掃除をすることができる	生活課職員は利用者の居室移動を知らせる
2．洗濯機の始動　［　点］ 30分（2台）稼働 狙い；	□	□	□	前日夕にフロアから下ろされている物を、洗濯機に入れることができる	この際には、タオル、衣類、オムツカバーに分類されている 洗濯機を使用できないもの（セーター）は、フロアに戻し、利用者の確認後にワーカーがクリーニングに出す
3．乾燥機に入れる　［　点］ 30分（2台）稼動 狙い；	□	□	□	洗濯が済んだものを、乾燥機に入れることができる	
4．洗濯室の掃除　［　点］ フロアへ行く 狙い；	□ □ □	□ □ □	□ □ □	乾燥後のタオルを3階フロアの利用者に畳んでもらうために、3階に運ぶことができる（10時ごろ） 夜間に汚れたモノを洗濯室に運ぶことができる 午前中の入浴で汚れたモノを洗濯室に運ぶことができる	その後、ワーカーがリネン室に収納する
5．畳む、収納棚に納める　［　点］ 狙い；	□ □ □	□ □ □	□ □ □	記名の確認をし、必要時にマジックで記入することができる 棚の名前の場所に間違いなく納めることができる 必要時にはボタン付けやほつれの縫いをすることができる	本人用のタオルは、衣類と一緒に棚に収める
6．収納棚を2、3階へ運ぶ　［　点］ 狙い；	□ □ □	□ □ □	□ □ □	12：15ごろ運び、ワーカーに声掛けすることができる 衣類以外は各フロアのリネン室に収納することができる 利用者の生活で必要な小間物（腹帯、袋物など）を作ることができる	衣類は、ワーカーが午後に居室を回りながら収納する

足　　浴

利用対象者；看護師の指示で、水虫のある利用者に、入浴日以外の毎日、施行する。

作 業 手 順	良い 2	普通 1	問題有り 0	作 業 内 容	ポイント（リスクマネジメント、効率化につながる注意点）
1．必要物品の準備　［　点］ 狙い；	□	□	□	洗面器、手袋、お湯、ハーフタオル1枚、入浴用タオル1枚、酸性水スプレー（最後の仕上げ用）、足浴用マットを準備することができる	
2．了解を得る　［　点］ 狙い；	□	□	□	利用者に「今から足浴をします。よろしいでしょうか」と声掛けすることができる	

作業手順	良い 2	普通 1	問題有り 0	作業内容	ポイント（リスクマネジメント、効率化につながる注意点）
3. 足浴を行う　[　点] 狙い；	□	□	□	周囲をぬらさないように、足浴用マットを敷くことができる お湯を入れた洗面器に足をつけさせることができる ハーフタオルで、軽く洗うことができる 酸性水スプレーをかけて仕上げをすることができる	
4. ふき取る　[　点] 狙い；	□	□	□	入浴用タオルできれいにふき取ることができる	指間をふき取るとき、亀裂が入りやすいので強く広げない
5. 処置を行う　[　点] 狙い；	□	□	□	ナースの指示で軟膏を塗ったり、ガーゼを指の間に巻いたりすることができる 症状が悪化したり気になったりしたときは、リーダーに報告することができる	リーダーは報告を受けた後、看護師に報告する
6. 後片付けと報告　[　点] 狙い；	□	□	□	新しい靴下をはかせ、靴を整えることができる 洗面器はバスマジックリンで洗い、使用した物品を元の場所（汚物室）に戻すことができる	リーダーは「足浴チェック表」に足浴したことを記入する

入　浴

目的；身体を清潔にし、気分転換を図る

作業手順	良い 2	普通 1	問題有り 0	作業内容	ポイント（リスクマネジメント、効率化につながる注意点）
1. 誘導　[　点] 狙い；	□	□	□	ナースがチェックした表をもとに誘導できる＊徘徊のある利用者や重度の認知症の利用者は、一度に誘導せず、一人ずつ誘導する 表情、気分の状態を観察し、声掛けできる 全身状態を観察している	＊食前食後の1時間は、できるだけ避ける 1）不必要な露出は避ける　2）不安感を与えない　3）苦痛を与えない　4）不必要なエネルギーの消耗は避ける
2. 脱衣室の準備　[　点] 狙い；	□	□	□	脱衣室・浴室の室温を確認できる。 入浴後の着替えの衣類は、名札付き袋に用意できる	＊温度差は少なくする ＊冬季は寒くならないように、夏季は換気に配慮する ＊月・火に必要な人は土曜日、木・金に必要な人は水曜日に準備する ＊入浴準備表にチェックし、ワゴンに入浴種類別に置く
3. 浴室の準備　[　点] 狙い；	□	□	□	必要備品の準備ができる	＊タオル（浴用・陰部用）、バスタオル、湯桶、清拭布、シャンプー、石鹸、酸性水、ショート利用者用かご、使用済みの清拭布を入れる袋、紙おむつを入れる袋、オムツカバー、安心パンツ、フラット、バットネット（タオル、靴下を入れるもの）3枚程
チェアー浴の湯張り	□	□	□	排水バルブを閉じることができる 浴槽内タンクの中栓を閉じることができる 浴槽扉が閉じていることを確認することができる 主電源、浴槽電源をONにすることができる 給湯ボタンで給湯開始（温度は40度を保つ）することができる 手で温度を確認することができる ポリバケツに湯をためることができる 酸性水をため湯で適温に温めることができる シャワーチェアにマットを取り付けることができる ストレッチャーの準備と確認をすることができる	
4. 誘導　[　点] 狙い；	□	□	□	「お風呂に入りましょう」と声を掛け、脱衣室に誘導することができる	＊足元の不安定な人には、手を引いて誘導する ＊入浴を拒否する利用者には、無理強いをしないで、少し時間をおいてからもう一度声を掛ける。また、どうして入浴を拒否しているのかを考え、その原因を取り除く ＊入浴予定者の名簿を確認し、忘れずに全員入浴したことを確かめる
5. 脱衣　[　点] 狙い；	□	□	□	いすに座ってもらい、衣類を入れるかごを前に置き脱衣の介助をすることができる 脱衣したら、プライバシーの保護と保温のために素早く身体をバスタオルで被うことができる	＊自分で脱げない人、また脱ぐことを忘れてしまった人には、「ボタンをはずしましょう」、「右の腕から脱ぎましょう」、「靴下を脱ぎましょう」などと具体的な声を掛けながら介助する

305

作業手順	良い 2	普通 1	問題有り 0	作業内容	ポイント（リスクマネジメント、効率化につながる注意点）
6. 洗　身　[　点]	□	□	□	浴室内のシャワーチェアへ誘導することができる。その際、いすに座る前にタオルを取り、陰部にタオルを置くことができる	
	□	□	□	シャワーのお湯を出し、最初に介助者の手にお湯をかけ、適温であるかどうかを確かめることができる	＊このときに、直接利用者の肌にお湯をかけないように注意する
	□	□	□	介助者が適温と判断したら、足元にお湯をかけ、適温かどうかを利用者に尋ね、利用者の好みに温度を調節することができる	
	□	□	□	シャワーを右記のとおりの順番に利用者にあてていくことができる	＊このときの順序は次のとおり。①足元から太もも　②右手指先から右半身　③左手指から左半身
	□	□	□	タオルにせっけんをつけ、利用者に渡すことができる	＊特に足の指、背中などの自分で洗うのが難しいところは介助する ＊最後に陰部を自分で洗ってもらい、洗えない利用者には、「こちらで洗っていいですか」と声を掛け、確認をしてから洗う
	□	□	□	シャワーのお湯の熱さを調節し、シャワーのお湯をかけせっけんを流す	＊このときの順序は次のとおり。①足元から太もも　②右手指先から右半身　③左手指から左半身 ＊自分でできない人には、「こちらで洗っていいですか」と声を掛け、確認してから、洗い流す
7. 洗　髪　[　点]	□	□	□	「髪の毛を洗いましょうか」と声を掛け、利用者の了解を得ることができる	＊「痒いところはないですか」と尋ね、痒いところの確認をしながら、再度まんべんなくよく洗う
	□	□	□	シャワーのお湯を出し、適温かどうか確認することができる	
	□	□	□	「今からお湯をかけますよ」と声を掛けながら、お湯をかけることができる	
	□	□	□	「お湯の熱さはどうですか」と聞き、利用者の好みの熱さを調節することができる	
	□	□	□	シャンプーを手にとり、泡立てながら、「シャンプーをつけますよ」と声を掛け、自分で洗えない人は介助することができる	
	□	□	□	お湯の熱さを確認しながら、シャワーのお湯を髪にかけることができる	
	□	□	□	乾いたタオルで髪をふくことができる	
8. 洗　顔　[　点]	□	□	□	洗面器のお湯で洗顔することができる	＊自分でできない利用者には、ぬれたタオルを渡し、顔をふいてもらう
	□	□	□	乾いたタオルで水分をふき取ることができる	＊顔をふくことができない利用者には、「こちらでふいてもよいですか」と声を掛け、介助する
9. 温まる　[　点]	□	□	□	「ちょうどよいお湯加減ですよ」と声を掛けながら、浴槽へ誘導することができる	＊長く入っていることを望む利用者には、頻繁に声を掛け、のぼせないように注意する
	□	□	□	浴槽へ誘導するときは、必ず両手を持ち、滑らないように足元に注意し、利用者のペースに合わせて、ゆっくりと誘導することができる	
	□	□	□	浴槽内では、2～3分ゆっくりと温まってもらう	
	□	□	□	浴槽から出たら、手すりにつかまってもらい、上がり湯をかけることができる	
	□	□	□	男性は下半身に、女性は上半身から下半身にかけてバスタオルをまき、プライバシーの保護に注意し、脱衣室に誘導することができる	
10. 入浴後　[　点]	□	□	□	風邪をひかないように、保温に気を付けながら、着衣を介助することができる	
	□	□	□	洗髪していたら、ドライヤーで乾かすことができる	
	□	□	□	目やにに注意することができる	
	□	□	□	水分補給することができる	
11. 後片付け　[　点]	□	□	□	使用した器具や用具の清掃することができる	＊すべて洗剤を使用し、スポンジでよく洗い、シャワーの熱湯で十分洗い流す
	□	□	□	タオル・衣類は洗濯かごに入れて、1階洗濯場に出すことができる	＊シャワーチェアのマットは清掃後、外しておく ＊排水溝は月末に清掃する ＊浴槽扉は清掃後に開放しておく ＊浴槽タンク外側の水滴をふき取る ＊暖房、電気の消し忘れに注意する ＊換気扇は付けたままにしておく

チェア浴・檜浴（付）

チェア浴・檜浴の作業手順	良い 2	普通 1	問題有り 0	作業内容	ポイント（リスクマネジメント、効率化につながる注意点）
1．脱衣室・浴室の準備　［　　点］ 狙い：　チェア浴の湯張り	☐ ☐ ☐ ☐ ☐ ☐ ☐ ☐ ☐	☐ ☐ ☐ ☐ ☐ ☐ ☐ ☐ ☐	☐ ☐ ☐ ☐ ☐ ☐ ☐ ☐ ☐	基本作業に準ずる 排水バルブを閉じることができる 浴槽内タンクの中栓を閉じることができる 浴槽扉が閉じていることを確認することができる 主電源、浴槽電源をONにすることができる 給湯ボタンで給湯開始（温度は40度を保つ）することができる 温度計を入れ、温度の確認をする。さらに手で温度を確認することができる ポリバケツに湯をためることができる 酸性水をため湯で適温に温めることができる シャワーチェアにマットを取り付けることができる	
2．誘　導（居室から脱衣室へ）	☐ ☐	☐ ☐	☐ ☐	声掛けし、部屋から4Fの入浴待合室まで車いすで誘導することができる 移動した後、車いすの両方のストッパーを必ず掛けることができる	＊誘導の順番は、「午後に帰るショートステイ者」、「待つことができない人」を最初にする ＊「体力のない利用者」は状況を見ながら、待ち時間を少なくして、直ぐに入れるようにする ＊利用者は非常に不安になるので、「とってもいいお湯ですよ」、「大丈夫です。しっかり掴まってください」などと常に声掛けする
3．脱　衣				基本作業に基づき全介助で行う	
4．誘　導（脱衣室から浴室へ）	☐ ☐ ☐ ☐ ☐ ☐	☐ ☐ ☐ ☐ ☐ ☐	☐ ☐ ☐ ☐ ☐ ☐	利用者3人の上着、靴下、靴を脱がせ、バスタオルを上半身に掛けて浴室で待ってもらうよう声掛けすることができる 車いすからチェアいすへの移動時は、両方のブレーキのストッパーを必ず掛けることができる 立位できる利用者は、介助者の首にしっかりとつかまってもらい、介助者は利用者に両手を回し、しっかりと抱きかかえて、もう1人の介助者がズボンを降ろすことができる 起立不能な人は、チェアいすの背もたれを倒し、介助者2人でチェアいすに移動することができる その後、チェアいす上でズボンを降ろすことができる 「腰掛けますよ」と声掛けしながら、入浴用のチェアいすに降ろすことができる	
5．洗　身	☐ ☐ ☐ ☐	☐ ☐ ☐ ☐	☐ ☐ ☐ ☐	基本作業に基づき全介助で行う 洗身中はチェアのブレーキを掛けておくことができる 起立不能な利用者は身体全部を洗身した後、背もたれを倒して、側臥位にて臀部を洗うことができる 介助で起立できる利用者は、立ってもらい、お尻を洗うことができる 洗身中にフットレストを上げて、湯をはった洗面器に足をつけておくことができる	＊脇、手のひら、そけい部は注意して、やさしく洗う
6．洗　髪				基本作業に基づき全介助で行う	
7．洗　顔				基本作業に基づき全介助で行う	
8．温まる　［　　点］	☐ ☐ ☐ ☐ ☐	☐ ☐ ☐ ☐ ☐	☐ ☐ ☐ ☐ ☐	腹部・足元の安全ベルトをして、チェアいすのブレーキを外し、フットレストを上げ、浴槽に入れることができる 浴槽に浸る時間は3分位、入浴全体で10分前後とすることができる 上がり湯をかける バスタオルを全身にかけ、脱衣室へ移動することができる 浴槽に入れる給湯の温度は、夏季38度、冬季42度に設定することができる 浴槽内の温度は、夏季38度、冬季38～40度に設定し、利用者の状況に合わせて調節することができる	＊お湯の水位を利用者の座高に合わせて設定する。その水位は腋下線上。 ＊拘縮のある利用者は、その部分をお湯の中で、ゆっくりと動かす ＊浴槽内の湯の温度を上げるときは、熱い湯を給湯し気泡で循環させる ＊高血圧や心臓病のある人には、熱いお湯は危険なので、本人の希望があってもお湯の温度はあまり熱くしない ＊お湯の中で、身体が不安定になりやすいので、肩などを軽く押さえるなどして気を付ける ＊時々、声を掛け異常がないか常に気を配る ＊もし便がでていたら……　洗身中に排便があり、まだ続くようならば掛け湯で身体を温め、身体を冷やさないように手早く更衣介助する ＊浴槽内で排便があった場合は、入浴を中止し、湯を抜いて浴槽内を清掃する
9．入浴後	☐ ☐	☐ ☐	☐ ☐	基本作業に基づき全介助で行う 拘縮部分は注意して、水分をよくふき取ることができる 全身の皮膚の状態を観察して、処置の必要な利用者は、看護師に連絡して処置をしてもらうことができる	

チェア浴・檜浴の作業手順	良い 2	普通 1	問題有り 0	作業内容	ポイント (リスクマネジメント、効率化につながる注意点)
10. 後片付け				基本作業に基づき全介助で行う	＊バルブを開けて、栓を抜き、浴槽内・タンクの中・外を洗剤で洗う ＊シャワーチェアはマットを外して、マットと本体を洗剤で洗う ＊浴槽の内部と外側の水分をふき取る ＊チェアのマットは、次回使用するまで乾かす

＊檜浴は4階浴室で行う
＊檜浴は、基本的には介助にて起立ができる人が使用する
＊檜浴を利用する場合は、シャワーチェアにて洗身をする
＊洗身後、檜浴槽に設置している台に座らせ、手すりを握ってもらい、座ったまま回転し浴槽に誘導する
＊浴槽内で不安定な場合は、浴槽の中に、小さな浴室用の腰掛を使用する

チェア浴

チェア浴作業手順	良い 2	普通 1	問題有り 0	作業内容	ポイント (リスクマネジメント、効率化につながる注意点)
1. 誘　導　[　点] 狙い：	☐	☐	☐	ナースがチェックした表をもとに誘導できる 表情、気分の状態を観察し、声掛けできる 全身状態を観察している	＊徘徊のある利用者や重度の認知症の利用者は、一度に誘導せず、一人ずつ誘導する ＊食前食後の1時間は、できるだけ避ける 1) 不必要な露出は避ける　2) 不安感を与えない　3) 苦痛を与えない　4) 不必要なエネルギーの消耗は避ける
2. 脱衣室の準備　[　点]	☐	☐	☐	脱衣室・浴室の室温を確認できる。 入浴後の着替えの衣類は、名札付き袋に用意できる	＊温度差は少なくする ＊冬季は寒くならないように、夏季は換気に配慮する ＊月・火に必要な人は土曜日、木・金に必要な人は水曜日に準備する ＊入浴準備表にチェックし、ワゴンに入浴種類別に置く
3. 浴室の準備　[　点]	☐	☐	☐	必要備品の準備ができる	＊タオル(浴用・陰部用)、バスタオル、湯桶、清拭布、シャンプー、せっけん、酸性水、ショート利用者用かご、使用済みの清拭布を入れる袋、紙おむつを入れる袋、オムツカバー、安心パンツ、フラット、パットネット(タオル、靴下を入れるもの)3枚ほど
チェア浴の湯張り	☐	☐	☐	排水バルブを閉じることができる 浴槽内タンクの中栓を閉じることができる 浴槽扉が閉じていることを確認することができる 主電源、浴槽電源をONにすることができる 給湯ボタンで給湯開始(温度は40度を保つ)することができる 手で温度を確認することができる ポリバケツに湯をためることができる 酸性水を、ため湯で適温に温めることができる シャワーチェアにマットを取り付けることができる ストレッチャーの準備と確認をすることができる	
4. 誘　導　[　点]	☐	☐	☐	「お風呂に入りましょう」と声を掛け、脱衣室に誘導することができる	＊足元の不安定な人には、手を引いて誘導する ＊入浴を拒否する利用者には、無理強いをしないで、少し時間を置いてからもう一度声を掛ける。また、どうして入浴を拒否しているのかを考え、その原因を取り除く。 ＊入浴予定者の名簿を確認し、忘れずに全員入浴したことを確かめる
5. 脱　衣　[　点]	☐	☐	☐	いすに座ってもらい、衣類を入れるかごを前に置き脱衣の介助をすることができる 脱衣したら、プライバシーの保護と保温のために素早く身体をバスタオルで被うことができる	＊自分で脱げない人、また脱ぐことを忘れてしまった人には、「ボタンをはずしましょう」、「右の腕から脱ぎましょう」、「靴下を脱ぎましょう」などと具体的な声を掛けながら介助する。

6．介護手順チェックシート表例

チェア浴作業手順	良い 2	普通 1	問題有り 0	作 業 内 容	ポイント（リスクマネジメント、効率化につながる注意点）
6．洗　身　［　点］	□	□	□	浴室内のシャワーチェアへ誘導することができる。その際、いすに座る前にタオルを取り、陰部にタオルを置くことができる	＊このときに、直接利用者の肌にお湯をかけないように注意する
	□	□	□	シャワーのお湯を出し、最初に介助者の手にお湯をかけ、適温であるかどうかを確かめることができる	
	□	□	□	介助者が適温と判断したら、足元にお湯をかけ、適温かどうかを利用者に尋ね、利用者の好みに温度を調節することができる	
	□	□	□	シャワーを右記のとおりの順番に利用者にあてていくことができる	＊このときの順序は次のとおり。①足元から太もも　②右手指先から右半身　③左手指から左半身
	□	□	□	タオルにせっけんをつけ、利用者に渡すことができる	＊特に足の指、背中などの自分では洗うのが難しいところは介助する
					＊最後に陰部を自分で洗ってもらい、洗えない利用者には、「こちらで洗っていいですか」と声を掛け、確認をしてから洗う
	□	□	□	シャワーのお湯の熱さを調節し、シャワーのお湯をかけせっけんを流す	＊このときの順序は次のとおり。①足元から太もも　②右手指先から右半身　③左手指から左半身
					＊自分でできない人には、「こちらで洗っていいですか」と声を掛け、確認してから、洗い流す

ミスト浴・機械浴(付)

ミスト浴・機械浴作業手順	良い 2	普通 1	問題有り 0	作 業 内 容	ポイント（リスクマネジメント、効率化につながる注意点）
1．脱衣室・浴室の準備				基本作業に準ずる	
2．誘導（居室から4Fフロアへ）［　点］狙い；	□	□	□	部屋から4Fフロアまで車いすかストレッチャーに誘導できる	＊誘導する順番は、ショートステイ者、「体力のない人」を先にする
	□	□	□	ベッドから車いす、ストレッチャー（移動用）に乗せることができる	＊全員を2人で介助する
	□	□	□	車いす・ストレッチャーで移動した後、ストッパーを必ず掛けることができる	＊ストレッチャーでの移動時は、柵を使用し、「何かできることはありませんか」、「大丈夫ですよ。私たちがついていますから」などと不安を軽減する言葉を掛けながらよく室内に移動する
3．誘導（4Fフロアから浴室へ）［　点］狙い；	□	□	□	浴室には、2人を誘導することができる	
	□	□	□	上着・靴・靴下を脱ぎ、バスタオルを掛け、待ってもらうよう声掛けすることができる	
4．移　動　［　点］狙い；	□	□	□	入浴用ストレッチャーを車いすの手すりの高さに合わせることができる	
	□	□	□	利用者を入浴用のストレッチャーに移動することができる	
5．脱　衣　［　点］狙い；	□	□	□	利用者をストレッチャーに移動させた後、利用者のつかまる2つのバーを立てて握らせることができる	
	□	□	□	その後、ズボンを降ろすことができる	
6．洗　身				基本作業に準ずる	
	□	□	□	洗面器に湯を張り、足部を浸けることができる	
7．洗　髪				基本作業に準ずる	
	□	□	□	ストレッチャーの頭の部分を上げることができる	
8．洗　顔				基本作業に準ずる	
9．温まる　　［　点］狙い；	□	□	□	ミスト浴槽内にストレッチャーを誘導することができる	＊誘導後は、ストッパーを必ずかける
	□	□	□	麻痺や拘縮がある場合は、お湯の中でゆっくりと動かすことができる	
	□	□	□	上がり湯をかけることができる	
10．入浴後　　［　点］狙い；	□	□	□	外介助の担当者が、移動用ストレッチャーにバスタオル、オムツを設定し、浴室前に置くことができる	
	□	□	□	外介助者はオムツカバーを利用者の大きさに合わせることができる	
	□	□	□	中介助の担当者2人が、移動用ストレッチャーに利用者を移動することができる	
	□	□	□	外介助の担当者2人が、4Fフロアの着衣スペースに移動用ストレッチャーを移動することができる	
	□	□	□	外介助者2人が、4Fフロアでストレッチャー上で着衣することができる	
	□	□	□	全身観察し、必要な場合は看護師に連絡し処置してもらうことができる	
	□	□	□	着衣した後、ストレッチャーから外介助者2人で車いすへ移動することができる	
	□	□	□	洗髪した利用者には、ドライヤーをかけることができる	

ミスト浴・機械浴作業手順	良い 2	普通 1	問題有り 0	作　業　内　容	ポイント（リスクマネジメント、効率化につながる注意点）
11. 後片付け				基本作業に準ずる	＊ミスト浴の水位（赤い玉）が一番下まで下がることを確認して、排水が全部終了したことを確認する ＊入浴用ストレッチャーとマットは外して、洗剤で洗って、タオルでふく ＊入浴用ストレッチャーと洗ったマットはチェア浴室で保管する ＊移動用ストレッチャーとマットはアルコール消毒する ＊シャワードームのカーテンと介護窓のカーテンは、洗濯機で洗う

＊機械浴は、2階フロアに設置してある。
＊機械浴の排水は、浴槽本体の湯を抜きシャワーバルブ・給湯バルブを閉める
　気泡ボタンを押し、残った中の水をすべて排出する
　シャワーのグリップを握り、ホースの中の水を排出する
＊入浴用ストレッチャーとマットは、2階浴室で保管する

入浴

目的；身体を清潔にし、気分転換を図る

作　業　手　順	良い 2	普通 1	問題有り 0	作　業　内　容	ポイント（リスクマネジメント、効率化につながる注意点）
1. 脱衣室・浴室の準備　　［　　点］	□□□ □□□ □□□ □□□			脱衣室・浴室の室温を確認できる。 脱衣室のベンチにタオルを敷くことができる 浴槽のお湯の温度を確認し、手でも確認することができる 必要備品の準備ができる	＊温度差は少なくする ＊冬季は寒くならないように、夏季は換気に配慮する ＊早番の人が浴槽の湯をはる ＊月・火に必要な人は土曜日、木・金に必要な人は水曜日に準備し、前日に入浴準備表にチェックした後、ワゴンに入浴種類別に置く ＊タオル（浴用）、バスタオル、湯桶、シャワーチェア、清拭布、シャンプー、せっけん、酸性水、使用済みの清拭布を入れる袋、紙おむつを入れる袋、オムツカバー、安心パンツ、フラット、ネット（靴下を入れるもの）2枚ほど。ショート利用者は直にネットに入れる
2. 誘　　導（居室から脱衣室へ）　　　　　［　　点］	□□□ □□□ □□□			看護師がチェックした表をもとに誘導できる 表情、気分の状態を観察することができる 「お風呂に入りましょう」と声を掛け、脱衣室に誘導することができる	＊食前食後の1時間はできるだけ避ける ＊徘徊のある利用者や重度の認知症の利用者は、一度に一緒に誘導せず、1人ずつ誘導する ＊足元の不安定な人には、手を引いて誘導する ＊入浴を拒否する利用者には、無理強いをしないで、少し時間を置いてからもう一度声を掛ける。また、どうして入浴を拒否しているのかを考え、その原因を取り除く ＊入浴予定者の名簿を確認し、忘れずに全員入浴したことを確かめる
3. 脱　衣　　［　　点］	□□□ □□□ □□□			いすに座ってもらい、脱衣の介助をすることができる 脱衣したら、プライバシーの保護と保温のために素早く身体をバスタオルで被うことができる 一般状態（主に皮膚の状態）を観察することができる	＊自分で脱げない人、また脱ぐことを忘れてしまった人には、「ボタンをはずしましょう」、「右の腕から脱ぎましょう」、「靴下を脱ぎましょう」などと具体的な声を掛けながら介助する 次の4点について注意する。①不必要な露出は避ける　②不安感を与えない　③苦痛を与えない　④不必要なエネルギーの消耗は避ける ＊異常があったら、直に看護師に報告する
4. 誘　　導(脱衣室から浴室へ)　　　　　［　　点］	□□□ □□□			手引き、見守り歩行の介助をし、転倒に気を付けながら誘導することができる 脱衣室のベンチに敷いてあったタオルを、浴室へ持参することができる	

6．介護手順チェックシート表例

作業手順	良い 2	普通 1	問題有り 0	作業内容	ポイント（リスクマネジメント、効率化につながる注意点）
5．洗 身 ［　点］	□	□	□	浴室内のシャワーチェアへ誘導することができる。その際、いすに座る前にタオルを取り、陰部にタオルを置くことができる	＊このときに、直接利用者の肌にお湯をかけないように注意する
	□	□	□	シャワーのお湯を出し、最初に介助者の手にお湯をかけ、適温であるかどうかを確かめることができる	
	□	□	□	介助者が適温と判断したら、足元にお湯をかけ、適温かどうかを利用者に尋ね、利用者の好みの温度を調節することができる	
	□	□	□	シャワーを右記のとおりの順番に利用者にあてていくことができる	＊このときの順序は次のとおり ①足元から太もも　②右手指先から右半身　③左手指先から左半身 ＊特に足の指、背中などの自分では洗うのが難しいところは介助する ＊最後に陰部を自分で洗ってもらい、洗えない利用者には、「こちらで洗っていいですか」と声を掛け、確認をしてから洗う
	□	□	□	タオルにせっけんをつけ、利用者に渡すことができる	
	□	□	□	シャワーのお湯の熱さを調節し、シャワーのお湯をかけせっけんを流す	＊このときの順序は次のとおり ①足元から太もも　②右手指先から右半身　③左手指先から左半身 ＊自分でできない人には、「こちらで洗っていいですか」と声を掛け、確認してから、洗い流す
6．洗 髪 ［　点］	□	□	□	「髪の毛を洗いましょうか」と声を掛け、利用者の了解を得ることができる	＊「痒いところはないですか」と尋ね、痒いところの確認をしながら、再度まんべんなくよく洗う
	□	□	□	シャワーのお湯を出し、自分の手にお湯をかけて、適温かどうか確認することができる	
	□	□	□	「今からお湯をかけますよ」と声を掛けながら、お湯をかけることができる	
	□	□	□	「お湯の熱さはどうですか」と聞き、利用者の好みの熱さを調節することができる	
	□	□	□	シャンプーを手に取り、泡立てながら、「シャンプーをつけますよ」と声を掛け、自分で洗えない人は介助する	
	□	□	□	お湯の熱さを確認しながら、シャワーのお湯を髪にかけることができる	
	□	□	□	乾いたタオルで髪をふくことができる	
7．洗 顔 ［　点］	□	□	□	シャワーのお湯を出し、顔を洗ってもらうことができる	＊自分でできない利用者には、ぬれたタオルを渡し、顔をふいてもらう ＊顔をふくことができない利用者には、「こちらでふいてもよいですか」と声を掛け、介助する
	□	□	□	乾いたタオルを利用者に渡すことができる	
8．温まる ［　点］	□	□	□	「ちょうどよいお湯加減ですよ」と声掛けながら、浴槽へ誘導することができる	＊目安として5分以内で、それ以上望む利用者には、頻繁に声を掛け、のぼせさせないように注意する ＊特に認知症の人には注意する
	□	□	□	浴槽へ誘導するときは、利用者のADLに応じた介助の方法で、利用者のペースに合わせて、ゆっくりと誘導することができる	
	□	□	□	浴槽内には、見守りをしながら、ゆっくりと温まってもらうことができる	
	□	□	□	浴槽から出たら、手すりにつかまってもらい、上がり湯をかけることができる	
	□	□	□	男性は下半身に、女性は上半身から下半身にかけてバスタオルを巻き、プライバシーの保護に注意し、脱衣室に誘導することができる	
9．入浴後 ［　点］	□	□	□	風邪をひかないように、保温に気を付けながら、着衣を介助することができる	＊必要に応じて爪切りもする
	□	□	□	洗髪していたら、ドライヤーで乾かすことができる	
	□	□	□	目やにに注意することができる	
10．後片付け ［　点］	□	□	□	使用した器具や用具の清掃することができる	＊中介助者の担当は次のとおりである。 ①入浴器具をバスマジックリンで洗い、熱湯で十分流す　②酸性水の容器を医務室に戻す　③午後の当番はお湯を抜いて中を洗う　④シャワーチェアのマットは清掃後、外しておく ＊外介助者の担当は次のとおりである ①洗濯物は洗濯場（1F）に下ろす　②便のついた物は、バケツに入れて3Fフロアで除去機にかける　③ドライヤー、カゴなどの脱衣所周りの片付け　④エアコン、電気の消し忘れに注意する　⑤ベンチ、手すりなどをアルコール消毒する　⑥床は掃いてからアルコール消毒する　⑦施錠する ＊換気扇はつけたままにしておく
	□	□	□	タオル・衣類は洗濯かごに入れて、1階洗濯場に出すことができる	

7．組織管理ルール例

資料23　社会福祉法人ビジネス・マナールール

――― 資料概要 ―――

組織管理ルール例

介護職員は、社会人に必要な社会ルールや規律、マナーといった一般的な教育を十分に受けることなく介護現場に入ることが多い。そのために利用者やその家族、さらには職員間でのトラブルやクレームにつながるようなことが多く散見される。
ここでは、社会人として必要なマナー、ルールを整理し、職員教育に活用している社会福祉法人作成のビジネス・マナールールを例示した。

資料23　社会福祉法人ビジネス・マナールール

1．挨拶・言葉遣い等のマナー

分　類	原理・原則	解　説　・　例	＊
目的	挨拶・適切な言葉遣いはコミュニケーションの基本である	・挨拶は1日の会話の始まりである。 ・良好な人間関係の潤滑油として、相手の気持ちを考慮した適切な言葉遣いをすることが大切である。	
	職場での良好な人間関係を形成する	・職場の雰囲気を活気を帯びた明るいムードにすることで、仕事の活力を図る。	
挨拶	生き生きとした元気な挨拶を心掛ける	・明るく生き生きと心をこめた挨拶を心掛ける。 ・普段よりもやや大きめの声で、相手を意識しながら、相手の目を見つめて行う。 ・いつでも「自分から先に」声を掛けることを心掛ける。 ・他の部署やフロアの人にも、自分から率先して声を掛ける。 ・朝の挨拶だけでなく、仕事中でもその場合に応じて互いに声を掛けるようにする。 　＊「おはようございます」、「ありがとうございます」、「しつれい（失礼）いたします」、「すみません」	
	正しいお辞儀のマナーをマスターする	・お辞儀は日本人のコミュニケーションの基本である。 ・状況にふさわしいお辞儀をすることが大切である。 ・お辞儀の礼の深さは次の3つである。 　＊［会釈］15℃ 廊下ですれ違うとき、同僚などと交わす軽いお辞儀。 　＊［敬礼］30℃ 一般的なお辞儀。お客様や上司などに対するお辞儀。 　＊［最敬礼］45℃ 感謝や謝罪・お詫びのときにふさわしいお辞儀。 　　　　　　誠意が伝わるように、相手より時間をかけて丁寧に行う。 ・回数や深さにこだわらず、心を込めることが大切である。 ・相手を見下ろす位置で頭を下げてもお辞儀とはいえない。 ・背筋を伸ばし、発生と動作は分けて行う。相手に向かって、まず声を出して挨拶してから行う。 ・胸から落ちていくようなつもりで上体を前傾する。 ・身体を起こすスピードはややゆっくりとする。 ・相手よりも先に頭を上げないように心掛ける。 ・手の位置は、男性は身体の側面に手を付けてお辞儀をし、女性は正面に手を合わせてお辞儀する。	
言葉遣い	相手と自分の呼び方のマナー	・一人称は「わたし」、「わたくし」が基本である。 ・相手を「あなた」と呼ばない。 ・上司には「○○課長」・同僚には「○○さん」 ・社外の相手には「○○課長」、「○○さん」、「ご利用者さま」、「そちらさま」 ・社外で自施設の人を話題にするときは、当然呼び捨てがふさわしい。	

言葉遣い	間違いやすい言葉遣いに注意する	・目上の人に対して、「ご苦労さま」はタブーである。「お疲れさま」を使う。 ・「結構です」、「すみません」は使用しない。「ありがとうございます」、「申し訳ございません」と言葉を的確に選ぶ習慣を付ける。
	正しい敬語の使い方をマスターする	・正しい敬語が使えないのは相手に対して失礼なだけではなく、話し手の教養や人柄まで低く見られてしまうので、正しい敬語の基本を身に付けることが必要である。
	敬語の種類	・敬語には、「尊敬語」、「謙譲語」、「丁寧語」の3種類がある。 ・尊敬語…話している相手や第三者に対して敬意を示すときに使う。 　＊「お」や「ご」を用いる／「お話になる」、「お尋ねになった」 　＊助動詞の「れる」、「られる」を用いる／「話される」、「尋ねられた」 ・謙譲語…自分(たち)の動作や状態などをへりくだるときに用いる。 　＊「お」や「ご」を用いる／「お話する」、「お尋ねした」 　＊「させていただく」などを用いる／「話させていただく」 ・丁寧語…立場の上下を離れて、相手にソフトな印象を与えるために用いる。 　＊慣用的に「お」や「ご」を用いる／「お米」、「お値段」、「ご馳走」 　＊文末に「です」、「ます」、「ございます」などをつける。
	間違いやすい敬語の例	・社内の人について語るときには、敬称や敬語は使わない。 ・役職名は敬称の働きをするので、社内外を問わず、「○○課長」と使う。 ・敬語の二重使い、「お」や「ご」の多用、不要な言葉で飾る過剰敬語に注意する。 　＊「お礼のお言葉もありません」、「お読みになられましたか？」は間違いである。
	好感の持たれる会話をする	・会話の基本は、「はっきり」、「分かりやすく」、「丁寧に」である。 ・素直に感情を込めた言葉は好感が持たれる。 ・言葉以上に大切な表情や態度に気を付ける。 ・自慢はしない。 ・相手の立場でモノを考える習慣を付ける。
電話のマナー	受け方	・第一声は明るくハキハキと名乗る。 ・呼出音3コール以内に出る。4コール以上は「お待たせしました」。 ・「もしもし」ではなく、「はい」で受ける。 ・左手に受話器、右手でメモを取る。 ・名乗らない相手には、こちらから相手を確認する。 ・聞こえないときは、「お電話が遠いのですが」と言い、再度聞き直す。 ・親しい相手なら、自分も名乗る。 ・「いつもお世話になっております」と挨拶する。職員の身内から掛かってきた際には「お世話になっております」と言う。 ・相手が切ってから、静かに受話器を置く。 ・かけた方が先に切るのがマナーである。 ・こちらから切るときは、2秒待ってから丁寧に受話器を置く。

7．組織管理ルール例

電話のマナー	取次ぎ	・相手への思いやりが決め手である。最後まで責任感を持って正確に取り次ぐことが必要である。 ・「少々お待ちください」と言って保留ボタンを押す。「ちょっと」は使わない。 ・相手を待たせるのは30秒までである。「○○さん、××さんからお電話が入っています」と手短に伝える。 ・時間がかかるときは、相手に中間報告と承諾を求める。 ・不在の理由や外出先はふせておく方が無難である。やむを得ず居留守を頼まれたらうまくごまかすようにする。 ・引き継ぐ相手が、会議中や接客中の場合にはメモを差し入れる。 ・代理で用件を聞くときは、控えめに「私でよろしければ代わりに承りますが…」と申し出、相手が用件を切り出せるようにうまく誘導する。 ・用件を聞いたら、「言い代え」または「復唱」して、確認するなどして、聞き違いや誤解をなくすことが重要である。 ・最後に「私、○○が承りました」と名乗る。 ・伝言メモは分かりやすく書く。 　＊「5W3H（When, Where, Who, What, Why, How, How many, Howmuch）」を押さえる。 　＊誰が見ても分かるように簡潔に書く。 　＊固有名詞の書き方には十分に注意をする。分からない場合は勝手に判断せずに、確認するか、せめてカタカナ表記にしておく。 ・伝言を受けた以上は最後まで責任を持って、メモはよく目に付く所に置くなどの配慮をする。
	基本応対	・「感じがいい」と印象を与えるような対応が大切である。 ・相づちは「聞いていますよ」という意志表示である。タイミングよく相づちを打つ。相づちにもバリエーションが必要である。 　＊「ハイ」だけでなく、「なるほど」、「よく分かりました」、「それは大変ですね」。 ・電話の前では想像力を働かせる。相手の状況やニーズをいち早く察して、ベストな方法を提案するのが優れた応対である。ただし、早合点には注意する。 ・クレーム電話にはひたすら謝る。謝りながら、相手が冷静になるのを待つ。最後に問題点を確認し、解決策を提案する。
	掛け方	・順序良く正確に伝えるために、「5W3H」の用件を個条書きにしたメモや、資料などを準備しておく。 ・本題に入る前に、「今、よろしいでしょうか」と相手の都合を必ず尋ねる。相手が、接客中・外出前など落ち着いて話せない状況もあるからである。 ・結論や話題を先に切り出し、その後に内容を説明する。 ・大切な用件は面談や文書で伝える。あくまでも電話は伝達の補助手段と考える。

来客者に対して	受付	・来訪客を丁寧に迎える応対は職員全員がマスターすべきことである。 ・受付の応対は、「公平」、「迅速」、「丁寧」を心掛け、次の手順で行う。 　①来訪者には、明るくはっきりと「いらっしゃいませ」という。 　②「相手の名前」、「訪問部署・訪問相手」、「約束の有無」の確認を行う。その際には「正確」、「迅速な取り次ぎ」、「笑顔」を忘れずに行う。 ・各部署に来訪者があった場合、仕事がやりかけでも来客を優先する。
	応接室への案内	・応接室は事前のチェックでいつもきれいにしておく。 ・来客を応接室に案内するときは、2～3歩先立って斜め前を歩き、ドアを開けてエスコートする。 ・階段では手すり側を来客にゆずり、上りでは来客を先にして、下りでは自分が先に歩くのがマナーである。エレベーターでは来客を先に通す。 ・応接室では入り口から遠い方が上席となる。
	応対	・受付に訪問客の予定を知らせておき、応対方法を伝えておく。 ・大事な客ならあらかじめ上司に報告し、相手の立場に見合った役職の人に同席してもらう必要がある。 ・正しいお茶出しは次の4つである。 　①来客が応接室に通ったら、5分ほどしてお茶を出す。お盆の上に人数分のお茶と茶托、清潔なふきんも一緒に持っていく。右手で持ち、左手をお盆の下にそえて、胸の高さにして運ぶ。 　②ドアがある場合は、必ずノックをし、「失礼します」と断って入室する。 　③サイドテーブルがある場合は、その上に置き、ない場合はテーブルの入り口に近い位置に置いて、茶托に載せた茶碗を上席から出していく。客の右側から、茶碗の絵柄が相手に向くように置く。 　④お盆を右の脇につけ、会釈をしてさがる。 ・来客がお帰りのときは必ず見送るのが礼儀である。大事な客は玄関まで同行し見送る。
重要書類の送信の際のポイント	重要書類はファックスで送らない	・重要書類が、万が一間違えて送信された場合には、大問題となるため、書類を送るときは、ファックスで送っていい文書かどうか確認する。 ・また枚数の多い資料などはファックスではなく、必ず封書で送るか持参する。
	ファックスを送信する際には、送り状をつける	・送り状なしで送ると、受診側のほかの文書にまぎれてしまう可能性があるため、必ずファックスを送信する際には、相手の法人名、所属、氏名、送信者の名前、送信枚数、件名などを明記した送り状を本文に添える。本文には通し番号をふる。 ・ファックスを送信する前か後に電話で連絡しておく。ファックスを受診した場合も、「届きました」と連絡する。

２．就業上でのルール

分　類	原理・原則	解　説　・　例	＊
目的	スムーズな法人運営と働きやすい職場の形成	・職員個人個人が就業上のルールを正しく認識、遵守することで、混乱のない職場管理とスムーズな組織運営を図る。	
出勤・退勤	定刻15分前の出社	・始業時間とは、仕事を開始する時刻のことである。 ・始業時間15分前の出社、10分前の着席を心掛ける。 ・着替えや当番は始業時刻までに済ませるのが常識である。	
	終業時間後に退社	・終業時間までは仕事に励み、終業時間が過ぎてから仕事の後片付けを済ませ、帰宅する。 ・退社の際には「お先に失礼します」との声を掛けることがマナーである。	
遅刻・早退	事前に申請をする緊急の場合は必ず連絡を入れる	・遅刻、早退の予定が事前に分かっている場合は、必ず事前に申請をして、周囲に迷惑を掛けないようにする。 ・緊急の遅刻の場合、どんな状況下であっても、連絡を入れることを最優先とする。その後で、出社の予定時間を告げる。 ・やむにやまれぬ理由のために、遅刻・早退する際には、先ず第一に謝ることが先決である。「申し訳ありません」の一言が大事である。 ・遅刻での出社時はすぐに上司に出社の報告を行う。周りの人たちにも一言お詫びをする。 ・急な早退の場合は必ず上司に理由を話し許可を得る。上司が不在でも、在席しているほかの上位者に断って許可を得る。	
休暇・病欠	有給休暇を取る場合、なるべく早目に許可を申請する	・私用で有給休暇を取りたい場合、なるべく（一般的には一週間以上前に）許可を願い出る。 ・有給休暇を取ることは、職員の正当な権利である。しかし、忙しい時期の休暇願いは基本的に避けるべきである。 ・長く休暇を取る場合は、届けを出す前に早目に上司に相談をする。	
	病欠の場合始業前に連絡をする	・急な欠勤は周囲に迷惑を掛けることになる。健康管理は社会人としての責任である。 ・突発的な体調不良や親戚に不幸があった場合などは、始業時刻までに連絡を入れる。無断欠勤は厳禁である。	
残業	残業は基本的には断わることはできない不要な残業はしない	・残業が業務命令なら基本的に断わることはタブーである。しかし、どうしても断わらざるを得ない事情がある場合、それを具体的に話し、上司に理解してもらうしかない。 ・上司の許可または指示なしで、勝手に不要な残業をすることはできない。仕事は通常の終業時間内に終わらせるのが基本である。残業は例外という考え方を持つべきである。	

3. 人間関係づくり

分類	原理・原則	解説・例	*
目的	良好な人間関係づくりが、法人としての人的経営基盤を強化する基礎となる	・経営活動の三大要素の1つである人（ほかの2つはサービス、収益）の組織基盤を強固にすることが、経営の活性化にとって必要不可欠である。	
新人職員としての立場	ヒエラルキー（階層組織）における自分の立場の認識	・新人職員は組織の一員であることを自覚し、新人職員としての立場をわきまえ、すべての人に教えをこうつもりで接する。 ・手が空いていたら、指示される前に、雑用でも何でも自分にできることは積極的に申し出るよう心掛ける。	
上司との良好な関係づくり	自分の直属の上司を知る。①誰が直属の上司なのか、②上司の役割は何か	・仕事を教えてくれたり、昇給や昇進の材料となる「仕事の評価」を下すのは、主に直属の上司である。 ・会社という組織の中における上司としてのつらい立場を理解する。 ・部下は上司の指示や命令に従って行動するのが大原則である。 ・自分自身の仕事をきちんとこなすことが上司との関係を円滑にする大前提である。 ・上司との関係を良くする最良の方法は、「報告・連絡・相談」の3つを厳守することである。日常の報告を欠かさず、常に連絡を密にして、何事によらず相談する。報（ほう）・連（れん）・相（そう）は上司との関係を良好にする不変のマナーである。	
他部署間との連携	組織とは他部署との有機的なつながりでその目的を達成する	・自部署における業務の目的遂行のためには、関連する部署で働く仲間との良好な人間関係や信頼関係をつくることは大切なことである。	
派遣、パート職員との付き合い方	同僚として、公平に接する	・固定費の少ない派遣社員、パート社員は、今後ますます増える傾向にある。正職員でなくても同じ仕事をする職員と心得ることが必要である。 ・相手を見下すような態度は禁物である。また、しっかり名前を呼ぶのが礼儀である。「そこの派遣さん」、「パートさんこっち来て」などは失礼の極みといえる。 ・決まった時間内で、やってもらいたい仕事の範囲・内容・要望をしっかり説明し、時間のロスがないようにする。 ・仕事の内容は契約の範囲内が大前提である。契約範囲を守りながら良好な人間関係を築くことが大切である。 ・同じ職場の仲間として、休憩時間・昼食時間などの際には、きさくに声を掛けてあげるくらいの気配りは必要である。	

4. 情報の共有化

分類	原理・原則	解説・例	＊
目的	経営活動上の判断要素であり、かつ職員の行動基準とする	・各種情報の収集・分析により得られた経営活動に必要な情報を的確に伝達し、経営トップにとっては必要な判断資料とするとともに、関連する職員にとってはサービスの質の向上や業務効率を上げる等の活動の基準となる。	
タイムリーな伝達	必要な人に、必要な情報をタイムリーに提供することが重要である	・経営に必要な情報を選定し、特に経営活動の転換や方針決定などに影響を及ぼすような情報はタイミングを逃すことなく、経営トップ等に伝達することが必要である。 ・また、業務の目的を達成するために、必要な部署の職員に情報を伝達し共有化を図ることが必要である。 ・情報は、必要なときが過ぎると価値がなくなることが多い。良い情報も悪い情報も早く上司の耳に入れることが必要である。 ・「鮮度」、「確度」、「感度」が情報の命である。	
情報ソースの選定	経営活動に重要な情報を提供してくれる情報ソースを選択することが大切である	・多様な情報ソースの中から、必要な情報を提供してくれる情報ソースを確定し、定期的な収集・分析を通して、必要な経営情報を把握する。そのことを通して、将来にわたっての経営活動や業務の質の向上に役立てることとなる。 ＊新聞（一般紙、業界紙） ＊雑誌（専門誌、業界雑誌） ＊業界開催の研修会・セミナーへの参加	
情報のデータベース化	蓄積された情報をタイムリーに引き出し、活用していくことが必要である	・業務課題の解決や業務効率など業務遂行に活用させるためには、紙ベースでの情報をパソコン上にデジタルデータとして一元管理し、「いつでも」、「誰でも」、「容易に」閲覧できるように工夫しておく。 ・情報が陳腐化しないように、常に最新版の保存と廃却ルールを明確化しておく。	

5．業務上のルール

分　類	原理・原則	解　説　・　例	*
目的	業務の円滑な運営を行うために必要である	・仕事のやり方や価値観が異なる職員同士の間で混乱しないために、業務上の一定のルールを設定し、業務がスムーズにかつ効率的に進んでいくために必要である	
上司の指示の受け方	上司から指示を受ける際には、「メモをとる」、「復唱確認する」、「状況を正確に伝える」等のマナーを守る	・職場のルールにのっとって行動する際の最も身近な司令塔は、あくまでも直属の上司（所属長）である。 ・上司に呼ばれたら、明るく大きな声で「ハイ」と返事をして、メモ用紙とペンを持ってすぐ上司の席へ行き、用件を伺う。 ・指示や命令は上司が説明をしている間は最後まで聞く。もし疑問点があれば、最後にまとめて質問する。 ・要点をメモし、最後に復唱し、内容を確認する。5W3H（When, Where, Who, What, Why, How, How many, How much）が基本である。 ・思い込みは危険。あいまいな指示には、とことん質問する。 ・「いつまでですか？」ではなく、「○時でよろしいですか？」と具体案を示す。 ・手いっぱいのときは、正直に言って指示を仰ぐ。 ・上司は報告を待っているので、「終わりました」の報告をして仕事が完了する。 ・いつも上司や先輩に「教えていただく」という感謝の気持ちを持つ。	
仕事の組み立て	仕事は「重要度」、「緊急度」によって優先順位を決め、スケジュールを立てて行う	・仕事はいくつかの案件が同時進行するのが普通である。指示命令が重なったときは、「重要度」、「緊急度」によって、優先順位を決める。 ・優先順位の高い順に仕事のスケジュールを立て、効率よく片付けていくようにする。 ・仕事の所要時間は正確に見積もりを立てる。 ・上司から指示・命令された仕事の目的を確認し、作業に必要な条件を整理して、方針を決める。	
	常に仕事の進捗状況をチェックしつつ、支持された期限よりも必ず早目に仕上げる	・スケジュールを立てたら、進捗状況をチェックし、柔軟に対応しながら、仕事の効率を上げる。 ・仕事の期限を守るため、指示された期限よりも必ず早目に仕上げて、見直しの時間を確保するようにする。 ・上司には作業の進捗状況を逐一報告し、確認を取り、必要ならば指示に従って修正をする。 ・スケジュールよりも遅れた場合、予定外の仕事が入った場合などは、上司に相談しながらズレを調整する。	

7．組織管理ルール例

報告・連絡・相談	「報告・連絡・相談」は部下から上司への重要なコミュニケーションである	・業務遂行には「報告（ホウ）・連絡（レン）・相談（ソウ）」が部下から上司への重要なコミュニケーションである。どれか1つが欠けることがあってはならない。 ・こまめな「ホウ・レン・ソウ」が組織を活性化する。 　＊「報告」；発生した事柄や情報を、事実にそって上司に伝えること。 　＊「連絡」；発生した事柄や情報を、簡潔かつ遺漏なく上司に伝えることである。 　＊「相談」；発生した問題や対応、予想される障害について上司に説明し、考えを請うことである。	
	上司に報告する	・上司から指示・命令された仕事は、進捗状況を逐一報告する。 ・まず結論を先に報告し、それから経過を述べる。簡潔が大事である。 ・報告は5W3H（When, Where, Who, What, Why, How, How many, How much）で明確に述べる。 ・自分の主観的な意見ばかりではなく、できる限り客観的な材料をそろえる。 ・すぐに終わらない仕事、長期化する仕事に対しては、必ず逐次、中間報告を入れる。 ・文書での報告を義務付けられているものは、所定の書式にのっとって、期限までに報告書をつくり、上司に提出する。 ・万が一指示された事柄に失敗した場合は、即座にお詫びし、現状を包み隠さず報告する。そして次の指示（対応策）を仰ぐ。 ・失敗の報告はまず結果、それから原因と経過を説明する。 ・弁解せず、事実関係だけを正確に述べる。 ・利用者の情報は、どんな小さなことでも上司に報告する。	
	上司に連絡する	・連絡には、外出・外勤・出張など社外からの連絡、伝言などの社内連絡、その他の情報提供の3種類がある。 ・外出中の自分の所在、帰社時間などは常に知らせ、いつも連絡が取れるようにしておく。 ・上司が外出から戻ったら、不在中の仕事の経過、電話や連絡事項、来訪者の有無などを手短に要点のみ連絡する。 ・不在時に机に置いたり貼り付けた電話のメモを見てくれたかどうかなど、口頭で確認する。 ・特別な連絡事項がなくても、「連絡すべき問題はなかった」という報告をする。 ・預かった書類などはすぐに渡す。	
	上司に相談する	・どんな事柄でも自己判断せずに、日ごろから上司に相談し、自分の行動や考え方の道筋が見えるようにしておく。 ・業務上の相談は、困ったことが起きてからでは遅すぎる。困ったことが起きないように相談することが大事である。 ・仕事が遅れそうなときは、期限よりも早目に申し出る。 ・具体的な問題点を明らかにした上で相談する。 ・自分の裁量で即答できない問題は、必ず保留にして上司に相談し、支持を仰ぐ。 ・上司に相談するときは、ありのままの事実だけを伝え、個人的な意見や感想は、求められてから初めて述べる。 ・分からないことはまずは自分なりに問題点を整理し、問題解決に努力をする。その後遠慮なく上司に相談する。	

時間の使い方	最大限に有効に時間を使う	・仕事が「できる」、「できない」は時間の使い方１つである。無駄を省いて、効率的に行動する。 ・集中力こそが、短時間で仕事をこなすコツである。 ・１日中ただがむしゃらに仕事をするのではなく、メリハリの効いた時間の使い方を心掛ける。 ・仕事中の雑談は慎む。 ・会議や電話はなるべく短くする。 ・すべての時間を厳守する。約束の時間に遅れるということは、相手の時間をも無駄に使わせることになるからである。	
P・D・C・A	仕事の手順はPLAN（計画）・DO（実行）・CHECK（検討）・ACTION（行動）の順番に仕事を回すことが重要である	・仕事の手順は、まずPLAN（計画）を立て、それをDO（実行）し、終わったらCHECK（検討）して、次のACTION（行動）につなげるようにする。これを「PDCAを回す」という。 ・PDCAで大事なことはCHECKである。実行した仕事のどこが悪かったのか、どうすればもっとうまくいったのかを反省する。そして、その反省点を活かして、次の行動に移ることである。	
休憩	休憩時間も勤務時間の一部であり、仕事の能率をあげるための大切な時間と心得る	・昼休みは主に昼食と休憩の時間である。午後の始業５分前には必ず自席に戻る。 ・休憩時間だからといってバカ騒ぎをするのは慎むべきである。昼休みは午後の鋭気を養うための時間であるからである。 ・社外の店を利用するときは、場所や混雑状況を考え、必ず時間内に戻れるように注意する。	
整理・整頓	整理整頓は効率よい仕事を行うための基本である	・業務中は机の上に必要最小限のものしか置かないようにする。 ・机上はいつも整理整頓し、文房具や書類などが隣の席まではみ出さないように注意する。 ・私物の携帯電話は業務には不必要である。バッグにしまうことが厳守である。 ・乱雑に散らかっている机では仕事の能率が上がらない。整理整頓は職員としての義務である。 ・机の下にも不用品を置かず、きれいに片付ける。通路にはみ出したり、勝手に荷物置き場をつくるのはルール違反である。	
	上手な整理・整頓方法を習得する	・整理したものがすぐに役立つことがポイントであるため、シンプルな分類が決め手である。 ＊「分類する」発想が整理の基本。 ＊探すのに役立つ大・中・小の分類。 ＊整理・片付けはその都度行う習慣を付ける。 ＊ファイリング・ツールを使い分ける。 ＊仕事用のファイルは誰が見ても一目で分かるようにしておくことが原則である。	

6．会議のマナー

分類	原理・原則	解説・例	＊
目的と効果	限られた時間の中で会議の目的を最大限に達成する	・単なる情報の伝達ではなく、業務上の課題・問題について、限られた時間内に、関連する職員が話し合って、問題の共有化並びに課題解決の手法や対策を検討する場である。	
		・会議を開くことによって期待される効果は次の3つである。 ①問題点が多角的に検討され、参加者の知識経験が総合された結論を出すことができる。 ②関係者全員討議に参加して、共通の問題を考えることにより、集団としての目標を明確にすることができる。 ③会議による結論や決定は全員の結果だから、参加者には、それを達成しようとする強い意欲が生まれる。	
出席する心構え	会議の開始時刻に遅れない	・定刻5分前に着席するくらいの心構えが大切である。 ・議事進行者は、時間がきたら全員がそろわなくても開始すべきである。なぜなら、遅れる人を待つことは、ほかの人の時間を奪うのと同じことであるし、また遅刻者を許すと、その後は遅刻が当然となって定刻に開催できなくなりがちとなってしまうからである。 ・やむを得なく遅れた場合には、会議の進行を妨げないように、合流する。	
	あらかじめ会議の目的を明確に知り、その主題を研究しておく	・会議の主催者（もしくはセッティング役の者）は、会議に出席するメンバーの予定を確認し、その日時、場所、目的、議題等は、参加者に対して少なくとも前日までに通知する。 ・会議に必要な資料はその場で配布するのではなく、できるだけ事前に配布することが大切である。 ・参加者はスケジュール調整をし、議題についてあらかじめ研究し資料を読み、ある程度自分なりに考えを整理して出席する。準備不足だと、まともに意見も出せず、質問もできないことになってしまいかねないからである。	
	必要な資料、ノートや筆記具を携行する	・あらかじめ調査研究をしたデータやレポートの中で、会議に必要なものを携行する。そうすることによって、正確な情報を提供して、これに基づく意見を述べるようにする。 ・会議が始まってからの資料作りはもちろん、会議を中断して資料を取りにいくなど、決してすべきことではない。 ・他の参加者の意見やアイデア、決定事項は、頭の中ではなくメモやノートに覚えさせるのが安全である。そのため必ずノート、筆記具の携行を忘れてはならない。	
成果があがる会議の進め方	開会のスピーチをする	・定刻になったら出席者を確認し、会議をスタートさせる。 ・事前に欠席の連絡があれば、その旨をメンバーに伝える。 ・議事進行者は、会議開催の目的を明確に伝え、出席全員の認識を合わせておく。 ・終了までのタイムスケジュールを案内する。 ・必要があれば出席者の紹介をする（自己紹介の場合も）。 ・冒頭スピーチは「短く」、「簡潔」を心掛ける。	

成果があがる会議の進め方	効果的な資料配布方法	・資料は事前配布か当日配布かをよく吟味する。 ＊議題への吟味を深めてもらうための資料、とりわけ現状説明の資料や、目を通すのに時間のかかる資料は事前配布する。 ＊個々の議案に関連した資料や、参加者にインパクトを与える資料は当日配布とする。 ・当日配布の資料の場合は、配布の効果的なタイミングをその都度考慮する。アンケート結果などはタイミングよく配布する。
	意見を引き出す議事進行者のコミュニケーションスキルが重要である	・議事進行者は公平な立場であることを忘れてはならない。意見が分かれたとき、一方を指示する発言は避ける。 ・議事進行者は議題に沿って発言者を指名する。発言者が偏らないように注意する。挙手のない人には議事進行者から促すようにする。 ・議事進行者は前向きな発言を引き取り、愚痴や批判などは中断させる。
	メモの取り方	・メモは会議後ではなく、会議中に大いに活用する。 ・発言者の方を見ながら、発言者の意見を集中して聞き、ポイントはメモする。同時に自分の考えをまとめておく。
	積極的に参加する	・要点を絞って簡潔に発言する。 ・最初に結論を述べ、個条書きふうに話すと聞きやすい発言になる。 ・会議の目的とテーマから逸脱しないように、議題に沿ってなるべく短時間で意見を述べる。 ・質問や意見があるときは挙手し、議事進行者に指名されてから発言するのがルールである。 ・相手の意見は、反対意見であっても熱心に耳を傾けることがマナーである。 ・嫌いな人間の発言だからといって、むやみに反対したり、逆に自説が批判され取り入れられなかったからと、むやみに感情的になるのはルール違反である。冷静さこそが会議参加に当たっての鉄則である。
	決められた時間内に終わらせる	・予定時間内に終わらせるようにする。 ・その場で結論まで至ることが不可能と思える議論は、いつまでも続けずに見切りをつける。次回の会議開催までに、各々が意見をまとめてくるとか、別の資料を用意するなどして、改めて集まることにする。 ・その場で結論が必要なら、立場が上の人に判断を一任する。 ・万が一延びる場合は、出席者に了解をとって、できる限り早目に終了させるようにする。

会議でのタブー	周囲に迷惑が掛かる行為や個人批判はタブーである	・大きな会議はもちろんのこと、部署内の小さな会議でも、遅刻は1分でも厳禁である。5分前には着席しているべきである。 ・自分の意見を言わなかったり、反対に自分ばかり話すのは、マナー違反である。また、後ろ向きな発言も会議を不毛なものにする恐れがあるのでタブーである。 ・ほかの人の意見を攻撃したり、感情的になることは避けるべきである。個人を中傷するような発言も当然タブーである。大勢の前であることを念頭に置き、相手の立場を考え、慎重に言葉を選ぶのが、大人のマナーである。また目下の意見を抑圧することも良くない。 ・根拠の希薄な発言は厳禁である。話の出所を明らかにすることが必要である。数字などを示すときも、必ず出典を明らかにする。 ・私語やあくびは厳禁。テーマに関係のない私語はもちろん、関係した話題でも隣の人とこそこそ話すのはマナーに反する。許されても二言三言の範囲である。 ・携帯電話は会議室に持ち込まないのがルールである。会議中に着信音を鳴らすのは、完全にルール違反である。
議事録の作成と周知	議事録作成は「早く」、「正確」、「簡潔」が基本である	・会議の成果を仕事につなげるには、正確な議事録が必要である。その記録を出席者に配布することで、各自が内容を確認でき、またのちのちまでの大切な資料となる。 ・議事録は当日か、遅くとも翌日中に配布する。 ・議事録に必要な項目は、会議の「テーマ」、「日時」、「場所」、「出席者」、「各自の意見」、「議決された内容」、「今後の施策」などである。 ・「各自の意見」、「議決された内容」、「次の会議に持ち越されたテーマ」などは、簡潔に記す。その際には個条書き・図や表などを有効に使う。 ・議事録は客観的、かつ公平を心掛ける。 ・盛り込む要素に漏れがないかをきちんとチェックする。 ・配布する前に上司もしくは司会者などにチェックを受けるのが原則である。

著者紹介　福田啓造（ふくだ　けいぞう）

1977年　東京大学医学部疫学教室卒業
1977年　日産自動車㈱　人事部入社
1990年　㈱エフケイズコンサルツ設立　代表取締役

企業・病院・福祉施設に対する経営改革指導
国際医療福祉大学大学院において医療・福祉法人の「ケア組織マネジメント論」、「病院人事論」、「行動科学論」を担当
NPO人材開発機構　理事。

〈主な著書〉
『特別養護老人ホームの経営人事マネジメント　ミッション・マネジメント・システムによる新しい人事管理』ブックマン社、『新・病院経営人事マネジメント入門60』日本医療企画

介護福祉・医療版
経営人事マネジメント策定実践テキスト

2011年2月25日　第1版第1刷発行
2015年12月1日　第1版第2刷発行

著　者　福田啓造
発行者　平　盛之

発　行　所　㈱産労総合研究所
　　　　　　出版部　経営書院

〒112-0011　東京都文京区千石4-17-10　産労文京ビル
電話　03（5319）3620

落丁・乱丁はお取り替えします。　印刷・製本　勝美印刷株式会社
ISBN978-4-86326-096-2 C3047